Martina Hiemetzberger, Robert Hamedinger, Ulrike Lenthe

Ethik, Geschichte und Transkulturelle Pflege
für Pflegeberufe

Martina Hiemetzberger
Robert Hamedinger
Ulrike Lenthe

Ethik, Geschichte und Transkulturelle Pflege

für Pflegeberufe

6., vollständig überarbeitete und erweiterte Auflage

facultas

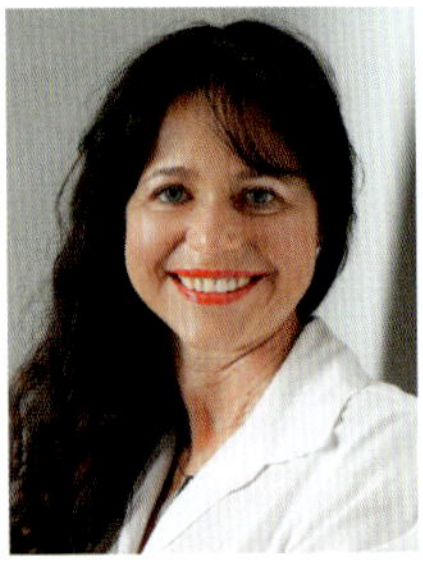

Mag.[a] Dr.[in] phil. Martina Hiemetzberger
DGKP, akad. Lehrerin für Gesundheits- und Krankenpflege, Studium der Pflegewissenschaft und Ethik an der Universität Wien, Lektorin im Hochschulbereich und Weiterbildungssektor, Fachbuchautorin.

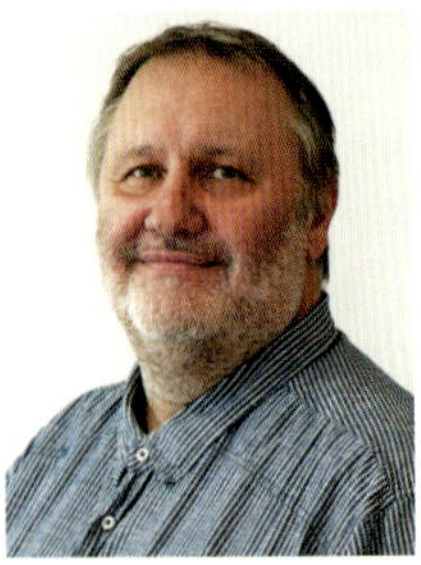

Robert Hamedinger, MA
DGKP, akad. Lehrer für Gesundheits- und Krankenpflege, Studium eEducation an der Universität für Weiterbildung Krems.

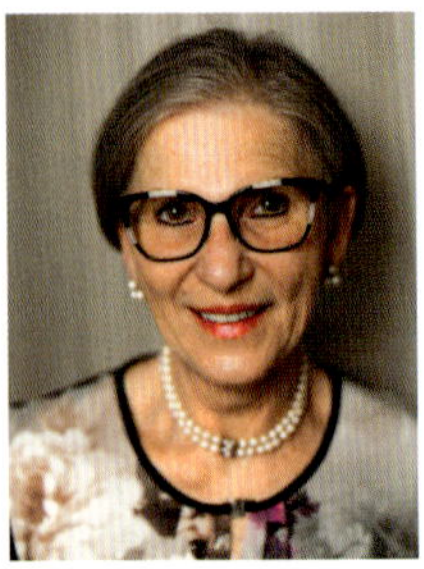

Ulrike Lenthe, MAS
DGKP, akad. geprüfte Lehrerin für Gesundheits- und Krankenpflege, akad. geprüfte Krankenhausmanagerin, Absolventin des European Health Leadership Programme am King's Fund Management College, London. Auslandspraktika in Dänemark, England, Italien, im Nahen Osten, Südafrika und Ostasien. Seminare und Vortragstätigkeit in der Fort- und Weiterbildung für Pflegepersonen in den Bereichen transkulturelle Pflege und Pflege dementierender Klientinnen.

Bibliografische Information der Deutschen Bibliothek
Die Deutsche Nationalbibliothek verzeichnet diese Publikation in der Deutschen Nationalbibliografie; detaillierte bibliografische Daten sind im Internet über http://dnb.d-nb.de abrufbar.

6. Auflage 2024

facultas Verlag, A-1050 Wien
Grafik, Satz, Abbildungen & Symbole: Florian Spielauer
Lektorat: Sabine Schlüter
Druck: Finidr
Printed in the EU
ISBN: 978-3-7089-2491-5
E-ISBN: 978-3-99111-876-3

Inhalt

Hinweise zum Gebrauch des Buches

Am Beginn jedes Kapitels sind **Lernziele** formuliert.

Wichtige Worte und Textpassagen sind **fett** gedruckt.

Im Text verwendete und den Leser*innen vielleicht **unbekannte Begriffe** sind farbig gesetzt und in der Randspalte erklärt.

In der Randspalte sind weiters Erläuterungen angeführt, die wichtig sind oder das Verstehen des Textes erleichtern, jedoch den fortlaufenden Haupttext zu sehr belasten würden.

Kernaussagen
sowie **Beispiele** sind orange hinterlegt.

Begriffe zur jeweiligen Epoche sind grün hinterlegt.

Am Ende eines jeden Teils finden sich wichtige Begriffe **„Zum Wiederholen“**,

Fragen **„Zum Üben“**

sowie Literaturtipps **„Zum Nachlesen“**.

Teil I

Ethik in der Pflege

von Martina Hiemetzberger

Im Sinne einer geschlechtergerechten Sprache erfolgt in diesem Teil des Buches das Sichtbarmachen aller Geschlechter durch den Gender-Stern.

Einleitung

Pflege ist durch die Nähe zum Menschen seit jeher ein wichtiges Thema mit normativ-ethischen Bezugspunkten. Krankheit und Pflegebedürftigkeit führen zu Einschränkungen der individuellen Handlungsautonomie und bringen betroffene Menschen in verstärkte Abhängigkeit und Verletzlichkeit. Phänomene wie Verlust, Scham, Ekel, Angst, Leid, Trauer und Hoffnung betreffen und berühren Pflegende in ihrem Pflegealltag. Meist ist die Sorge um pflegebedürftige Menschen durch eine asymmetrische Beziehungsstruktur gekennzeichnet, die einen verantwortungsvollen und professionellen Umgang erfordert.

Der gesellschaftliche Wertepluralismus und der Wandel bestehender Normen beeinflussen die Pflege als Dienst am Menschen in hohem Maße. Das Verständnis von Gesundheit und Krankheit verändert sich, neue Lebensmodelle und ethische Fragen treten in den Vordergrund. Die Verantwortungsbereiche der Pflege haben sich mit dem Gesundheits- und Krankenpflegegesetz (1997, 2016) erweitert. Pflegende sind heute mit komplexen Patientensituationen beschäftigt, müssen auch interprofessionelle Betreuungsfragen klären und Beziehungen zu Menschen mit komplexen Bedürfnissen gestalten. Dies erfordert eine hohe fachliche wie auch ethische Kompetenz der Pflegenden.

Professionelle Pflege geht über die Versorgung der Grundbedürfnisse sowie der verordneten Therapiemaßnahmen hinaus und bezieht sich auf die Sorge des ganzen Menschen mit seinen individuellen Bedürfnissen. Sie erfordert neben fachlichem Wissen auch die Reflexion des eigenen Pflegeverständnisses sowie Sensibilität, um ethische Probleme in komplexen Situationen der Langzeitpflege ebenso wie der Akutpflege zu erkennen, zu kommunizieren und diese im multiprofessionellen Entscheidungsprozess ethisch fundiert zu argumentieren.

Die Ethik kann keine Handlungsanweisungen für jede Situation liefern. Sie bietet jedoch wichtige Instrumente zu Reflexion und Urteilsbildung in ethisch brisanten Fragen. In moralischen Konflikten ist es wichtig, nicht blindlings Autoritäten zu folgen, sondern selbst die ethische Kompetenz zu entwickeln, um die richtigen Entscheidungen zu treffen.

Der Ethikteil dieses Buches verfolgt das Ziel, ein grundlegendes Verständnis ethischer Themen in der Gesundheits- und Krankenpflege zu vermitteln. Er gliedert sich in vier Kapitel.

Im ersten Kapitel werden zentrale ethische Begriffe geklärt, die Aufgaben und Disziplinen der Ethik erläutert und Konzepte dargestellt.

Das zweite Kapitel gibt einen Überblick über drei klassische Ethiktheorien sowie gegenwärtige Ansätze ethischer Urteilsbildung.

Das dritte Kapitel widmet sich der Pflegeethik und Berufsethik der Gesundheits- und Krankenpflege, insbesondere der Reflexion des zugrunde liegenden Pflegeverständnisses und der Klärung pflegeethischer Werthaltungen zur Entwicklung einer eigenen Berufsidentität.

Das vierte Kapitel befasst sich mit der ethischen Entscheidungsfindung in komplexen Situationen und stellt etablierte Instrumente zur Unterstützung und Förderung von Entscheidungsprozessen und Güterabwägungen in der beruflichen Praxis – individualethisch und ebenso für den multiprofessionellen Diskurs – dar. Die Aneignung ethischer Kompetenz ist ein kontinuierlicher Prozess.

Die Einübung von Reflexions- und Entscheidungsprozessen anhand von Fallbeispielen kann dazu beitragen, diese Kompetenz zu entwickeln und zu vertiefen.

Ethische Fragen sind im Alltag der Gesundheits- und Krankenpflege allgegenwärtig. Ein fundiertes Wissen zur Ethik in der Pflege ist daher unerlässlich. Es hilft Pflegepersonen, patientenenzentrierte Entscheidungen zu treffen, Konflikte konstruktiv zu bearbeiten und zu lösen sowie professionelle Verantwortung zu übernehmen.

Diese Inhalte richten sich in erster Linie an Studierende der Gesundheits- und Krankenpflege. Es soll ihnen ein solides Fundament an ethischem Wissen und Kompetenz vermitteln, das sie in ihrer beruflichen Praxis benötigen. Darüber hinaus stellt das Buch auch für praktisch tätige Pflegepersonen einen nützlichen Beitrag bei der Beantwortung ethischer Fragen dar, die im Alltag der Pflege häufig auftreten.

1 Allgemeine Ethik – Begriffsklärungen

Womit beschäftigt sich die Ethik? Welche Rolle spielen dabei Moral, Werte, Normen, Prinzipien und Tugenden und wie lassen sich diese auf das Handlungsfeld der Pflege übersetzen? Besteht ein Unterschied zwischen den Begriffen Ethik und Moral? Welche Position nimmt das Recht in diesem Kontext ein? Alle diese Fragen münden letztlich in die Frage: Kann man moralisches Verhalten lernen?

Voraussetzung für eine vertiefende Auseinandersetzung mit praxisbezogenen ethischen Problemfeldern ist die Klärung wesentlicher Begriffe in diesem Zusammenhang. Daher soll dieses Kapitel grundlegende Begrifflichkeiten herausarbeiten und einen Einblick in die Ethik als wissenschaftliche Disziplin geben.

Die Begriffe Ethik und Moral bzw. ethisch und moralisch werden im alltäglichen Sprachgebrauch häufig synonym verwendet. In der Ethik als praktische Philosophie hingegen besteht eine klare inhaltliche Differenzierung.

Nach dem Studium dieses Kapitels sollten Sie ...

- die Begriffe Ethik, Moral und Recht differenzieren können.
- die Bedeutung von Tugenden, Prinzipien, Normen und Werten diskutieren sowie eigene und fremde Werte reflektieren können.
- Begründungsstrategien für moralische Handlungen reflektieren können.
- Aufgaben der Ethik benennen können.
- die unterschiedlichen Methoden der Ethik darstellen können.

1.1 Moral

Moral (lat. *mos*, griech. *éthos*) bedeutet Sitte, Brauch, Gewohnheit. Sie bezeichnet die **gelebte, praktizierte sittliche Überzeugung einer Gruppe, Gesellschaft oder Epoche.** Moral umfasst Handlungs- und Verhaltensregeln, Wertmaßstäbe und Sinnvorstellungen, die normativ für das menschliche Verhalten zu sich selbst, zu anderen Menschen und zur Welt gelten (Pieper, 2017, S. 22). Als freie Wesen können und sind wir aufgefordert, über unser Handeln frei zu bestimmen. Unsere Freiheit hat jedoch Grenzen: Sie endet dort, wo die Freiheit des anderen beginnt. Daher müssen wir uns immer wieder zu gutem Handeln motivieren (Pieper, 2017, S. 18).

Moralisches Handeln und Verhalten ist erlernbar. Es wird bereits in frühester Kindheit durch Erziehung, Bildung und das soziale Umfeld vermittelt und vorgelebt. Die beim heranwachsenden Menschen verinnerlichten Moralvorstellungen formen die Gewissensbildung als Verhaltensmaßstab. Sind diese von menschlichen Werten wie Ehrlichkeit, Fairness, Solidarität, Achtung und gegenseitigem Respekt geprägt, befähigen sie zu gutem Handeln. Automatisch gut handeln wir dadurch allerdings nicht. Vielmehr müssen wir stets kritisch reflektieren, was das Gute und was ein gutes Handeln oder Verhalten ist.

Moralvorstellungen bilden somit die Grundlage der gesellschaftlichen Ordnung und ermöglichen ein friedliches Zusammenleben. Sie können sich im Laufe der Zeit ändern und differieren in unterschiedlichen Kulturkreisen (z. B. Umgang mit unterschiedlicher sexueller Orientierung, Behinderung, Alter und

Krankheit). Demnach existieren verschiedene Moralen, die historisch gewachsen und durch kulturelle und traditionelle Wurzeln einer Gruppe geprägt sind. Unter Moral sind Werte und Normen für gutes und richtiges Handeln zu verstehen, die eine Gruppe durch gemeinsame Anerkennung als verbindlich gesetzt hat. Ihr Appell drückt sich in Form von Geboten („Du sollst …") oder Verboten („Du sollst nicht …") aus (Pieper, 2017, S. 27). Verstöße gegen die Moral können durch Tadel oder Ausschluss aus einer Gemeinschaft geahndet werden.

Moral umfasst die gelebten Werte und Normen, die eine Gesellschaft für sich als verbindlich anerkennt.

Als Mitglieder einer Gesellschaft sind wir angehalten, moralisch zu handeln und uns an die gesellschaftlichen Normen zu halten. Innerhalb des Moralverständnisses eines Kulturkreises haben sich auch spezifische Moralen herausgebildet, die nur für einen bestimmten Teil der Mitglieder gelten. Überlieferte Werte bestimmter Personen und ihrer Tätigkeiten, wie beispielsweise Angehörige bestimmter Religionen oder Berufe (z. B. Pflegepersonen, Ärzt*innen, Jurist*innen, Lehrer*innen u. a.), sind einer Berufsmoral bzw. einem **Berufs- und Standesethos** verpflichtet (Pieper, 2017, S. 30; Hübner, 2021, S. 20).

Moralische Begründungsstrategien

Im Alltag greifen wir auf verschiedene Begründungsstrategien zurück, um unser moralisch motiviertes Handeln zu rechtfertigen. Diese Argumente müssen in Diskussionen und Handlungsbegründungen überzeugen können. Jedoch ist ein Konsens über moralische Urteile nicht immer gegeben. Moralische Begründungen können fehlerhaft oder ungerecht sein und erfordern daher eine ethische Reflexion.

Pieper (2017, S. 159–171) unterscheidet sechs Klassen von moralischen Begründungsstrategien, anhand derer wir im Alltag unsere Handlungen rechtfertigen:

- **Bezugnahme auf ein Faktum**
  - „Ich habe der kranken Frau das Essen eingegeben, weil sie nicht selbstständig essen kann."

  Fakten wie eine Notsituation, aufgrund derer den betreffenden Menschen geholfen wird, können eine allgemeine Norm darstellen und eine plausible Begründung für das jeweilige Handeln liefern. Es gibt aber auch Grenzen der Tatsachenbezugnahme.

  Moralisch nicht anerkannt sind Vorurteile, mangelnde Wertschätzung und Diskriminierung anderer Menschen aufgrund ihrer Hautfarbe, ihres sozialen Status, der sexuellen Orientierung, Alter, Krankheit u. a.

  Die Bezugnahme auf ein Faktum kann auch in schwierigen Konfliktsituationen als Begründung angetroffen werden, z. B.:
  - „Ich habe nicht die Rettung gerufen, weil sich durch die Strapazen Leid verstärkt hätte."

Ob Fakten tatsächlich eine Norm begründen können, muss sorgfältig geprüft werden, um Vorurteile und Diskriminierung zu vermeiden.

- **Bezugnahme auf Gefühle**: Die Bezugnahme auf Gefühle kann eine Handlung erklären und nachvollziehbar machen, sie aber nicht ohne Weiteres moralisch rechtfertigen. Gefühle wie Zu- oder Abneigung, Ekel, Sympathie oder Antipathie, Freude oder Mitgefühl sind subjektiv und können nicht bedenkenlos verallgemeinert oder als Maßstab für moralisch richtiges Handeln verwendet werden. Hier ist es wichtig, zu hinterfragen, welches Werturteil sich in oder hinter den Gefühlen verbirgt. Gefühle können dazu führen, dass Menschen bevorzugt oder benachteiligt werden, ohne dass dies gerechtfertigt ist. Beispiele:

- „Ich habe mich der kranken Frau in besonderer Weise zugewandt, weil sie mir so sympathisch war."
- „Ich habe mich so intensiv um das kranke Kind gekümmert, weil es mir so ans Herz gewachsen ist."

Persönliche Vorlieben können nicht zur allgemeinen moralischen Norm erhoben werden, weil Gefühl nicht eingefordert werden können. Daher ist es notwendig, die Werturteile hinter den Gefühlen zu hinterfragen und weitere Faktoren zu berücksichtigen, um die Moralität des Handelns zu beurteilen.

- **Bezugnahme auf mögliche Folgen:** Handlungen werden häufig aufgrund der daraus resultierenden Folgen bewertet. So gilt eine Handlung als gut, wenn die Folgen positiv sind:
  - „Ich besuche die einsame Nachbarin, um ihr eine Freude zu bereiten."

  Die alleinige Betrachtung der Folgen („Der Zweck heiligt die Mittel") kann aber auch zu einer problematischen moralischen Bewertung führen, z. B.:
  - „Ich habe die betagte Patientin ans Bett fixiert, damit sie nicht aufstehen und sich verletzen kann."

  Selbst wenn negative Folgen vermieden werden sollen, ist die Art und Weise der angewendeten Mittel moralisch möglicherweise nicht gerechtfertigt. Das Prinzip „Safety first" gilt es bei der Entscheidungsfindung kritisch zu hinterfragen, um auch eine wertebasierte und werteunterstützende Arbeitsumgebung zu erreichen. Freiheitsentziehende Maßnahmen stellen eine Verletzung der physischen und psychischen Integrität dar.
- **Bezugnahme auf einen Moralkodex:** Moralkodizes bilden ein Gerüst aus Normen und Regeln, die das Handeln von Menschen in einer bestimmten Weise leiten. Um ihre Wirksamkeit zu entfalten, ist es unerlässlich, dass die festgehaltenen Normen von den Mitgliedern nicht nur akzeptiert, sondern verinnerlicht und aktiv gelebt werden. Dennoch ist es erforderlich, dass die Kodizes dem gesellschaftlichen und technischen Fortschritt angepasst werden. Dies gilt ebenso für den ICN-Ethikkodex für Pflegefachpersonen (siehe Kap. 3.2.1, Berufskodizes).

Kompetenz
Fähigkeit, Wissen, Können, Sachverstand, Zuständigkeit

- **Bezugnahme auf moralische Kompetenz**: Die Berufung auf vermeintliche Autoritäten wie Ärzt*innen, Stationsleiter*innen, Lehrer*innen, Eltern, Vorgesetzte, religiöse Institutionen oder geltende Normen und Vorschriften birgt in der moralischen Argumentation ähnliche Herausforderungen wie die Anwendung eines Moralkodex'.
  - „Obwohl ich den Sinn der ärztlichen Anordnung nicht ganz verstehe, führe ich sie aus, weil der Arzt Medizin studiert hat."
  - „Ich befolge den Auftrag der Stationsleitung, weil sie meine Vorgesetzte ist."

  Zwar können Vorbilder Orientierung bieten, jedoch ist eine kritische Betrachtung ihrer Autorität unerlässlich. In moralischen Fragen kann sich niemand seiner persönlichen Verantwortung entziehen, indem er*sie sich auf andere beruft. Die eigene moralische Urteilskraft muss stets hinterfragt werden, bevor strikte Anordnungen befolgt oder erteilt werden. Die Geschichte, insbesondere die Pflege im Nationalsozialismus, liefert eindringliche Beispiele dafür, wie die blinde Befolgung von Anordnungen zu moralischem Versagen führen kann (siehe dazu den Geschichteteil, Kap. 6.2, „Krankenpflege im Nationalsozialismus").

Moralische Urteile erfordern eine eigenständige, reflektierte Auseinandersetzung mit den jeweiligen Situationen. Autoritäten können zwar eine Orientierung bieten, die eigene moralische Verantwortung kann jedoch nicht abgegeben werden.

- **Bezugnahme auf das Gewissen:** Die Gewissensbildung beginnt bereits in der Kindheit durch Erziehungsprozesse und wird durch historische und soziokulturelle Faktoren beeinflusst. Im Erwachsenenalter liegt die Verantwortung für die weitere Entwicklung des Gewissens beim*bei der Einzelnen. Dieser Prozess kann als Zeichen der persönlichen Reife betrachtet werden, wobei das jeweils geltende Normen- und Wertesystem eine wichtige Rolle spielt. Hier kann es zu Spannungen zwischen Gewissen und Normen kommen. Das Nichtbefolgen moralischer Verpflichtungen kann ein „schlechtes" Gewissen hervorrufen, da es ein Spannungsfeld zwischen subjektivem Empfinden und vorgegebenen Normen erzeugt (Anzenbacher, 1999, S. 318). Körtner (2022, S. 18) spricht in diesem Zusammenhang von der „Kluft zwischen Sein und Sollen".

  Die Formulierung „Weil es mir mein Gewissen so befiehlt" gilt als weitverbreitete Begründung für moralisches Handeln. Das Gewissen fordert uns auf, unserem inneren Kompass zu folgen und das Gute zu tun, indem wir bestimmte Handlungen ausführen oder unterlassen. Beispiele:
  - „Die Unterstützung der Kolleginnen ist mir wichtig, weil ich sonst ein schlechtes Gewissen hätte."
  - „Ich habe diesen Dienst geleistet, weil ich eine Absage mit meinem Gewissen nicht vereinbaren konnte."

  Eine Entscheidung aus Gewissensgründen kann dann akzeptiert werden, wenn der*die Handelnde argumentieren kann, dass das Gewissen einen reinen Willkürakt nicht verschleiert, d. h. die Beweislast liegt somit bei dem*der, der*die sich auf das Gewissen beruft (Pieper, 2017, S. 170).

  Obwohl das **Gewissen** eine wichtige Orientierungsgröße bietet, ist es nicht frei von Irrtümern. Rechenschaft für unser Handeln lässt sich nicht allein auf ein subjektives Gefühl gründen. Vielmehr ist es notwendig, unser Gewissen zu bilden und zu kultivieren, was ein lebenslanger Prozess ist.

Gewissen
Im Wort „Gewissen" steckt die Vokabel „wissen". Es bezeichnet ein spezifisches Wissen um die Regeln und Grundsätze der geltenden Moral.

In der gelebten Praxis greifen wir häufig auf **alle sechs Begründungsstrategien** zurück, teils kombiniert, um unser Handeln überzeugend zu rechtfertigen. In moralischen Fragen lässt sich ein eindeutiger Konsens allerdings nicht immer erzielen. Mangelnde universelle Gültigkeit, Diskriminierung oder Ungerechtigkeit können hierfür verantwortlich sein. Beispielsweise führen unterschiedliche kulturelle Werte oder persönliche Überzeugungen oft zu divergierenden moralischen Auffassungen. Im komplexen zwischenmenschlichen Bereich, insbesondere in der Pflege, reicht die Berufung auf subjektive Beweggründe meist nicht aus, um Entscheidungen argumentativ zu vertreten. Vielmehr ist eine bewusste Auseinandersetzung mit allgemein anerkannten Werten, Normen und Prinzipien erforderlich, die als Grundlage für die eigene Argumentation dienen.

Diese Bewusstseinsbildung formt den Charakter und manifestiert sich in der Person als personale Moral oder Moralität (Marschütz, 2009, S. 5).

Die Motivation für moralisches Handeln entspringt unserer inneren Haltung, da man sich durch kritische Reflexion dem als moralisch richtig oder gut Erkannten gegenüber verpflichtet weiß. Eine Person, die aus dieser Grundhaltung heraus handelt, zeichnet sich durch moralische Kompetenz aus. Sie kann ihr Handeln sowohl gegenüber sich selbst als auch gegenüber anderen verantworten. Rechenschaftspflicht erfordert darüber hinaus haltbare, d.h. ethisch fundierte Argumente. Diesen widmen sich die folgenden Kapitel.

Moralität beschreibt die Charaktereigenschaft einer Person, die zu moralisch gutem Handeln befähigt.

1.2 Ethik

Ethik, ein Teilgebiet der Philosophie, ist die „Wissenschaft vom moralischen Handeln" (Pieper, 2017, S. 15). Sie beschäftigt sich mit den grundlegenden Fragen des menschlichen Lebens: Was ist gut, was ist schlecht (böse) bzw. was ist richtig, was ist falsch? Wie sollen wir leben? Welche Werte und Normen leiten unser Handeln?

Antike
Epoche des Altertums im Mittelmeerraum

In diesem Sinne verstehen wir Ethik auch als Moralphilosophie, weil sie die Moral zum Gegenstand hat. Ihre Wurzeln reichen bis in die griechische **Antike** zurück. **Aristoteles** gilt als Begründer des Begriffs „Ethik". Mit *éthikés theórias* bezeichnete Aristoteles die wissenschaftliche Beschäftigung mit Gewohnheiten, Sitten und Gebräuchen (*éthos*). Er vertrat die Überzeugung, dass der Mensch die Fähigkeit besitzt, sein sittliches Handeln kritisch zu hinterfragen und zu begründen (Düwell, Hübenthal & Werner, 2011, S. 1). Sein Anliegen war es, die vorherrschenden Sitten und Gebräuche auf ihren vernünftigen Sinn hin zu überprüfen. In seinem Werk „Nikomachische Ethik" geht er der Frage nach dem Guten für den Menschen nach und entwickelt eine Theorie über ein gutes und gerechtes Leben mit dem Ziel der Glückseligkeit (*eudaimonía*) (Pauer-Studer, 2020, S. 97 f.).

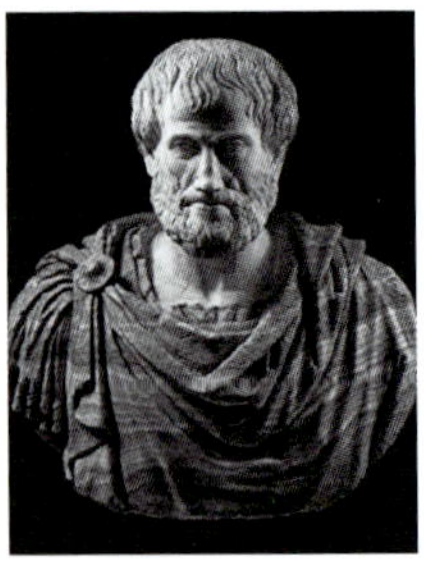

Aristoteles
(384–322 v. Chr.), einer der einflussreichsten Philosophen der Antike. In seinem Werk „Nikomachische Ethik" begründete er seine Tugendlehre auf vernunftgeleiteter Freiwilligkeit.

„Die philosophische Ethik reflektiert unser Handeln und untersucht dessen Grundsätze methodisch und systematisch. Sie versucht Positionen argumentativ zu begründen." (Hepfer, 2008, S. 10) Ethik betrachtet Moral also nicht als blinde Selbstverständlichkeit, sondern hinterfragt bestehende Normen auf ihre Gültigkeit. Ziel ist es, argumentativ Aussagen über das moralisch Gute, Richtige, Gerechte etc. zu gewinnen.

In einer Gesellschaft, die auf gegenseitigem Respekt und friedlichem Zusammenleben basiert, spielt Ethik eine zentrale Rolle. Sie hilft uns, unsere Moral zu reflektieren, zu begründen und unterstützt uns dabei, Entscheidungen zu treffen, die im Einklang mit unseren Werten stehen.

Ethik ist eine Wissenschaft, die sich mit Werten, Normen und dem moralischen Handeln befasst. Sie fragt nach dem Sinn und der Rechtfertigung des menschlichen Handelns und versucht, Begründungen und Rechtfertigungen für moralische Urteile und Entscheidungen zu finden. Dabei ist sie bestrebt, universale und widerspruchsfreie Maßstäbe zu entwickeln.

1.2.1 Aufgaben der Ethik

Ethik wird oft als abstraktes und praxisfernes Konzept wahrgenommen. Tatsächlich aber spielt sie in unserem Alltag eine zentrale Rolle. Ethische Reflexion wird vor allem dann notwendig, wenn im Alltag Konflikte und Probleme auftreten und Gewohnheiten infrage gestellt werden (Rabe, 2009, S. 85). Säkularisierung, Wertekonflikte durch kulturelle Vermischung, der Wandel von tradierten Sozialformen (z. B. in Familie, Beruf und Gesellschaft) sowie demografische Veränderungen sind nur einige Beispiele dafür.

Ethik soll vor allem Orientierung bieten.

Reinhard Lay (2020, S. 53–59) beschreibt sechs Einzelaufgaben der Ethik:

- **Aufklären, Transparenz herstellen:** Historisch gewachsene Normen und Werte einer Kultur oder Gesellschaft bewusst zu reflektieren und gegebenenfalls zu modifizieren;
- **Moral** überprüfen und **legitimieren:** Die Ethik prüft, ob Normen der Realisierung übergeordneter moralischer Grundprinzipien dienen, z. B. Leitlinien, Ethikkodex;
- **Prinzipien und Normen zur Verfügung stellen:** Die Aufgabe der Ethik besteht darin, Grundprinzipien für menschliches Handeln bereitzustellen und zu begründen. Für die Pflege bedeutet dies, dass Ethik Kriterien, Instrumente und Diskurse entwickelt, die eine fundierte Reflexion für die Handlungsfelder fördern;
- **Menschliches Handeln** überprüfen: Die Ethik fungiert als Instrument, welches Orientierung für menschliches Handeln bereitstellt und die moralische Qualität der täglichen Pflege überprüfen lässt (z. B. Kommunikation und Umgang mit pflegebedürftigen Menschen);
- **Korrektiv für die Praxis sein:** Die Ethik als wissenschaftliche Disziplin unterstützt Handelnde durch Argumentationsstrategien, die helfen:
  - moralische Konflikte und Probleme in der Praxis als solche zu erkennen,
  - Lösungsvorschläge unter Berücksichtigung moralischer Konsequenzen zu entwickeln und zu begründen,
  - selbstständige und gerechtfertigte Entscheidungen zu treffen;
- **Zur moralischen Kompetenz anleiten:** Ziel ist die Fähigkeit, durch selbstständiges Urteilsvermögen und Einsicht moralisch kompetent zu entscheiden und zu handeln und nicht bloß Konventionen unreflektiert zu folgen. Moralische Kompetenz impliziert, Rechenschaft abzulegen über das eigene Handeln.

Konvention
Regel des Umgangs und des sozialen Verhaltens, die für die Gesellschaft als Verhaltensnorm gilt

Ethik ist daher kein abstraktes Konzept, sondern eine praktische Disziplin, die uns hilft, ein gutes und gerechtes Leben zu führen.

In der Pflege ergeben sich fortwährend Situationen, die ethische Kompetenz erfordern, wobei die beschriebenen Ziele und Aufgaben zum Tragen kommen.

1.2.2 Einteilung der Ethik

Innerhalb der Ethik unterscheiden wir zwischen allgemeiner und angewandter Ethik (Bereichsethiken):

Die allgemeine Ethik unterscheidet:

1. deskriptive **Ethik**
2. **normative Ethik**
3. **Metaethik**

deskriptiv
lat. *describere* = beschreiben, schildern, abschreiben, zeichnen

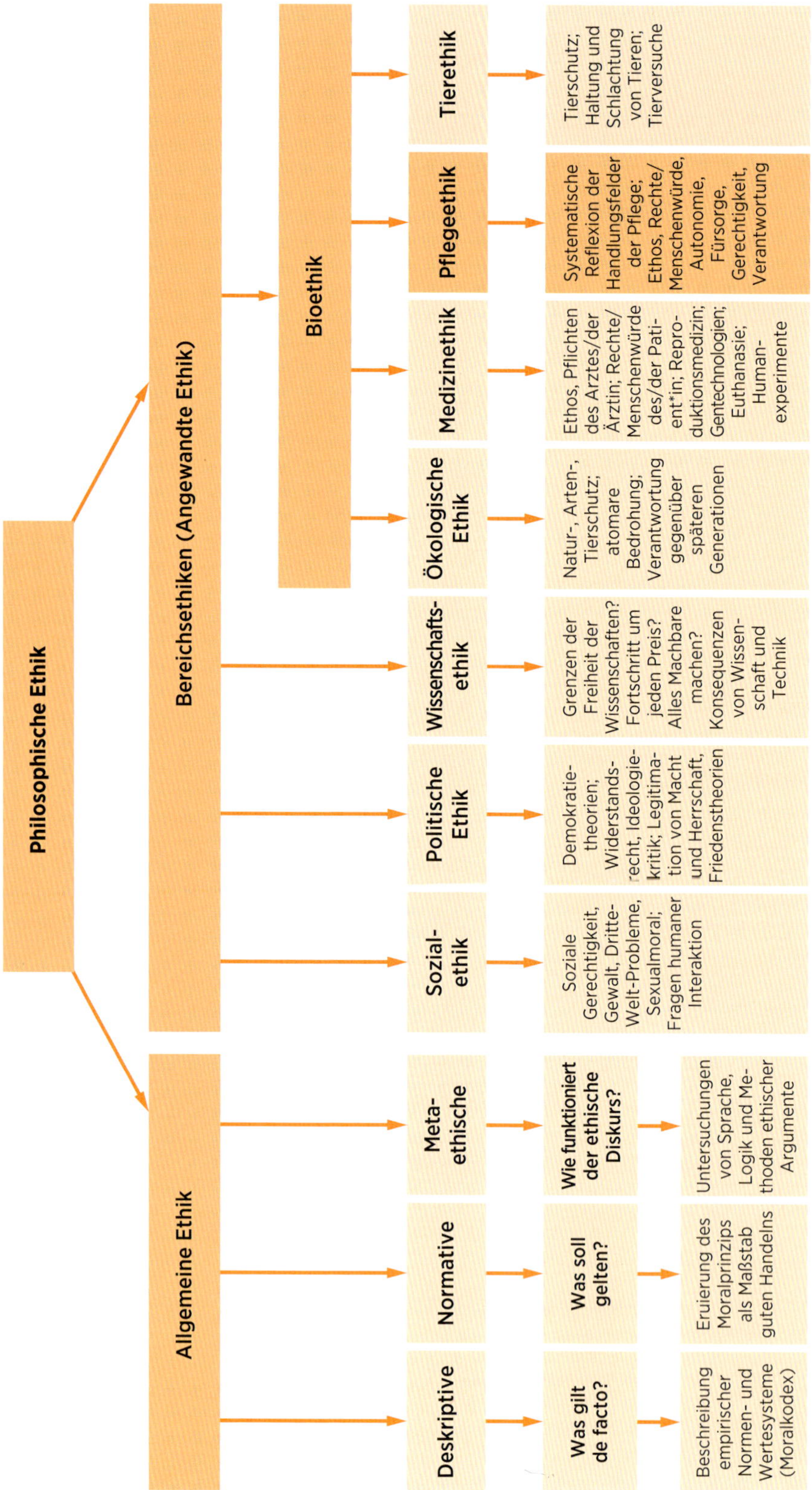

Abb. 1: **Angewandte Ethik** (nach Pieper/Turnherr, 1998, S. 9)

Ad 1: Deskriptive Ethik

Die **deskriptive** Ethik widmet sich der Beschreibung bestehender Werte- und Normensysteme in verschiedenen Kulturen, Gruppen und Gesellschaften. Sie bedient sich dabei verschiedener Einzelwissenschaften wie der Soziologie, Psychologie, Pädagogik, Geschichte und Politologie.

deskriptiv
lat. *describere* = beschreiben, schildern, abschreiben, zeichnen

Ziel der deskriptiven Ethik ist es, das menschliche Miteinander in Beziehung zu anderen Faktoren wie historischen, politischen, soziologischen, religiösen, kulturellen und geografischen Gegebenheiten zu beleuchten. Dabei fokussiert sie sich auf die Ermittlung der den jeweiligen Gegebenheiten innewohnenden Moralkodizes und die Analyse von Wertewandelprozessen. Im Gegensatz zur normativen Ethik, die moralische Urteile fällt, beschränkt sich die deskriptive Ethik auf die beobachtende und beschreibende Darstellung.

Die deskriptive Ethik beschäftigt sich mit Fragen wie: Welche moralischen Urteile und Normen wurden und werden in unterschiedlichen Kontexten anerkannt? Welche Moralvorstellungen prägen das Denken und Handeln einzelner Menschen? Welche Werte und Normen bildeten und bilden die Basis der Pflegeausbildung in verschiedenen Kulturen? Welche Herausforderungen stellen sich der interkulturellen Verständigung und kultursensiblen Pflege?

Die **deskriptive Ethik** beschreibt moralische Haltungen und Überzeugungen von Individuen, Gruppen oder Gesellschaften. Sie ist rein beschreibend und nicht wertend.

Ad 2: Normative Ethik

Im Gegensatz zur deskriptiven Ethik, die bestehende Moralvorstellungen beschreibt, reflektiert und beurteilt die **normative** Ethik moralisches Handeln. Sie legt Maßstäbe dafür fest, was gesollt und verbindlich ist (Pauer-Studer, 2020, S. 14). Sie stellt die Frage: Wie sollen wir handeln? „Die normative Ethik befindet sich auf der Suche nach der richtigen Moral.“ (Düwell, Hübenthal &Werner, 2011, S. 25)

normativ
wertend, normbegründend

Die zentrale Aufgabe der normativen Ethik besteht daher darin, die Gültigkeit von Normen und Werten, die unserem Handeln zugrunde liegen, kritisch zu hinterfragen. Sie hinterfragt etwa, ob es moralisch richtig ist, zu lügen oder zu stehlen. Die normative Ethik entwickelt Kriterien für moralische Urteile, ohne konkrete Handlungsanweisungen zu liefern. Stattdessen bietet sie eine Orientierung und versucht, allgemeingültige Lebensregeln zu formulieren und rational zu begründen (Düwell et al., 2011, S. 2).

In der Pflege spielt die normative Ethik eine zentrale Rolle. Der pflegebedürftige Mensch mit seinem individuellen Wertesystem steht im Mittelpunkt. Die normative Ethik hilft Pflegenden, ethische Entscheidungen zu treffen, die dem Wohl des Patienten*der Patientin und den allgemeinen ethischen Prinzipien entsprechen.

Die normative Ethik entwickelt Werturteile und Prinzipien, die als Maßstab für menschliches Handeln dienen. Sie zielt darauf ab, moralische Urteile zu begründen und zu rechtfertigen.

Metaethik
sprachanalytische Ethik; *meta* = nach, hinter der normativen Ethik, z. B. Frage nach der Bedeutung von „gut“

Ad 3: Metaethik

Die Aufgabe der **Metaethik** besteht in der Klärung moralischer Grundbegriffe wie „gut“, „böse“, „Freiheit“ etc. Sie versucht die sprachlichen Elemente und

Formen moralischer Aussagen kritisch zu analysieren und Methoden zu ihrer Rechtfertigung und Anwendung zu entwickeln. Die Metaethik kann auch als Wissenschaftstheorie der Ethik bezeichnet werden.

Des Weiteren kann unterschieden werden zwischen Individualethik und Sozialethik. Die **Individualethik** befasst sich mit der Beurteilung der Einzelperson. Sie fragt nach dem richtigen Handeln des*der Einzelnen und den Prinzipien, die diesem Handeln zugrunde liegen. Dabei spielt die persönliche vernunftbasierte Einsicht in die Richtigkeit und Gültigkeit von Handlungen eine wichtige Rolle.

Die **Sozialethik** beurteilt die Gestaltung grundlegender Institutionen einer Gesellschaft. Sie umfasst maßgebliche Prinzipien für das ethische Bewusstsein von Gesellschaften und stellt Fragen der Gerechtigkeit und Gleichheit in den Mittelpunkt (Pauer-Studer, 2020, S. 17).

1.3 Werte

„Wie ich werte, so bin ich und so werde ich.“ (Karl Jaspers)

Moralische Werte sind menschliche Konstrukte, „von uns, für uns“ (Sommer, 2016, S. 163), die als Handlungsziele und Ideale fungieren und von Individuen und Gruppen für erstrebenswert und gerecht erachtet werden. Unbewusst oder bewusst formen sie unseren Charakter und beeinflussen unser Verhalten gegenüber anderen. Sie sind Beweggründe für unsere Entscheidungen und geben Auskunft über unser Selbstverständnis.

In allen Kulturen der Welt finden wir Werte, die unser Miteinander prägen, deren Auslegung jedoch von Kultur zu Kultur variieren kann.

„Werte sind flexibel in ihrem Begriff, ihrem Gebrauch, ihrer Geltung“ (Sommer, 2016, S. 163). Werte implizieren, dass wir als Menschen eine Lebenswahl haben. Kein Wert steht jedoch lange für sich allein. Gegenwerte werden gebildet und „Werte gebären Werte“ (Sommer, 2016, S. 164 f.). Dies bedeutet, dass Werte keine starren Gebilde sind, sondern dynamisch und veränderlich.

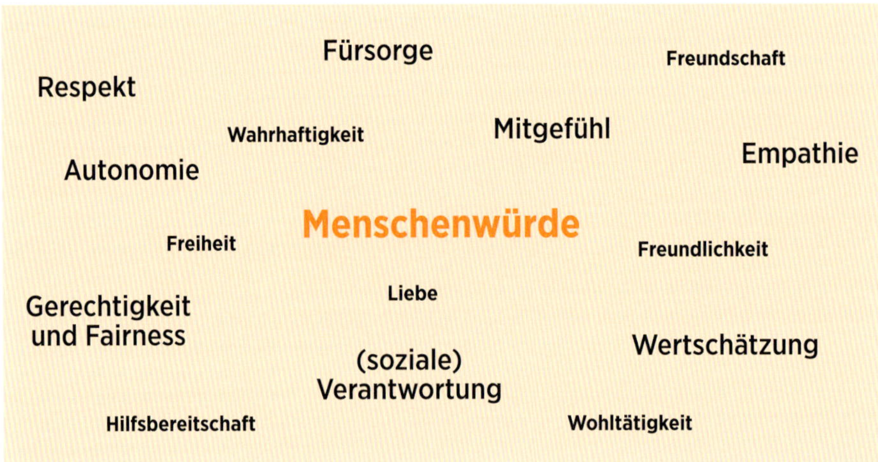

Abb. 2: **Moralische Werte**

Ein **Wertewandel** tritt immer dann auf, wenn alte Werte zerfallen und andere, neue Werte, die die Menschen für besser halten, hinzukommen oder wenn es zu Verschiebungen der Rangordnung innerhalb eines bestehenden Wertesystems kommt wie z. B. der zunehmende Stellenwert von Nachhaltigkeit und Klimaschutz.

Werte existieren auf mehreren Ebenen, man spricht dann von **persönlichen, kulturellen** (gesellschaftlichen) und **beruflichen** (professionellen) **Werten**.

Tab. 1: **Einteilung moralischer Werte**

Persönliche Werte	Kulturelle Werte	Berufliche Werte
Individuelle Anschauungen als Lebensgrundlage (persönliche Werte werden gefördert durch Erziehung, Kultur und Erfahrung). Sie geben Auskunft über die moralische Struktur des eigenen Lebens. Beispiele: Ehrlichkeit, Integrität, Toleranz, Gerechtigkeit, Hilfsbereitschaft.	Geltende Werte innerhalb eines Kulturkreises sind geschichtlich gewachsen und werden beeinflusst von Traditionen und Lebensbedingungen. Beispiele: Familie, Religion, Respekt vor Älteren, Gastfreundschaft.	Werte innerhalb eines Berufsstandes sind in Berufskodizes festgehalten und werden durch Ausbildung und Praxis erworben. Beispiele: Achtung der Menschenwürde, Professionalität, Empathie, Verantwortung, Teamgeist (siehe auch ICN-Ethikkodex für Pflegefachpersonen).

Jeder Mensch interpretiert Werte individuell und misst ihnen eine persönliche Bedeutung bei. Somit können Werte von Mensch zu Mensch stark variieren. Ebenso können Werte von einer Kultur als gut anerkannt und von einer anderen Kultur verurteilt werden. Der Wertepluralismus kann zu **Wertekonflikten** führen.

Wertesysteme können miteinander kollidieren, sowohl auf internationaler Ebene (z. B. Todesstrafe) als auch innerhalb einer Gesellschaft (z. B. Schwangerschaftsabbruch).

Wertesystem
Gesamtheit aller Normen, denen sich Individuen oder Personengruppen verpflichtet fühlen.

In der Pflege kann es zu Wertekonflikten kommen, z. B. wenn die Wertvorstellungen der Patient*innen und ihrer Angehörigen im Widerspruch zu den persönlichen oder professionellen Werten der Pflegeperson stehen. Daher ist es wichtig, Wertekonflikte zu reflektieren, um zu einer sachlichen Lösung zu gelangen.

Werte ergeben sich für jeden Menschen aus seiner persönlichen Lebensgeschichte, seiner Erziehung, seiner Religion und seiner Zugehörigkeit zu einer kulturellen Gruppe. Sie leiten unser Handeln und Verhalten.

1.4 Normen

Im moralischen oder rechtlichen Sinne beschreiben Normen eine **festgelegte Form der Werterealisierung**. Normen konkretisieren und schützen die Werte, auf denen sie basieren.

Norm
(lat. *norma*) bedeutet Maßstab, Richtschnur

Moralische Normen drücken eine bestimmte Qualität des Handelns aus und **schreiben ein konkretes Handeln oder Unterlassen vor**. Sie entlasten den Einzelnen von der ständigen Reflexion über grundlegende Werte in jeder Situation (z. B. „Du sollst nicht lügen", „Du sollst nicht stehlen", „Du sollst anderen in Not helfen", „Du sollst den Patienten*die Patientin über jede Pflegehandlung informieren"). Solche Normen bewerten Handlungen als erlaubt oder verboten, richtig oder falsch.

Obwohl die moralische Einsicht des*der Einzelnen ein friedliches Zusammenleben ermöglichen würde, ist sie dafür nicht verlässlich genug. Daher werden essenzielle Normen in das **staatliche Recht** aufgenommen (Marschütz, 2009, S. 10).

Juristische Normen sind mit konkreten gesetzlichen Strafen verbunden und werden mithilfe der Staatsgewalt durchgesetzt. Moralische Normen hingegen basieren auf der Willensfreiheit des Einzelnen und setzen die Bereitschaft zur Einhaltung von „Sollenssätzen" voraus, um soziale Ordnung zu ermöglichen.

Auch die **Pflege** orientiert sich an **festgeschriebenen Handlungsnormen**, z. B. in Form von Kodizes (z. B. der ICN-Ethikkodex für Pflegefachpersonen).

In der Ausbildung zur Gesundheits- und Krankenpflege stehen am Beginn persönliche Werte, die in Berührung mit geltenden Normen und Werten des Pflegeberufes kommen, z. B. kann bei einer Pflegeperson, die aus Überzeugung gegen einen Schwangerschaftsabbruch eingestellt ist, die Betreuung einer Patientin, die diesen Eingriff wünscht, zu einem persönlichen Wertekonflikt führen. Dennoch darf sich dies nicht im pflegerischen Handeln niederschlagen, denn jeder Mensch hat ein Recht auf optimale und respektvolle Pflege.

> **Normen** legen bestimmte Handlungsanweisungen fest, die sich aus anerkannten, vorgegebenen Werten der Gesellschaft ergeben.

1.5 Prinzipien

Prinzip
Grundsatz, Grundregel, Ausgangspunkt

Prinzipien dienen als **normative Orientierungspunkte** für moralisches Handeln und bilden oft den Ausgangspunkt ethischer Reflexion und Argumentation. In konkreten Handlungssituationen stehen meist keine eindeutigen Regeln zur Verfügung, sondern sie müssen vom*von der Handelnden in verantwortungsvoller Weise aus Prinzipien abgeleitet werden.

Prinzipien sind somit übergeordnete Normen (Maio, 2017, S. 17). Um abstrakte Prinzipien auf konkrete Situationen anzuwenden, müssen sie zu **konkreten Normen und Regeln spezifiziert**, d. h. **praxistauglich** gemacht werden (Schröder-Bäck, 2014, S. 159 f.).

Beispiel: Das Prinzip des Respekts vor der Autonomie von Personen muss im medizinischen und pflegerischen Kontext inhaltlich zur Regel der informierten Zustimmung konkretisiert werden. Diese Spezifizierung schafft eine höhere Präzisierung und ist für die Entscheidungsfindung unerlässlich (Beauchamp, 2005, S. 54; siehe dazu Kap. 3.5, „Principlism").

Aus diesen allgemeinen Regeln können noch weitere, spezifischere Regeln abgeleitet werden. Auf dieser Grundlage können dann letztlich Einzelfallbewertungen und Urteile erfolgen.

Beispiel: Aus dem Nichtschadensprinzip kann die Schweigepflicht abgeleitet werden, um Diskriminierung bei bestimmten Krankheiten zu vermeiden.

formal
keine Werte vorgebend

material
inhaltlich

Theorie
System wissenschaftlich begründeter Aussagen zur Erklärung bestimmter Tatsachen und der ihnen zugrunde liegenden Gesetzmäßigkeiten

Umgekehrt können konkrete Normen zu generellen Normen bzw. Prinzipien verdichtet zusammengefasst werden. Prinzipien dienen damit als Begründungsebene von Regeln oder Normen und können wiederum in Form von Theorien plausibilisiert und aus ihnen hergeleitet werden (Schröder- Bäck, 2014, S. 159 f.).

Man unterscheidet zwischen **formalen** und **materialen** Prinzipien.

Zu den formalen Prinzipien zählen u. a. die Goldene Regel und der kategorische Imperativ (Kap. 2). Materiale Prinzipien sind konkreter und nennen Prinzipien wie Autonomie, Fürsorge, Nichtschaden, Gerechtigkeit, Verantwortung etc. (Düwell et al., 2011, S. 475).

Den Prinzipien übergeordnet ist die Ebene der ethischen **Theorien**, welche die Begründungsebene von Prinzipien und Normen bildet (siehe Kap. 2).

Die ethische Reflexion erfolgt auf einer hierarchischen Struktur:

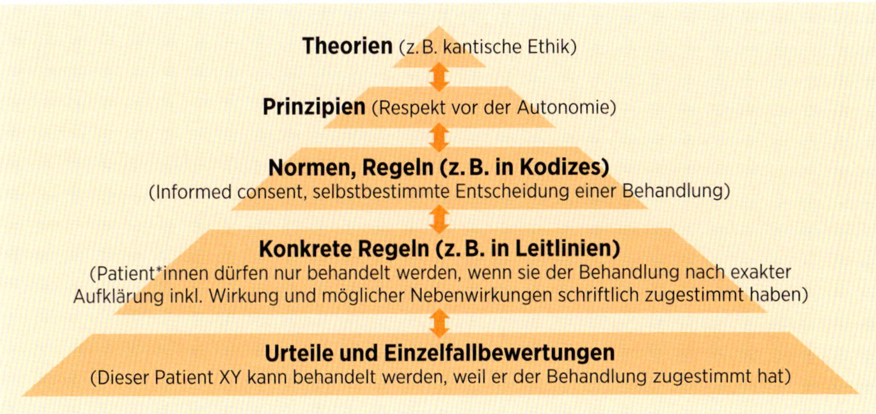
Theorien (z. B. kantische Ethik)
Prinzipien (Respekt vor der Autonomie)
Normen, Regeln (z. B. in Kodizes)
(Informed consent, selbstbestimmte Entscheidung einer Behandlung)
Konkrete Regeln (z. B. in Leitlinien)
(Patient*innen dürfen nur behandelt werden, wenn sie der Behandlung nach exakter Aufklärung inkl. Wirkung und möglicher Nebenwirkungen schriftlich zugestimmt haben)
Urteile und Einzelfallbewertungen
(Dieser Patient XY kann behandelt werden, weil er der Behandlung zugestimmt hat)

Abb. 3: **Struktur der ethischen Reflexion** (Diagramm nach Schröder-Bäck, 2014, S. 160)

1.6 Tugenden

Das Wort Tugend (griech. *aretē*) bedeutet die Tauglichkeit (Tüchtigkeit, Vorzüglichkeit) einer Person. In der Ethik gelten Tugenden als vorbildliche und erstrebenswerte Haltungen, die durch fortwährende bewusste Einübung unter Abwägung aller Risiken, Vor- und Nachteile zur Gewohnheit werden. Sie ermöglichen eine stabile Handlungsorientierung, weil eine tugendhafte Person nicht von sozialem Zwang und unreflektierter Routine geprägt ist.

Bereits in der Antike bei Platon und Aristoteles standen Tugenden im Zentrum der Ethik (siehe Tugendethik, Kap. 2.1.3). In gegenwärtigen Ethikkonzepten spielen sie eine bedeutende Rolle, insbesondere in Bereichen, wo allgemeine Moralprinzipien im Einzelfall zu kurz greifen. In Grenzbereichen des Lebens, wie der Medizin und der Pflege, ist die alleinige Orientierung an allgemeinen ethischen Normen nicht ausreichend.

Tugenden in der Pflege

Tugenden drücken die moralische Kompetenz von Pflegefachpersonen aus und ermöglichen ihnen, aus innerer Überzeugung gut zu handeln. Sie sind Ausdruck des eigenen Berufsverständnisses und gesellschaftlicher Erwartungen. Heute sind es: Aufrichtigkeit, Zuverlässigkeit, Mitgefühl oder die Bereitschaft, Verantwortung zu übernehmen und das Wohl der Patient*innen über die Interessen der Institution zu stellen. Wie die Werte sind auch die Tugenden wandelbar und spiegeln das zeitliche und kulturelle Umfeld wider (Monteverde, 2020, S. 35).

Tugenden sensibilisieren vor allem für moralische Situationen, d. h. unter anderem auch für „die Fähigkeit, einen moralischen Konflikt zu erkennen, ein kontextbezogenes und intuitives Verständnis für die vulnerable Situation des Patienten zu zeigen sowie Einsicht in die ethischen Konsequenzen einer Entscheidung zu haben, die man für jemand anderen trifft“ (Lützén, Johansson & Nordström, 2000, S. 521).

Tugenden sind stabile und verlässliche Charaktereigenschaften. Ein tugendhafter Mensch besitzt die Fähigkeit, sich entsprechend bestimmter verinnerlichter Werte zu verhalten und danach zu handeln.

1.7 Recht

Das Recht bildet einen eigenständigen Bereich, der eng mit Moral und Ethik verbunden ist. Es kodifiziert moralische Werte und Prinzipien einer Gesellschaft und trägt so zur Verwirklichung eines friedlichen und gerechten Zusammenlebens bei. Rechtliche Regeln sind schriftlich fixiert und steuern das äußere Verhalten der Menschen (Fenner, 2022, S. 17 f.). In einigen Fällen lassen sich Rechtsnormen und moralische Normen ähnlich formulieren oder sogar voneinander ableiten, wie z. B. das Verbot von Tötung und Diebstahl. Das Recht kann jedoch nicht alle Vorstellungen regeln, wie z. B. höflichen Umgang mit Patient*innen. Umgekehrt ist nicht alles moralisch geboten, was rechtlich zulässig ist.

Moral kann durch das Recht **nicht ersetzt werden**, da es nicht alle moralischen Werte kodifiziert und somit nicht alle Ordnungsaufgaben lösen kann (Kletečka-Pulker et al., 2019, S. 5). Die Aussage „Das Recht steht auf meiner Seite" impliziert nicht, dass eine Handlung moralisch gut ist, da das Recht nicht die Gesinnung hinter der Handlung bewertet (Fenner, 2022, S. 18)

Ethik kann hier als Bindeglied fungieren, sie reflektiert und analysiert die herrschende Moral sowie die gesetzlichen Regelungen. Sie liefert eine **normative Grundlage** für das Recht und die Moral, um **Ungerechtigkeit zu vermeiden** (Stoecker, 2016, S. 44 f.). Viele ethische Forderungen sind als Rechtsnormen kodifiziert, insbesondere die Grund- und Menschenrechte. Dadurch ergeben sich **dynamische Beziehungen** zwischen Moral, Ethik und Recht. Die Ethik beansprucht universale Gültigkeit, während das Recht widerspruchsfrei sein muss und nur über einen örtlich begrenzten Geltungsbereich verfügt. Das Recht ist dynamisch und veränderlich, um gesellschaftlichen Entwicklungen Rechnung zu tragen. Ein Wertewandel kann den Ruf nach Gesetzesänderungen nach sich ziehen, wie z. B. beim Verbot der körperlichen Züchtigung oder der Einführung der gleichgeschlechtlichen Ehe. Umgekehrt kann sich das Recht gegen die verändernde Moral stellen und bestehende Wertvorstellungen schützen. Dadurch kann das Recht einen grundlegenden Wertewandel beeinflussen, bremsen oder beschleunigen (Vöneky, 2010, S. 98).

Im Unterschied zur Moral ist das Recht eine Zwangsordnung und berechtigt zu Sanktionierungen wie Gefängnisstrafen oder Geldbußen (Kletečka-Pulker et al., 2019, S. 5). Moralische Normen setzen die innere Zustimmung voraus und können nicht durch Zwang eingefordert werden. Die Missachtung moralischer Normen kann durch soziale Missbilligung, Ausgrenzung und Tadel bestraft werden (Waibl, 2004, S. 26 f.; Schmücker, 2011, S. 132).

Wechselwirkung und Zusammenspiel in der Pflege

In der Pflege sind Recht, Moral und Ethik wichtige Säulen, die miteinander verbunden sind. Das **Recht** setzt Rahmenbedingungen für das Pflegehandeln, die von den Berufsangehörigen beachtet werden müssen (z. B. Dokumentationspflicht, die Einwilligung zu Pflegehandlungen, den Umgang mit Patientendaten). Die **Moral** verpflichtet zu einem respektvollen und fürsorglichen Umgang mit den Patient*innen. Die **Ethik** bietet die Möglichkeit zur Reflexion und Weiterentwicklung der Pflegepraxis, insbesondere bei ethischen Herausforderungen.

Nicht immer lassen sich ethische Fragen und Probleme durch das Gesetz befriedigend regeln. Pflegerische Interventionen können durchaus der Rechtsnorm entsprechen, moralisch/ethisch aber bedenklich erscheinen. Deshalb ist zum einen Rechtswissen notwendig, um den Berufsrahmen zu bestimmen, zum anderen ethisches/moralisches Wissen, um auch jenen Problemen, für die das Recht keine hinreichende Regulierung bieten kann, angemessen zu begegnen, z. B. Verletzung der Intimsphäre, Unfreundlichkeit, ungeduldiger Umgang mit vulnerablen Menschen.

Die Säulen Recht, Moral und Ethik bilden die Grundlage für die pflegerische Praxis.

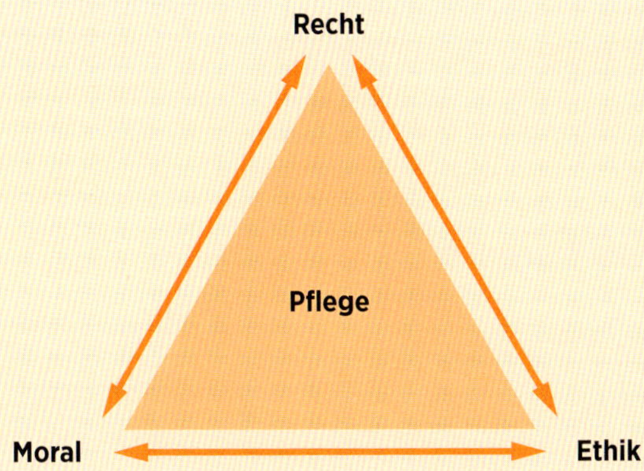

Abb. 4: **Zusammenspiel von Moral, Recht und Ethik**

Recht(snormen) sind staatlich festgesetzte Handlungsnormen, die bei Übertretung rechtliche Konsequenzen nach sich ziehen. Diese Konsequenzen können historisch und national unterschiedlich ausfallen. Die Ethik reflektiert Rechtsnormen und kann diese gegebenenfalls hinterfragen und kritisieren. In einer ständigen Wechselwirkung beeinflussen Recht, Ethik und Moral einander gegenseitig.

Beispiel Sterbehilfe

Der assistierte Suizid ist in Deutschland und Österreich unter bestimmten Bedingungen legalisiert worden. Trotzdem kann dies bei Ärzt*innen und Pflegepersonen zu moralischen Konflikten führen.

Tab. 2: **Übersicht der Begrifflichkeiten**

Moral (von lat. „Sitte“)	Gesamtheit der allgemein akzeptierten Verhaltensnormen und Wertvorstellungen einer Gruppe oder Gesellschaft, die das Zusammenleben regeln.
Moralität (lat.)	Moralität bezeichnet die sittliche Haltung und Überzeugung eines Menschen, die sein Handeln sowohl sich selbst als auch anderen gegenüber bestimmt. Sie befähigt den Menschen, sein Handeln vor sich selbst (Gewissen) und vor anderen zu argumentieren und zu verantworten (wird auch als personale Moral bezeichnet).
Ethos (altgriech.)	Ethos bezeichnet inhärente Werte und Normen, die über das Individuum hinausgehen und gruppenspezifische Konventionen darstellen. Beispiele hierfür sind das tradierte und gelebte Berufs- oder Standesethos wie das Ethos der Pflege oder das ärztliche Ethos. Dieses Ethos wird durch Ausbildung und Sozialisation vermittelt und unterliegt einem historischen Wandel.

Ethik	Wissenschaftsdisziplin, die als Reflexionstheorie der Moral bzw. des menschlichen Handelns fungiert und somit auch für das Recht relevant ist. Ethik ▸ analysiert moralische Probleme und Fragestellungen, ▸ kritisiert bestehende moralische Normen und Praktiken, ▸ argumentiert Handlungen und Entscheidungen, ▸ (re-)konstruiert moralische Normen und Prinzipien.
Recht	Das Recht ist ein System schriftlich fixierter Regeln, das menschliche Handeln normiert und beeinflusst. Es besitzt Verbindlichkeit und wird durch staatliche Durchsetzung garantiert. Die Befolgung des Rechts erfolgt aus unterschiedlichen Gründen wie innerer Überzeugung, Gewohnheit, Einsicht in die Notwendigkeit der Ordnung oder aus Angst vor Strafe.

Vertiefung des Lernstoffes

Zum Wiederholen

- Moral, Moralität und Gewissen
- Begründungsstrategien moralischen Handelns
- Ethik, Disziplinen der Ethik
- Aufgaben der Ethik
- Werte, Wertewandel und Wertekonflikte
- Normen, Prinzipien, Tugenden
- Recht

Zum Üben

1. Erklären Sie den Unterschied zwischen Moral, Ethik und Recht.
2. Nennen Sie die moralischen Begründungsstrategien und führen Sie dazu Beispiele an.
3. Erklären Sie anhand eines Beispiels die Unterschiede zwischen moralischer und ethischer Begründung.
4. Erläutern Sie die Bedeutung von Werten, Normen, Tugenden und Prinzipien für das persönliche Leben und die Pflegepraxis.
5. Erklären Sie anhand eines Beispiels den Wertewandel sowie Wertekonflikte.
6. Beschreiben Sie die Aufgaben der Ethik (nach Lay).
7. Erläutern Sie die Disziplinen „deskriptive Ethik“, „normative Ethik“ und „Metaethik“.

Zum Üben

Nachstehende Fallgeschichte beschreibt die moralische Konfliktsituation einer Pflegeschülerin. Sie soll veranschaulichen, dass ethische Fragen die tägliche Pflegepraxis betreffen und nicht nur in besonderen Grenzsituationen des Lebens aufbrechen.

Fallbeispiel: Waschen oder nicht waschen?

Die Pflegeschülerin Angelika arbeitet auf der Station eines Pflegeheims. Sie betritt das Zimmer von Herrn Baumann. Herr Baumann ist in letzter Zeit ein wenig gebrechlich geworden. Das Gehen fällt ihm schwer, Aufstehen ist auch nicht mehr ohne fremde Hilfe möglich. Am meisten Sorge bereitet dem Team auf der Station, dass Herr Baumann zunehmend seine Initiative verliert. Er fühlt sich niedergeschlagen und verspürt wenig Lust, sich an den täglichen Aktivitäten zu beteiligen.

Heute Morgen bittet er Angelika, sie möge ihn doch waschen, da er dies nicht mehr allein könne. Bei der Übergabebesprechung zuvor war kurz Thema gewesen, dass Herr Baumann von den Pflegenden Dinge verlange, die er nach deren Einschätzung noch recht gut selbst könne. Laut übereinstimmendem Urteil von Nachtschwester und Stationsleitung ist es für Herrn Baumann gut, das Waschen nicht den Pflegenden zu überlassen, da es für seine Mobilität und für sein Selbstwertgefühl wichtig sei, dies so lange wie möglich selbst zu tun.

Schülerin Angelika erinnert sich genau an die Überlegungen, denen sie vor einer Stunde mit Zustimmung zugehört hat. Nun aber tut ihr Herr Baumann leid. Er scheint sich wirklich nicht waschen zu können. Ist es nicht ihre Aufgabe, den Bewohner*innen zu helfen? Und bringt Herr Baumann nicht deutlich seinen Willen zum Ausdruck, den sie respektieren muss?

Auf der anderen Seite spürt sie sehr deutlich die Verpflichtung, nicht zu lange nur bei einem Bewohner zu bleiben. Die Station ist aufgrund eines Krankheitsfalls und der Urlaubszeit besonders knapp besetzt. Ihre Kolleginnen würden einen Teil ihrer Arbeit mit übernehmen müssen.

Sie entscheidet sich, Herrn Baumann nicht heute, sondern erst am nächsten Morgen beim Waschen zu helfen. Bei der Übergabebesprechung für die Mittagsschicht erwähnt sie diesen Vorfall nicht. Auf dem Nachhauseweg hat sie das Gefühl, etwas falsch gemacht zu haben. Aber was? Was war richtig und was war falsch? Und vor allem warum? Oder war es doch so, wie kürzlich ihre beste Freundin noch behauptet hatte: dass jeder selbst wissen müsse, was richtig und was falsch sei und dass sich darüber genauso wenig diskutieren lasse wie über Fragen des Musikgeschmacks? (entnommen aus Steinkamp/Gordijn, 2010, S. 36 f.).

Fragen zur Reflexion

?

- Beschreiben Sie die moralische Erfahrung der Pflegeschülerin Angelika. Um welchen Entscheidungskonflikt handelt es sich hier?
- Wie lässt sich Angelikas Handeln rechtfertigen? Welche der oben angeführten Begründungsstrategien können angewendet werden und wie haltbar sind sie?
- Wie soll Angelika weiter vorgehen? Welche Möglichkeiten hat sie?
- Nach welchen Werten soll eine Pflegeperson Ihrer Meinung nach streben?

Zum Nachlesen

Düwell, Marcus, Hübenthal, Christoph & Werner, Micha H. (Hg.) (^{3}2011): Handbuch Ethik. Stuttgart, Weimar: J. B. Metzler.
*Dieses übersichtlich strukturierte Handbuch bietet den Leser*innen schnelle und zugleich fundierte Orientierung zu einer Vielzahl von ethischen Grundbegriffen.*

Pieper, Annemarie (^{7}2017): Einführung in die Ethik. Tübingen, Basel: A. Francke.
Dieses Werk liefert eine klare und verständliche Einführung in die Ethik.

2 Ethische Urteilsbildung

In diesem Kapitel werden unterschiedliche Begründungsverfahren der Ethik dargelegt, die für die Pflegeethik besondere Bedeutung haben.

Im Alltag werden moralische Handlungen **subjektiv** bewertet und genügen daher nicht den Anforderungen einer **objektiven** ethischen Betrachtung. Ethische Entscheidungen sollen nicht allein aus „dem Bauch heraus" getroffen oder bloß nach subjektiver Einschätzung begründet werden. Sie erfordern eine systematische Reflexion und ethisch begründete Argumentation.

subjektiv
zu einer Person (einem Subjekt) gehörend; von persönlichen Gefühlen bestimmt, parteiisch

objektiv
sachlich, unvoreingenommen, neutral

Ethische Begründungsverfahren bieten verschiedene Theorien und Konzepte zur Reflexion unserer Entscheidungen und Werturteile. Sie helfen uns, die unterschiedlichen Aspekte eines ethischen Problems zu verstehen und die relevanten Werte und Normen zu identifizieren. Die Kenntnis und Anwendung dieser Verfahren ist in der Pflegeethik besonders wichtig, da Pflegende in ihrem Berufsalltag häufig mit komplexen ethischen Herausforderungen konfrontiert sind.

Nach dem Studium dieses Kapitels sollten Sie ...

- Grundzüge klassischer Ethiktheorien und gegenwärtige Ansätze ethischer Urteilsbildung kennen.
- diese Theorien und Konzepte kritisch bewerten können.
- die Auswirkungen der Anwendung unterschiedlicher Begründungsstrukturen auf das pflegerische Handeln verstehen.

2.1 Traditionelle Ethiktheorien

Die traditionellen Theorien ethischer Normbegründung lassen sich in unterschiedliche Grundrichtungen einteilen:

- nach einem (formalen) Prinzip oder moralischen Gesetz, dem sich der*die Handelnde verpflichtet, daher **deontologische** Ethik genannt (altgriech. *déon* = Pflicht). Dazu zählt die kantische Ethik;
- nach einem als gut bestimmten Ziel (altgriech. *télos*), daher teleologische Ethik; Aristoteles bezeichnet das erstrebte Ziel als *eudaimonía*, das gute Leben. Eine weitere teleologische Ethik stellt der Utilitarismus dar, der an den Konsequenzen bzw. am Nutzen einer Handlung für das Wohl der Allgemeinheit orientiert ist.

Deontologie
altgriech. *to déon* = die Pflicht, das Gesollte, das Erforderliche, das Verpflichtende
altgriech. *logos* = Wort, Lehre, Rede; zentraler Begriff der griechischen Philosophie
Deontologie (Pflichtethik): Ethik auf der Grundlage von Pflichten und moralischen Gesetzen

Die **kantische Ethik**, eine deontologische Ethik, gibt für das handelnde Subjekt bestimmte Pflichten als moralisch gefordert vor. Diese Pflichten haben absoluten, d. h. unbedingt verbindlichen Charakter, unabhängig von den zu erwartenden Folgen oder Konsequenzen. Es geht um die Frage nach dem moralisch richtigen und gerechten Handeln: Was soll ich tun?

Der **Utilitarismus**, eine teleologische bzw. konsequenzialistische Ethik, beurteilt eine Handlung ausschließlich danach, wie gut bzw. schlecht ihre Folgen oder Konsequenzen für das größte Wohl der Allgemeinheit sind. Umgekehrt gilt: Handlungen, die Leid oder Unglück verursachen, werden als moralisch falsch betrachtet. Was ist das größtmögliche Glück für die größtmögliche Zahl?

altgriech. *télos* = das Ziel; lat. *utilis* = nützlich

Die **aristotelische Tugendethik**, eine teleologische Ethik und Strebensethik, orientiert sich in der ethischen Bewertung an der charakterlichen Haltung der handelnden Person. Die zentrale Frage der Tugendethik lautet: Wie soll ich leben, um ein tugendhaftes Leben zu führen?

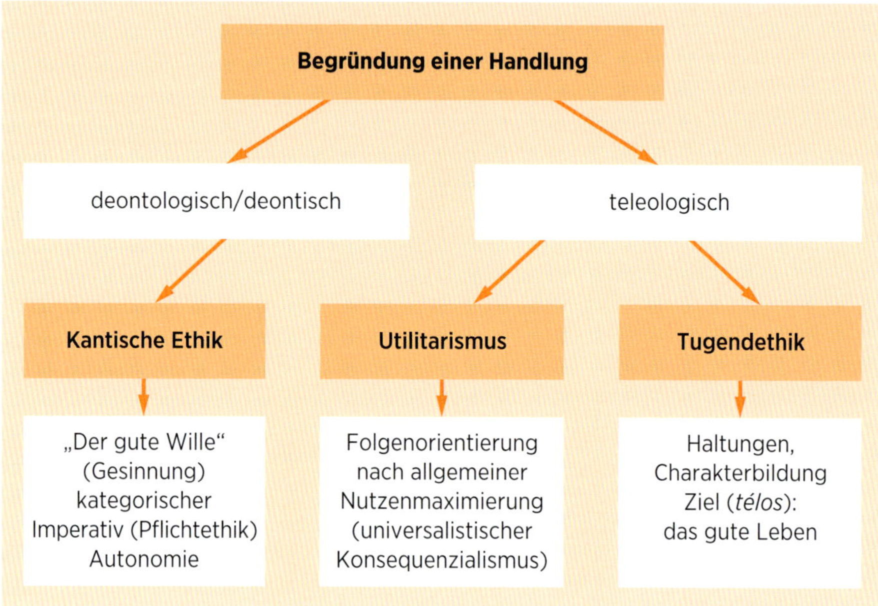

Abb. 5: **Begründung einer Handlung**

„Die eine“ ethische Urteilsbegründung gibt es nicht. Vielmehr existieren verschiedene ethische Ansätze, die unterschiedliche moralische Handlungsanweisungen vertreten. Es ist eine Tatsache, dass ein Ansatz allein keine Antwort auf die Gesamtheit ethischer Fragestellungen liefert. Im Pflegealltag hängt die Wahl des richtigen ethischen Begründungsansatzes von der Art der ethischen Fragestellung ab, mit der man konfrontiert ist. So bedient man sich z. B. bei Fragen nach dem richtigen Umgang mit Patientenaufklärung oft pflicht- und tugendethischer Argumente, und wenn es um Fragen der Verteilung knapper Güter (z. B. zeitliche und personelle Ressourcen, Notfalltriage) geht, bezieht man sich häufig auf konsequenzialistische Ethiktheorien wie z. B. den Utilitarismus (Monteverde, 2020, S. 24).

2.1.1 Kantische Ethik

Die kantische Ethik ist eine deontologische Ethik (Pflichtethik) und sieht die innere Bindung an moralische Pflichten als das Wesen der Moral an. Die Pflichtethik besagt, dass es Pflichten gibt, die jeder Mensch erfüllen soll. Der moralische Gehalt einer Handlung wird einzig von der Absicht bzw. Gesinnung her, die einer Handlung zugrunde liegt, beurteilt. Das bedeutet: Ob eine Handlung moralisch gut, schlecht, gerecht etc. ist, hängt nicht von den Handlungsfolgen ab (z. B. ein Versprechen ist zu halten, unabhängig von den Folgen, absolutes Lügenverbot).

Immanuel Kant, der wohl bedeutendste Philosoph der deutschen **Aufklärung**, geht davon aus, dass jeder moralischen Handlung die Einsicht in das Gute und Richtige verpflichtend vorangeht. Da wir aber nicht reine **Vernunft**wesen, sondern auch mit Trieben, Begierden und Leidenschaften ausgestattete Naturwesen sind, werden unsere Handlungen weitgehend von unseren Neigungen angetrie-

Aufklärung
(16./17. Jh.) „Sapere aude“ („Habe Mut, dich deines eigenen Verstandes zu bedienen“) ist der Wahlspruch der Aufklärung

Vernunft
Denken, Rationalität

Praktische Vernunft
Auf das Handeln bezogenes Denken, d. h., der Wille und das praktische Handeln sind nach Kant durch ein Vernunftgesetz bestimmbar

Vernunftprinzip
Ein Gesetz der Vernunft muss für alle vernünftigen Wesen (Menschen) gelten

ben. Diese fließen nach Kant in subjektive Prinzipien des Handelns ein, nach welchen der Mensch sein Handeln ausrichtet. Kant nennt diese Handlungsprinzipien **Maximen**. Dem Handeln aus Selbstinteresse tritt die Stimme der Vernunft als moralische Pflicht gegenüber. Während ein hungriger Wolf seinem Instinkt folgt und ein schwächeres Tier reißt, kann der Mensch die Gesetze der Natur überwinden und ist dadurch zu moralischem Handeln aufgefordert. Er besitzt die Freiheit, sich selbst ein Gesetz zu geben. Diese Freiheit zur Selbstgesetzgebung, durch die moralisches Handeln erst möglich wird, nennt Kant **Autonomie**.

- Grundfrage:
  Kant geht der Frage nach: Was motiviert uns eigentlich zum guten Handeln? Er findet die Antwort darin, dass „allein ein guter Wille" (Kant, GMS, BA 1,2) zu rechtem Handeln motiviert. Bei Kant sind nicht die Talente eines Menschen gut, sondern erst der gute Wille bestimmt den Charakter. Gute Eigenschaften eines Menschen sind nicht an sich gut, sondern hängen davon ab, wie er sie nutzt. So kann z. B. Klugheit auch für raffinierte Verbrechen eingesetzt werden. Erst wenn Naturgaben von einem guten Willen geleitet werden, moralisch zu handeln, selbst wenn dies gegen die eigenen Interessen geht, sind sie auch als gut zu bewerten. Daher hat der vernunftbegabte Mensch die Pflicht, moralisch zu handeln. Diese Verbindlichkeit nennt Kant Pflicht. „Pflicht ist die Notwendigkeit einer Handlung aus Achtung fürs Gesetz." (Kant, GMS, BA 14)
- Ethische Begründungsstruktur:
  An dieser Stelle differenziert Kant im Handeln zwischen „pflichtgemäß" und „aus Pflicht".

  Mit **pflichtgemäß** meint er, dass eine Handlung zwar nach außen moralkonform erscheint, jedoch in selbstsüchtiger Absicht oder aus Bequemlichkeit geschieht. Ein Beispiel: Wenn ich für eine pflegebedürftige Frau nur deshalb den Einkauf erledige, weil sie mir dafür jedes Mal ein großzügiges Trinkgeld gibt, handle ich zwar nach außen pflichtgemäß, meine Gesinnung ist aber eigennützig.

  Dagegen ist eine Handlung **aus Pflicht** frei von selbstsüchtiger Absicht und erfolgt allein aus Achtung vor dem moralischen Gesetz, das sich der gute Wille nach kritischer Prüfung selbst gibt. Dies ist etwa der Fall, wenn ich einer hilfsbedürftigen Frau über die Straße helfe oder den Einkauf erledige, weil ich es für meine Pflicht halte, ihr zu helfen – ohne eigennützige Erwartung. Wenn ich dagegen jemandem nur helfe, weil er*sie mir sympathisch ist, so ist dies nach Kant wiederum nur pflichtgemäßes Handeln bzw. Handeln aus Neigung. Pflicht und Neigung können aber auch zusammenfallen. Ebenso richtig ist mein Handeln, wenn ich das Gute mit Vorliebe tue, weil ich mit dieser Person befreundet bin oder sie mir einfach sympathisch ist. Erst das Handeln aus Pflicht bezeichnet Kant als Moralität.

Für Kant besteht Pflicht also darin, dass der Mensch, der zur freien Willensentscheidung fähig ist, sein Handeln nach eigenen Vernunftgründen bestimmt, d. h. er sich selbst das moralische Gesetz gibt (Autonomie). Dieses Gesetz muss **unbedingt**, **universell** und **widerspruchsfrei** gelten. Es kann dem freien Willen nicht von außen auferlegt werden, denn sonst wäre er nicht frei, sondern fremdbestimmt. Daher muss sich der freie Wille jenes Gesetz selbst geben, nach dem er unabhängig von sinnlichen Antrieben (Begierden, Neigungen und Leidenschaften) handelt. Bei Kant werden nur Handlungen aus gutem Willen, die sich am kategorischen Imperativ orientieren, als moralisch richtig beurteilt.

Maxime
Grundsatz, Leitsatz; Maximen haben einen gewissen Allgemeinheitswert, aber nicht für einzelne Situationen, sondern sie sollen auf das ganze Leben anwendbar sein – Maximen im Sinne einer allgemeinen Regel, an der sich alle Menschen orientieren sollen, nicht nur eine bestimmte Gruppe oder Einzelpersonen

Autonomie
altgriech. *autós* = selbst; *nómos* = Gesetz: Selbstgesetzgebung

Mit Gesetz meint Kant das moralische Gesetz, das sich der Mensch selbst auferlegt (Autonomie)

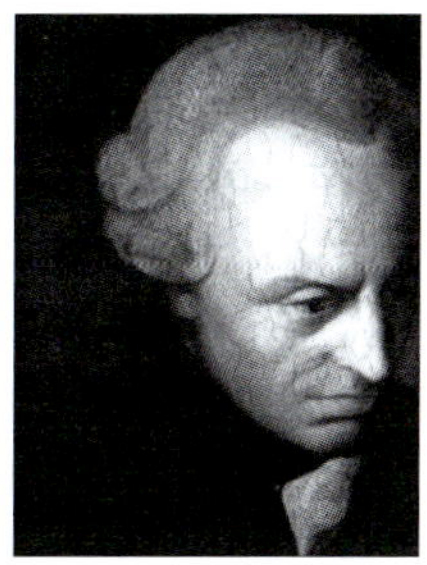

Immanuel Kant (1724–1804), deutscher Philosoph

Werke: u. a. „Kritik der reinen Vernunft" (1781), „Grundlegung zur Metaphysik der Sitten" (1785), „Kritik der praktischen Vernunft" (1788) und „Metaphysik der Sitten" (1797)

> Die **kantische Ethik** bemisst die moralische Qualität des Handelns nach dem Motiv der Handlung. Dabei gilt der gute Wille als moralisch wertvoll und drückt sich als die selbst auferlegte Pflicht zum guten Handeln gemäß dem kategorischen Imperativ aus. Die kantische Ethik bewertet also nicht nur die äußeren Folgen einer Handlung, sondern auch die innere Einstellung des*der Handelnden.

Oberstes Moralprinzip
Oberste Prinzipien gelten unbedingt, uneingeschränkt und universell, d. h. für alle Menschen; z. B. Kants kategorischer Imperativ

Kategorischer Imperativ
lat. *categoricus* = unbedingt gültig, widerspruchslos

Imperativ = lat. Befehl, Aufforderung

„Was soll ich tun?“ lautet die zentrale Frage der Ethik. Kant hat es sich zum Ziel gesetzt, ein **oberstes moralisches Prinzip** zu begründen, das für alle Menschen und in allen erdenklichen Situationen Gültigkeit hat. Dieses Prinzip nennt er den **kategorischen Imperativ**. Er stellt für Kant das allgemein verbindliche Sittengesetz dar und drückt den freien Willen aus, d. h., der gute Wille manifestiert sich im kategorischen Imperativ.

Der kategorische Imperativ dient als formales Prüfverfahren, ob die subjektiven Handlungsgrundsätze (Maximen) dem Verallgemeinerungstest standhalten. Dieser drückt sich als allgemeines Sittengesetz in fünf Formeln (drei Hauptformeln und zwei Unterformeln) aus. Besonders die Verallgemeinerungsformel und die Selbstzweckformel sind für die Pflege von Bedeutung.

a) Verallgemeinerungsformel:

„[H]andle nur nach derjenigen Maxime, durch die du zugleich wollen kannst, dass sie ein allgemeines Gesetz werde.“ (Kant, Grundlegung zur Metaphysik der Sitten [GMS], BA 52)

Demnach ist eine Handlung als moralisch richtig zu bezeichnen, wenn sie als allgemeines Gesetz formuliert werden kann, d. h. wenn jeder vernünftige Mensch dem zustimmen könnte.

In einer weiteren Formel, der sogenannten Selbstzweckformel, weist Kant darauf hin, dass der Mensch keine Sache, sondern selbst Zweck der Handlung ist und niemals nur als Mittel für die Erreichung anderer Ziele missbraucht werden darf.

b) Selbstzweckformel:

„Handle so, dass du die Menschheit, sowohl in deiner Person, als in der Person eines jeden andern, jederzeit zugleich als Zweck, niemals bloß als Mittel brauchest.“ (Kant, GMS, BA 67)

Der Mensch existiert als Zweck an sich selbst und „hat nicht bloß einen relativen Wert, d. i. einen Preis, sondern einen inneren Wert, d. i. Würde“ (Kant, GMS, BA 78). Diese ist nach Kant darin begründet, dass der Mensch als vernünftiges Wesen in der Lage ist, sich selbst Zwecke zu setzen (selbstbestimmt zu entscheiden). Deshalb handelt jemand der Menschenwürde zuwider, wenn er einen anderen Menschen ohne dessen Zustimmung als Mittel für eigene Zwecke gebraucht, ihn instrumentalisiert. **Für Kant gilt die absolute Achtung vor dem anderen als oberste Pflicht.**

Die kantische Ethik spielt auch eine bedeutende Rolle in der philosophischen Diskussion um die Menschenwürde und die Menschenrechte, insbesondere in der Forschung am Menschen.

Nachstehendes Beispiel verweist auf eine Verletzung der Menschenwürde:

Beispiel Forschung am Menschen

Eine Medikamententestung mit dem Ziel, andere zu heilen, ohne vorher den* die Patient*in zu informieren und seine*ihre Zustimmung einzuholen, ist nach Kant als verwerflich zu beurteilen. Ein Mensch darf niemals bloß als Mittel für die Erreichung von Interessen anderer instrumentalisiert werden.

Kritikpunkte: Die kantische Ethik wird in Fachkreisen kontrovers diskutiert.

Tab. 3: **Stärken und Schwächen der kantischen Ethik**

Kantische Ethik	
⊕ Einfache Anwendung des Verallgemeinerungsverfahrens. Meine Handlung wird dann als sittlich anerkannt, wenn ich widerspruchsfrei wollen kann, dass jede*r in meiner Situation nach meiner Maxime handelt – Universalisierbarkeit. ⊕ Die absolute Unantastbarkeit der Menschenwürde, welche auch im Kontext aktueller ethischer Probleme relevant ist.	⊖ Fehlen einer inhaltlichen Begründung von Kriterien und Regeln, dies verursacht Schwierigkeiten bei der praktischen Anwendung in komplexen Konfliktsituationen. ⊖ Bewertung der momentanen moralischen Qualität; Handlungsfolgen bleiben bei der moralischen Beurteilung einer Handlung unberücksichtigt.

2.1.2 Utilitarismus

lat. *utilitas* = Nützlichkeit, Glück, Vorteil, Wohl

Der Utilitarismus (Nutzenethik) bezeichnet die bekannteste konsequenzialistische ethische Theorie. Sie besagt, dass die **Folgen** bzw. **Konsequenzen** einer Handlung maßgeblich für die moralische Bewertung einer Handlung sind. Die Handlungsabsicht (Gesinnung) ist nicht relevant. Der **Utilitarismus** wurde im 19. Jahrhundert vom britischen Philosophen Jeremy Bentham (1748–832) begründet und von **John Stuart Mill** (1806–1873) weiterentwickelt und modifiziert. Diese Denkrichtung ist vor allem im angelsächsischen Raum stark vertreten. Als klassische Gegenposition zur kantischen Ethik, in der das Prinzip der Autonomie und Menschenwürde an oberster Stelle steht, orientiert sich dieser Ansatz an der allgemeinen **Nutzenmaximierung**. Der Utilitarismus bemisst sich ausschließlich nach der Nutzensumme und vernachlässigt dabei Fragen der Nutzenverteilung. Das Problem liegt darin, dass die Verteilungsgerechtigkeit ignoriert wird. Im Gesundheitswesen betrifft dies vor allem die Verteilung begrenzter Ressourcen, z. B. Leistungsverteilung innerhalb der öffentlichen Gesundheitsversorgung etc. (Marckmann, 2015, S. 7).

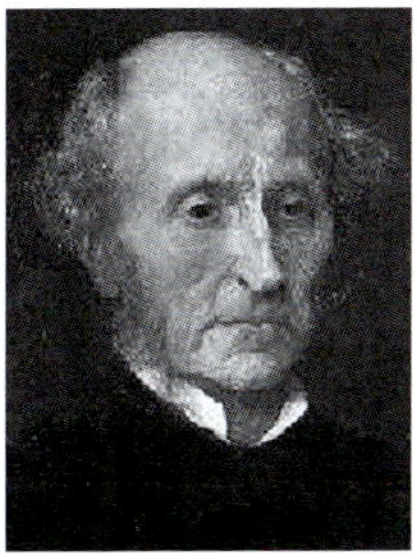

John Stuart Mill (1806–1873)

Zentrale Werke: „On Liberty" („Über die Freiheit") und „Der Utilitarismus". Sie galten als seine Hauptwerke in der Moralphilosophie

Nach Bentham zählt jeder Mensch gleich viel. Er formuliert den wesentlichen ethischen Grundsatz als **„das Prinzip des größten Glücks der größten Zahl"**. Dies bedeutet: Nicht das Wohl des*der Einzelnen steht im Vordergrund, sondern das Wohl oder Glück aller bzw. der Mehrheit der Betroffenen (Sozialprinzip: Utilitarist*innen waren Sozialreformer*innen gegen den Egoismus). Dieses größte Glück der größten Zahl drückt sich in der Maximierung von Glück, Freude, Lust oder Wohl und der Minimierung von Unlust, Schmerz oder Leid aus.

Mills ethischer Grundgedanke lautet:

„Die Auffassung, für die die Nützlichkeit oder das Prinzip des größten Glücks die Grundlage der Moral ist, besagt, dass Handlungen insoweit und in dem Maße moralisch richtig sind, als sie die Tendenz haben, Glück zu befördern, und insoweit moralisch falsch, als sie die Tendenz haben, das Gegenteil von Glück zu bewirken. Unter Glück ist dabei Lust und das Freisein von Unlust, unter Unglück Unlust und das Fehlen von Lust verstanden." (Mill, 2006, S. 23 f.)

Entgegen Benthams Sichtweise unterscheidet Mill beim Glücksbegriff höhere (geistige, moralische) und niedrigere (körperliche, sinnliche) Lüste. Nach Mill sind Handlungen, die mit Vernunft und Empathie erfolgen, wertvoller als sinnliche Begierden. Mills berühmter Ausspruch dazu: „Es ist besser, ein unzufriedener Mensch zu sein, als ein zufriedenes Schwein; besser ein unzufriedener Sokrates als ein zufriedener Narr." (Mill, 2006, S. 33)

Innerhalb des Utilitarismus werden zwei Varianten unterschieden: Der **Akt-Utilitarismus** bewertet die einzelne Handlung nach dem größten Gesamtnutzen für alle Betroffenen. Demgegenüber richtet sich die ethische Bewertung des **Regelutilitarismus** nach bewährten Regeln mit deren größtmöglichem Nutzen, d. h. eine Handlung ist dann richtig, wenn die Regel bei allgemeiner Befolgung einen maximalen Gesamtnutzen erzielt. Es geht also um Regeln, die für ein förderliches Zusammenleben der Mitglieder einer Gesellschaft notwendig sind, z. B. Tötungsverbot, Lügenverbot u. a. Es geht dabei aber nicht darum, ob es erlaubt ist, einen Menschen zu betrügen oder zu töten, um Schlimmes zu verhindern, sondern um die Frage, welche Regeln und Normen das gedeihliche Zusammenleben der Gesellschaftsmitglieder am besten fördern (Pauer-Studer, 2020, S. 78). Der Unterschied des Regelutilitarismus zu Kants Pflichtenethik liegt darin, dass es dem Regelutilitarismus immer um das „größte Glück der größten Zahl" und nicht um den*die Einzelne*n geht. Das bedeutet, dass in Extremfällen das Wohl des*der Einzelnen zugunsten des Gesamtnutzens geopfert werden muss. Mill betont nachdrücklich, „dass das Glück, das den utilitaristischen Maßstab des moralisch richtigen Handelns darstellt, nicht das Glück des Handelnden selbst, sondern das Glück aller Betroffenen ist. Der Utilitarismus fordert von jedem Handelnden, zwischen seinem eigenen Glück und dem der anderen mit ebenso strenger Unparteilichkeit zu entscheiden" (Mill, 2006, S. 53).

Demnach waren beispielsweise während der COVID-19-Pandemie bestimmte Freuden und Feierlichkeiten (Hochzeitsfest etc.) einzelner Personengruppen zu unterlassen, um das Wohl der Allgemeinheit nicht zu gefährden bzw. ist die Isolation einzelner Menschen bei Pandemien gerechtfertigt.

Daraus lässt sich ableiten, dass die Interessen des*der Einzelnen gegen das Glück der Mehrheit abgewogen werden müssen, im Extremfall sogar das Leben des*der Einzelnen gegen das Leben einer Mehrheit, sofern dies den Gesamtbetrag an Glück erhöht. Andernfalls ist solch ein Opfer nach Mill (2006, S. 53) „als vergeudet" zu betrachten, ebenso wie Selbstaufopferung nur zu befürworten ist, wenn dadurch das Glück anderer befördert wird.

Die moralische Richtigkeit einer Handlung bemisst sich bei Mill nicht nach dem Motiv, sondern nach den Konsequenzen, die aus einer Handlung hervorgehen. Daher kann gelten, dass die Unterstützung bedürftiger Menschen oder lebensrettende Maßnahmen bei Schwerverletzten als moralisch richtige Taten gelten, auch wenn dahinter eigennützige Erwartungen stehen. Auch eine (Not-)Lüge kann hier erlaubt sein, wenn sie mehr gute als schlechte Konsequenzen hervorbringt.

Als eine der Stärken des Utilitarismus kann die Orientierung an der Verminderung von Leid angesehen werden. So liefert der Utilitarismus z. B. die Begründung für eine adäquate Schmerztherapie. Auch der Ethikkodex für Pflegende verweist auf die „Linderung von Leiden" (ICN-Ethikkodex, 2021, 4; siehe dazu Kapitel 3.2.2).

Die Ausrichtung des Utilitarismus an empirischen Gegebenheiten wie Leid, Schmerz, Freude und Lust, an denen moralische und rechtliche Normen gemessen werden können, hat erheblich zu deren Rationalisierung beigetragen. Utilitarist*innen haben sich u. a. für die Aufhebung grausamer Strafen und Folter, für die Armutsbekämpfung sowie für leidensfähige Tiere (Tierethik) eingesetzt. Der Utilitarismus spielt eine bedeutende Rolle bei existenziell bedrohlichen Situationen, z. B. Triage bei Katastrophen, Isolation einzelner Menschen bei Epidemien oder Pandemien.

Während im klassischen Utilitarismus die Parameter Glück und Wohlergehen das Gute bestimmen, orientieren sich zeitgenössische Versionen des Utilitarismus an der **maximalen Erfüllung von Präferenzen (Interessen)**. Der Nutzen bezieht sich auf die größtmögliche Präferenzerfüllung für alle bzw. möglichst viele Menschen.

Als bekanntester Vertreter des sogenannten **Präferenzutilitarismus** (Interessenutilitarismus) im Bereich der **Bioethik** ist der vor allem wegen seiner Thesen zur Euthanasie nicht unumstrittene australische Philosoph und Bioethiker **Peter Singer** zu nennen. Nach Singer (^{3}2013) bilden nicht mehr sinnliche oder geistige Lüste, sondern Präferenzen (Interessen) die Bewertungskriterien einer moralischen Handlung. Demnach wird eine Handlung dann als moralisch richtig beurteilt, wenn sie die Präferenzen der Betroffenen maximiert. Dabei zählt nicht bloß die Befriedigung der Interessen einer einzelnen Person, sondern es ist erforderlich, jene Handlung zu wählen, die insgesamt für alle Betroffenen die besten Konsequenzen verwirklicht:

„Also muss ich nun anstelle meiner eigenen Präferenzen die all der anderen berücksichtigen, die von meiner Entscheidung betroffen sind. Wenn es nicht irgendwelche weiteren ethisch relevanten Gesichtspunkte gibt, wird mich das dazu bringen, sämtliche vorhandenen Präferenzen abzuwägen und jenen Handlungsverlauf zu wählen, von dem es am wahrscheinlichsten ist, dass er die Interessen der Betroffenen weitgehend befriedigt. Also verweist die Ethik [...] in Richtung des Handlungsverlaufs, der per saldo für alle Betroffenen die besten Konsequenzen hat." (Singer, 2013, S. 40)

Als Minimalkriterium für das Vorliegen von Interessen gilt die Leidensfähigkeit, die nicht nur Menschen, sondern allen Lebewesen zukommt. Nach Singer gibt es Personen, die keine Menschen sind (z. B. höher organisierte Tiere), und umgekehrt Menschen, die keine Personen sind.

Demnach gelten Föten und Wachkoma-Patient*innen nicht als schützenswert, weil sie nach Singers Kriterien kein Bewusstsein und damit keine Interessen haben. Singer bewertet Menschen und Tiere gleichermaßen nach ihren kognitiven Fähigkeiten und hält es für verwerflicher, einen gesunden Schimpansen zu töten als einen geistig schwer behinderten Säugling. Damit ist der Zusammenhang von Mensch und Person aufgehoben. Singer gilt als wesentlicher Begründer der modernen Tierrechtsbewegung. Da sich seine Begründung auf das Kriterium leidensfähige Wesen stützt, bezieht sie auch Tiere mit ein.

Präferenz

Vorzug, Vorrang, Interesse, Begünstigung einer Alternative

Bioethik

engl. *bioethics*: Diese Bezeichnung aus dem angloamerikanischen Raum ist weitgehend mit medical ethics/ medizinischen Ethiken gleichzusetzen

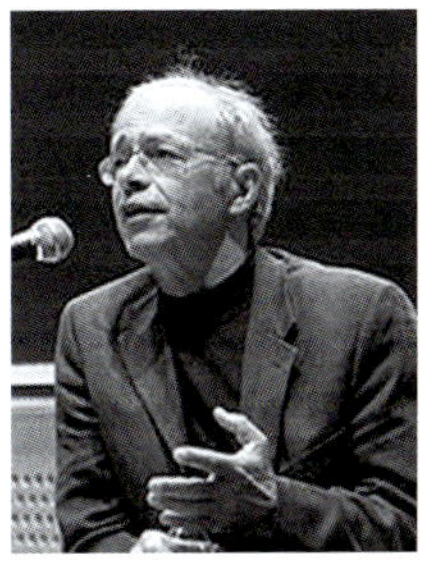

Peter Singer (geb. 1946); Professor am Center for Human Values der Princeton University

Werke: u. a. „Praktische Ethik" (1979); „Wie sollen wir leben? Ethik in einer egoistischen Zeit" (1996). Sein Werk „Animal Liberation. Die Befreiung der Tiere" (1975) gilt als Klassiker der Tierethik. Singer leistete damit einen wesentlichen Beitrag zur Begründung der Tierrechtsbewegung. Er tritt für die Gleichbehandlung aller leidensfähigen Wesen ein und fordert die Abschaffung der industriellen Nutztierhaltung

Aus der Position Singers heraus ist die Tötung eines Wesens, das über Zukunftspräferenzen verfügen kann, als verwerflich zu beurteilen. Dagegen sieht er die Tötung (Sterbehilfe) behinderter Neugeborener als moralisch unbedenklich, ja sogar moralisch geboten an, da sie „eine Bedrohung für das Glück der Eltern und anderer Kinder, die sie vielleicht haben", bedeuten (Singer, 2013, S. 290).

Im **Utilitarismus** bemisst sich die moralische Qualität des Handelns nach dem größten Nutzen für möglichst viele Menschen.

Beispiel Schwangerschaftsabbruch

Eine schwangere Frau erhält die Diagnose, dass ihr heranwachsendes Kind geistig schwer behindert sein wird. Aus utilitaristischer Sicht bedeutet in diesem Fall ein Schwangerschaftsabbruch die Vermeidung von Leid für alle Betroffenen, also einen Nutzen für Eltern, Gesellschaft und andere. Nicht das Wohl des*der Einzelnen hat Vorrang, sondern das Wohl der Mehrheit. Zudem kommt nach dem Präferenzutilitarismus hinzu, dass ein Mensch ohne Bewusstsein keine Person ist und daher nicht als schutzbedürftig gilt.

Kritikpunkte: Auch beim utilitaristischen Ansatz lassen sich Stärken wie Schwächen identifizieren.

Tab. 4: **Stärken und Schwächen des Utilitarismus**

Utilitarismus	
+ Einfache und klare Struktur macht die Überprüfung von moralisch richtigen oder falschen Handlungen plausibel. + Die Anwendung von rationalen, nachvollziehbaren Methoden und der Bezug zu inhaltlichen, konkreten Werten sind gegeben. + Orientierung an empirischen Gegebenheiten und Interessen der Menschen (Leid- und Schmerzverminderung, Freude, Lust), z. B. der Kampf der Utilitarist*innen für die Aufhebung grausamer Strafen, für Armutsbekämpfung, für Frauenrechte (z. B. Wahlrecht) und leidensfähige Tiere. Der Utilitarismus spielt in bedrohlichen Situationen eine bedeutende Rolle, z. B. Triage bei Katastropheneinsätzen, Isolation Einzelner bei Epidemien.	− Es bleibt ungeklärt, wie das Ziel des „größten Glücks" unterschiedlicher Individuen gedeutet werden soll. Dies kann die Missachtung der individuellen Rechte begünstigen, wenn das Wohl der Mehrheit dies fordert. − Die Gesinnung hinter der Handlung bleibt unberücksichtigt. „Gute" Folgen sind oftmals nur durch „schlechte" Mittel erreichbar. Außerdem sind Folgen und Nebenfolgen beim Nutzenkalkül nie völlig vorauszuplanen. − Personen werden zu Nutzenträger*innen reduziert, dies kann die Missachtung der Menschenwürde und Menschenrechte bewirken.

2.1.3 Tugendethik (Strebensethik)

Die Tugendethik gewann in den letzten Jahrzehnten wieder vermehrt an Bedeutung. **Aristoteles** als der Begründer der Tugendethik geht davon aus, dass jeder Mensch nach einem Gut strebt. Daher wird die aristotelische Tugendethik mit der zentralen Frage „Wie soll ich leben?" auch als Strebensethik bezeichnet.

Im Verständnis der klassischen Ethik ist die Tugend eine erworbene Haltung, die uns zu moralisch gutem Handeln qualifiziert. Nach Aristoteles besteht das Ziel der Ethik darin, einen guten, d. h. tugendhaften Charakter zu erwerben. Zu den wesentlichen Merkmalen des ethisch Guten gehört nach der antiken Tugendethik die soziale Dimension der menschlichen Existenz. Dies erfordert die bewusste Formung charakterlicher Anlagen durch immerwährendes Einüben.

In seinem Werk der Nikomachischen Ethik geht Aristoteles der Frage nach, was das Gute sei, nach dem alle Menschen streben. Die Antwort findet er in der Glückseligkeit (*eudaimonía*) – das vollkommene und selbstgenügsame Gut als das höchste Ziel, das Endziel allen menschlichen Streben. Mit Glück meint Aristoteles nicht das Zufallsglück; dieses höchste Gut besteht im „Gut-Leben" wie im „Gut-Handeln". Über die antiken Tugenden versucht er das Gute näher zu bestimmen. So gelten die vier **Kardinaltugenden** **Klugheit** (die Fähigkeit, das Gute zu erkennen und zu wählen), **Gerechtigkeit** (die Fähigkeit, anderen das zu geben, was ihnen zusteht), **Besonnenheit** (Mäßigkeit, die richtige Mitte zwischen Extremen zu finden) **und Tapferkeit** (Mut und Zivilcourage zu zeigen) als erstrebenswerte Auszeichnung einer Person. Tugenden veranlassen Menschen dazu, ihre Triebe und Affekte zu zähmen, ihren Charakter zu kultivieren und die moralische Wahrnehmung zu schärfen. Aristoteles postuliert dabei eine Ethik des Maßhaltens, d. h. die richtige Mitte zwischen Übermaß und Mangel zu treffen (Mesotes-Lehre). Gemäß der Lehre von der Mitte bewegt sich beispielsweise die Tugend der Tapferkeit zwischen den Extremen Feigheit und Tollkühnheit, die Besonnenheit zwischen Zügellosigkeit und Gefühllosigkeit. Manchmal fehlen Aristoteles Begriffe, um diese Mitte zu bestimmen, wie z. B. bei Gerechtigkeit, die er folgendermaßen definiert:

Kardinaltugenden
Grund- oder Haupttugenden; die vier Kardinaltugenden übernahm Aristoteles von seinem Lehrer Platon

griech. *mesotes* = Mitte

„Die Gerechtigkeit ist also eine Mitte, freilich nicht auf dieselbe Art wie die übrigen Tugenden, sondern weil sie die Mitte schafft. Die Ungerechtigkeit dagegen schafft die Extreme." (Aristoteles, NE, 1133b, 30–32)

Nach Aristoteles ist der Mensch formbar und hat eine Natur, die Tugenden aufnehmen kann. Sie sind einerseits durch Erziehung, andererseits durch Selbstkultivierung des Charakters erlernbar.

Im Unterschied zur Pflichtethik, in der es vor allem um Prinzipien und Regeln geht, und dem Utilitarismus mit seiner Nutzenmaximierung orientiert sich die zeitgenössische Tugendethik an der Haltung einer Person bzw. der Ausbildung einer moralischen Kompetenz. Sie bezeichnet die Fähigkeit, zu wissen, was in der jeweiligen Situation das Gute ist und wonach wir unser Handeln ausrichten sollen.

Die **Tugendethik** beschreibt Grundhaltungen bzw. Charaktereigenschaften, durch die gutes Handeln möglich wird.

Tugenden stehen immer in einem zeitlichen und kulturellen Kontext und bedürfen einer ständigen kritischen Überprüfung.

Kritikpunkte: Die Tugendethik hat unterschiedliche Vor- und Nachteile in der Bewertung bezüglich der Anwendbarkeit.

Tab. 5: **Stärken und Schwächen der Tugendethik**

Tugendethik	
+ Charaktertugenden setzen stabile Rahmenbedingungen und zerbrechen nicht (Diskriminierung, Korruption, Verfolgung, Unterdrückung ...). + Im Gesundheitswesen ist eine sittliche Grundhaltung, die zu gutem Handeln disponiert, besonders wichtig, um den situativ wechselnden Anforderungen zu entsprechen. + Tugenden verleihen eine charakterliche Festigkeit, um mit dem Leiden und den Bedürfnissen der Patient*innen umgehen zu können.	− Die Bewertung bezieht sich auf die Person und nicht auf konkrete Handlungen. − Der Universalisierbarkeitsanspruch ist nicht erfüllt. Diese Sicht der Tugenden ist nur begrenzt auf moderne pluralistische Gesellschaften übertragbar, da keine einheitlichen Wertvorstellungen vorhanden sind. − Es fehlen verallgemeinerbare Kriterien für die Beurteilung moralischer Handlungen in Konfliktfällen – eine Ergänzung wird von Kritikern als notwendig erachtet (auch tugendhaften Menschen können schwerwiegende Fehler unterlaufen).

Die Tugendethik hat eine große Bedeutung für die Pflege. Eine gefestigte Grundhaltung mit internalisierten Tugenden fördert die Fähigkeit, mit den situativ wechselnden Anforderungen der Patientenbetreuung adäquat umzugehen.

Der Erwerb einer tugendhaften Haltung ist eine bewusste Entscheidung, die eine ständige kritische Reflexion des eigenen Handelns und praktische Erfahrung erfordert. Tugendethische Ansätze ermöglichen bei den Herausforderungen der Pflege wie z. B. der ethischen Bewertung von komplexen Situationen oder der Berücksichtigung individueller Bedürfnisse und Werte von Patient*innen eine situationsspezifische Angemessenheit des Handelns, das die jeweiligen Umstände umfassend berücksichtigt.

Im Gegensatz zu anderen ethischen Theorien, die auf Prinzipien oder Regeln basieren, bietet die Tugendethik eine flexible Orientierung, die den jeweiligen Kontext und die spezifischen Bedürfnisse der Situation in den Vordergrund stellt.

2.2 Gegenwärtige Ansätze ethischer Urteilsbildung

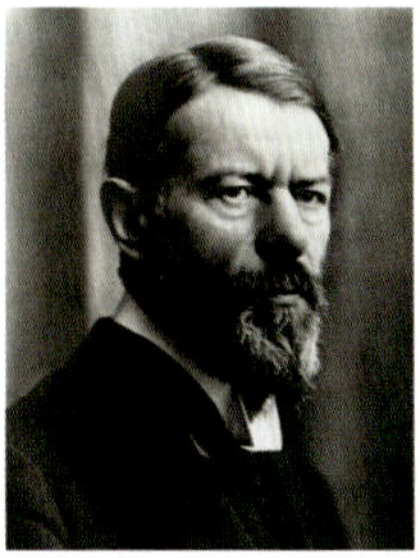

Max Weber (1864–1920) war Soziologe und gilt als Begründer der deutschen Soziologie. Werke: „Gesinnungs- und Veranwortungsethik", „Die protestantische Ethik und der Geist des Kapitalismus" u. a.

In diesem Kapitel werden exemplarisch die Verantwortungsethik und die Care-Ethik vorgestellt.

2.2.1 Verantwortungsethik

Die Verantwortungsethik geht auf Max Weber als Kritiker der Gesinnungsethik zurück. Nach Weber hat der Mensch auch für die (vorhersehbaren) Folgen seiner Handlung aufzukommen. Weber unterscheidet zwischen Gesinnungs- und Verantwortungsethik und plädiert für eine Balance der beiden gegensätzlichen Standpunkte. Webers verantwortungsethischer Grundsatz fordert, „dass man für die (voraussehbaren) Folgen seines Handelns aufzukommen hat" (Weber, zit. nach Bayertz, 1995, S. 40 f.).

Der Verantwortungsbegriff umfasst Handlungen, die im fachlichen wie im moralischen Sinne zu bewerten und zu rechtfertigen sind. Der Mensch bewegt sich in einer normativen Welt und besitzt Moralfähigkeit. Seine Handlungen sind von ihm frei bestimmbar und keine bloßen Naturereignisse. Daher ist Verantwortung ein Relations- bzw. Beziehungsbegriff, der nach Bayertz (1995, S. 15) mindestens drei Elemente in Beziehung zueinander bringt, nämlich die **Zuständigkeit**

- von einem **Subjekt** der Verantwortung – Wer? (z. B. Pflegeperson, Arzt*Ärztin)
- für ein **Objekt** der Verantwortung – Wofür? (z. B. übernommene Aufgaben, Patient*innen, Berufsstand, Institution)
- vor einem **System von Bewertungsmaßstäben** – Wem gegenüber? (z. B. Rechtssystem, Gesetz, Gericht, Gewissen ...).

Lenk (1998) führt als vierte Relation den

- **normativen Maßstab** als Grundlage der Verantwortung an – **Warum?** (ein [be-]wertendes Kriterium, Normen, Standards, Kodizes)

Die Gesinnungsethik (Pflichtethik) beurteilt die moralische Qualität einer Handlung nach allgemeinen ethischen Prinzipien oder bester Gesinnung, ohne die Handlungsfolgen zu berücksichtigen. Die Verantwortungsethik stellt die (vorhersehbaren) Folgen einer Handlung in den Vordergrund, ohne die richtige Gesinnung auszuklammern.

Verantwortung bedeutet, dass der Mensch nicht nur für etwas (z. B. eine Handlung) verantwortlich ist, sondern auch für die Folgen dieser Handlung. Er ist nicht nur für sich selbst verantwortlich, sondern auch gegenüber jemandem (z. B. den Patient*innen) und vor einer urteilenden Instanz (z. B. Gesetz, Gewissen).

Verantwortung zu übernehmen, bedeutet, bereit zu sein oder in die Pflicht genommen zu werden, sich zu verantworten – jemandem Antwort zu geben auf die Frage: Warum hast du so gehandelt? Verantwortung bedeutet immer auch Beantwortung. Die Bedeutung dieser Frage wird im Begriff der Rechenschaftspflicht deutlich (Lenk, 1998, S. 64). **Rechtfertigen** bedeutet, für sein Handeln Stellung zu beziehen. Denn **Verantwortung** zu tragen, setzt neben fachlicher und methodischer Kompetenz auch moralische Kompetenz voraus. Moralkompetenz erfordert kritisches Hinterfragen und Urteilskraft. Pflegerische Maßnahmen oder ärztliche Anweisungen, die ethische Zweifel hervorrufen, müssen geprüft werden. Wenn dies dem Wohl und der Sicherheit des anvertrauten Patienten*der Patientin schaden würde, ist es die Pflicht der Pflegeperson, dies aufzuzeigen.

Hans Jonas erweitert den Begriff Verantwortung um die Dimension der Zukunft. Er versteht Verantwortung als **Präventions- und Fürsorgeverantwortung:** „Verantwortung ist die als Pflicht anerkannte Sorge um ein anderes Sein, die bei Bedrohung seiner Verletzlichkeit zur ‚Besorgnis' wird." (Jonas, 1984, S. 391)

Jonas fordert, dass wir Verantwortung übernehmen für jene, die von unserer Macht und unseren Handlungsmöglichkeiten abhängen. Jonas betont, dass gerade derjenige Verantwortung trägt, der Macht über Sein und Nichtsein hat. Er sagt: „Macht erzeugt Verantwortung" (Jonas, 1984, S. 36). Diese Verantwortung ist auf die Prävention von zukünftigem Leid und Schaden ausgerichtet und erstreckt sich auch auf zukünftige Generationen. Wichtige Themen für Jonas waren u. a. der Umgang mit dem Hirntod und der Organtransplantation und medizintechnische Errungenschaften, die auch im pflegerischen Kontext relevant sind. Aktuell muss sich die Pflege auch mit neuen Entwicklungen wie beispielsweise der Robotik in der Pflege auseinandersetzen.

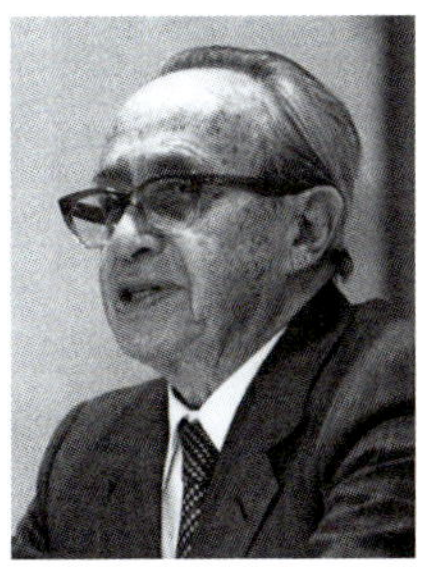

Hans Jonas
(1903–1993)
Verantwortung ist für Jonas eine soziale Praxis.
Werke: „Das Prinzip Verantwortung", „Technik, Medizin und Ethik".

Beispiel aus der täglichen Pflegepraxis: Entlassungsmanagement

Bei der Entlassung von Patient*innen, die durch ihre Krankheit zu Hause nicht mehr ohne Hilfe leben können und Unterstützung brauchen, liegt die Verantwortung, bedürfnisorientierte Maßnahmen zu organisieren, bei der Pflegeperson (z. B. Unterstützung bei der Körperpflege, bei regelmäßiger Wundversorgung und der Applikation der Insulintherapie).

Formen der Verantwortung

Der Verantwortungsbegriff tritt in verschiedenen Formen auf. Lenk (1998, S. 276–283) führt fünf unterschiedliche Arten von Verantwortung an, die auf den Pflegeberuf übertragen werden können. Diese können sich in der Realität auch überlappen.

Handlungs(folgen)verantwortung

Beispiel Pflegediagnostik: In diese Art der Verantwortung fällt die Erstellung von individuellen, aktuellen Pflegediagnosen und Risikodiagnosen sowie die korrekte Formulierung und Durchführung adäquater Pflegemaßnahmen, basierend auf dem aktuellen Wissensstand.

Die Pflegeperson als handelndes Subjekt ist für das eigene Handeln und die daraus entstehenden (beabsichtigten/unbeabsichtigten) Folgen verantwortlich. Dies gilt ebenso für das Unterlassen einer Handlung. Schließlich kann man „nicht nicht handeln" (Pöltner, 2002, S. 37).

In der Regel ist man verantwortlich oder mitverantwortlich gegenüber anderen Menschen. Zur Handlungsverantwortung zählt auch die aktive Prävention, die Schaden vorbeugen und das Gute fördern soll. Handlungsverantwortung kann auch von mehreren Personen bzw. Gruppen getragen werden, sich auf Institutionen (häufig auf die oberste Führungsebene) beziehen sowie generell und langfristig gelten.

Aufgaben- oder Rollenverantwortung

Diese umfasst jenen Bereich, der mit der eigenen Position, den beruflichen Pflichten und Aufgaben verbunden ist. Jede berufliche Rolle hat ihre bestimmte Aufgaben- oder Rollenverantwortung, abhängig von der hierarchischen Position (Pflegedirektion, Stationsleitung, diplomierte Pflegeperson, Schülerin, Pflegepädagogin etc.). Die Rollen- und Aufgabenverantwortung bezieht sich auf unterschiedliche Ebenen: auf die Makroebene (Gesellschaft), auf eine Mesoebene (Institution, Organisation) und eine Mikroebene (direkte Patientenbetreuung). Somit ist jede Pflegeperson aufgrund ihrer Stellenbeschreibung innerhalb einer Arbeitsorganisation für die Wahrnehmung und Erfüllung ihrer Rolle verantwortlich. Aufgaben und Kompetenzen können delegiert werden, mit der Delegation endet aber nicht die Verantwortung. Darüber hinaus sind Pflegepersonen verpflichtet, die Pflege nach den aktuellen wissenschaftlichen Erkenntnissen strukturiert und zielorientiert auszurichten (Pflegeprozess). Dies schließt die Verpflichtung zur Fort- und Weiterbildung mit ein. Schlimme Folgen aufgrund fehlender Kenntnisse entbinden nicht von der Verantwortung.

Zum Beispiel: Die Berufsgruppe der Pflege ist gekennzeichnet durch unterschiedliche Ausbildungsebenen. Zur Aufgaben- und Rollenverantwortung zählt, dass jede*r von der Organisation seiner Ausbildung entsprechend eingesetzt wird. Weiters ist jede einzelne Pflegeperson verpflichtet, ihr jeweiliges Berufsgesetz zu kennen und die gesetzlich vorgegebene Rolle zu erfüllen.

Gruppen- und Mitverantwortung

Verantwortung kann sich auch auf Gruppen und Organisationen beziehen, kann aber nicht in der Form kollektiv übernommen werden, dass dem einzelnen Mitglied keine Verantwortung zukäme. Lenk formuliert seine Leitidee wie folgt: „Jeder ist im System im Ganzen mitverantwortlich, soweit dieses von seinen Handlungs- und Eingriffsmöglichkeiten abhängt." (Lenk, 1991, S. 71)

Beispiel: Eine Pflegeperson trägt Verantwortung für ihre Mitwirkung und Unterstützung von Forschungsprojekten. Wenn diese nicht den Richtlinien der Ethikkommission entsprechen, liegt es in ihrer Verantwortung, für das Wohl der Patient*innen einzuschreiten, wenn deren Autonomie und Würde durch die Forschungsteilnahme verletzt wird. Diese Verpflichtung schreibt auch der ICN-Ethikkodex für Pflegende vor (siehe Kap. 3.2.2).

Rechtsverantwortung

Das österreichische Gesundheits- und Krankenpflegegesetz – GuKG (BGBl. I Nr. 108/1997 i. d. g. F. § 12, Ab1) versteht unter Rechtsverantwortung Folgendes:

„Der gehobene Dienst für Gesundheits und Krankenpflege trägt die Verantwortung für die unmittelbare und mittelbare Pflege von Menschen in allen Altersstufen, Familien und Bevölkerungsgruppen in mobilen, ambulanten, teilstationären und stationären Versorgungsformen sowie allen Versorgungsstufen (Primärversorgung, ambulante spezialisierte Versorgung sowie stationäre Versorgung). Handlungsleitend sind dabei ethische, rechtliche, interkulturelle, psychosoziale und systemische Perspektiven und Grundsätze."

Diese Verantwortung drückt sich in den Kompetenzbereichen der „pflegerischen Kernkompetenz", „Kompetenz bei Notfällen", „Kompetenz bei medizinischer Diagnostik und Therapie" und der „Kompetenz im multiprofessionellen Versorgungsteam" aus. Diese können gleichzeitig auch als Verantwortungsbereiche betrachtet werden (§ 13, Ab2 GuKG).

Rechtliche Verantwortung besagt, dass ein **Rechtssubjekt** für das eigene Tun und die daraus entstehenden Folgen zur Rechenschaft gezogen wird, wobei Verantwortung hier im Sinne von Zurechenbarkeit einer Schuld oder Pflicht zu verstehen ist. Die Grundlage bilden Rechtswissen und die fachliche sowie ethische Kompetenz. Rechtliche Normen können nicht jeden Einzelfall abdecken. Handlungsleitende Prinzipien wie Gerechtigkeit und Fairness, Patientenautonomie, das Schädigungsverbot, das Hilfsgebot (Fürsorge) sowie berufsethische Grundsätze (z. B. ICN-Kodex) können hier Orientierungshilfen anbieten.

Rechtssubjekt
Mit Rechtssubjekt werden die Träger*innen von Rechten und Pflichten bezeichnet.

Eine Handlung mit moralisch gerechtfertigten Gründen ist nicht automatisch auch rechtlich legitim, und umgekehrt gilt eine rechtlich legitime Handlung nicht automatisch als moralisch wertvoll.

Moralische Verantwortung

Sie ist am Wohl und an der Würde des Menschen orientiert und besteht gegenüber anderen Menschen (universalmoralische Verantwortung).

Im kantischen Sinne gesprochen handelt derjenige moralisch gut und richtig, der sich selbst zu moralischem Handeln verpflichtet. Der Mensch tritt vor sich selbst, d. h. vor sein Gewissen als innere moralische Instanz, um sich für sein Handeln zu rechtfertigen. Das Gewissen entscheidet nach dem Maßstab von Normen und Werten, die es aufgrund seiner Autonomie und Selbstbestimmung anerkennt. Dabei ist es Angeklagter, Richter und Gesetzgeber zugleich (Bayertz,

1995, S. 19). Die Grundfrage der Moral ist nicht, ob etwas erlaubt oder verboten ist, sondern ob man mit seinem Handeln leben kann (Fröhlich, 2014, S. 66).

Die moralische Verantwortung ist individuell und universell gleichzeitig, da sie für jedermann in gleicher Situation gilt. Moralische Verantwortung ist **nicht teilbar, nicht subtrahierbar, nicht delegierbar**, wie z. B. die Aufgabenverantwortung, und ebenso kann sie **nicht auf- oder abgeschoben** werden (Lenk, 1998, S. 281).

Anders verhält es sich, wenn Dritte betroffen sind. An diesem Punkt findet die Gewissensfreiheit ihre Grenze, da hier bereits die Freiheit des anderen beginnt (Pöltner, 2002, S. 56).

Eine moralische Handlung kann unter gesetzeswidrigen Umständen erfolgen, vor denen die handelnde Person Stellung zu beziehen hat bzw. für die sie gerichtlich verurteilt werden kann. Im Gegenzug dazu kann eine legitime Handlung moralischen Normen entgegenstehen. Moralische Verantwortung ist nicht vor Gericht einklagbar, oberste Instanz ist das eigene Gewissen. Jemanden zu zwingen, gegen sein Gewissen zu handeln, würde bedeuten, ihm etwas abzuverlangen, das er nicht verantworten kann.

Verantwortliches Handeln setzt die Selbstverpflichtung einer Person zu moralischem Handeln voraus sowie die Bereitschaft, alle Folgen ihres Handelns zu tragen.

Moralische Verantwortung kann sich auch auf Gruppen beziehen, kann aber nicht kollektiv übernommen werden, sodass dem einzelnen Mitglied keine Verantwortung zukäme.

„Jeder ist im System im Ganzen mitverantwortlich, soweit dieses von seinen Handlungs- und Eingriffsmöglichkeiten abhängt. Doch niemand ist für alles allein verantwortlich." (Lenk, 1991, S. 71)

Lenk bestimmt die moralische Verantwortung somit als universell. Das bedeutet, dass niemand, der an ethisch verwerflichen Projekten teilnimmt, sich von moralischer Verantwortung freisprechen kann (Lenk, 1991, S. 67).

2.2.2 Care-Ethik

engl. *care* = Fürsorglichkeit

Eine exakte Übersetzung ins Deutsche liegt nicht vor. Die Bedeutung reicht von Fürsorge und Anteilnahme bis zu Mitmenschlichkeit und Verantwortung (Conradi, 2001, S. 31–44). Schnepp (1996) definiert *care* mit „pflegekundiger Sorge".

Die Care-Ethik entwickelte sich aus der feministischen Ethik und gewinnt insbesondere in den Heilberufen zunehmend an Bedeutung. Sie zeichnet sich aus durch eine Fokussierung auf **Fürsorge, Achtsamkeit, Empathie, Verantwortung und Bezogenheit**, wobei Gefühlen und Beziehungen eine wesentliche Rolle zukommt. Im Gegensatz zu deontologischen und utilitaristischen Ethikkonzepten steht die Care-Ethik nicht im Widerspruch zu rationalen Prinzipien wie der Achtung der Autonomie, sondern berücksichtigt diese in einem umfassenderen Kontext, der den Bedürfnissen und Beziehungen zwischen Menschen Rechnung trägt.

So kann die Care-Ethik als **ganzheitliches** moralisches Konzept verstanden werden, das die moralische Dimension des menschlichen Miteinander in den Vordergrund rückt und somit eine Bereicherung für die Ethik darstellt. In der Praxis bietet die Care-Ethik wertvolle Orientierungshilfe in Bereichen wie Pflege, Medizin und Pädagogik.

Dieses Ethikkonzept nahm seinen Ausgang in der Kritik der US-amerikanischen Entwicklungspsychologin **Carol Gilligan** („Die andere Stimme", 1982) an Lawrence Kohlbergs Stufenmodell (1964) moralischer Entwicklung. Bei Kohlbergs Untersuchungen zur moralischen Urteilsfähigkeit waren weibliche Proband*innen bei der Lösung moralischer Probleme weniger erfolgreich als männliche. Kohlberg ging von der Vorstellung aus, dass moralische Reife mit der Entwicklung der Person stufenweise zunehme, und entwickelte (im Anschluss an Jean Piaget) ein sechsstufiges Modell. Die Einteilung der Stadien wurde aufgrund von Beobachtungen von männlichen Probanden entwickelt und basierte auf Kants Begriff von praktischer Vernunft und den Prinzipien von Recht und Gerechtigkeit unter Vernachlässigung moralischer Gefühle und zwischenmenschlicher Beziehungen. Bei der Lösung von hypothetischen moralischen Dilemmasituationen erreichten weibliche Proband*innen meist nicht die höchste Stufe (Zimbardo & Gerrig, 1996, S. 503 ff.).

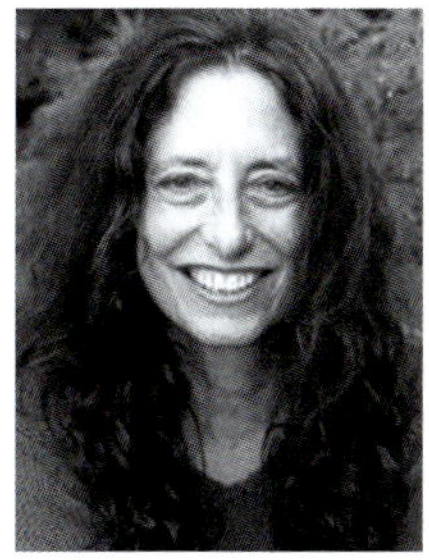

Carol Gilligan
geb. 1936 in New York, Schülerin von Erik Erikson und wissenschaftliche Mitarbeiterin von Lawrence Kohlberg. Sie war Professorin für Psychologie an der Harvard University

Der **„Gerechtigkeitsperspektive"** Kohlbergs stellt Gilligan die „Fürsorgeperspektive" gegenüber. Nach Untersuchungen von Gilligan liegt den Entscheidungen von Frauen eine andere Auffassung von Moral zugrunde als den moralischen Urteilen von Männern. Frauen nähern sich moralischen Problemen vor allem mit Empathie und der Sorge für andere. Sie achten verstärkt auf die Beziehungsstrukturen in einer Handlungssituation und interessieren sich weniger für die rationalen, prinzipiengeleiteten Entscheidungshintergründe.

Gilligan deutet die sensible Herangehensweise von Frauen an moralische Probleme als Indiz der Fürsorge (care). Sie beschreibt eine *Ethics of Care* als Fürsorglichkeit, Anteilnahme und Aufmerksamkeit.

Die Care-Ethik stellt die zwischenmenschliche Beziehung und Verantwortung füreinander in den Vordergrund. Durch diese Sichtweise wird die Wahrnehmung für moralische Probleme geschärft, um gerechtfertigtes Handeln zu ermöglichen. Gilligan misst der Berücksichtigung moralischer Gefühle einen hohen Stellenwert bei, um Gleichgültigkeit zu verhindern. Daher plädiert sie für eine Änderung der Definition moralischer Reife. Für sie bedeutet die Fähigkeit zu Empathie und Mitgefühl und zur Übernahme von persönlicher Verantwortung für andere eine beziehungsorientierte Form von Rationalität und Moralität. Für moralische Urteile ist diese Herangehensweise von gleichwertiger Bedeutung wie der Zugang zur moralischen Urteilsbildung, der sich an abstrakt-allgemeinen Prinzipien von Recht und Gerechtigkeit orientiert.

Die Gerechtigkeitsethik beruht auf einem Konzept von Fairness, das allgemeingültige moralische Regeln und universale Verbindlichkeiten postuliert und die Gleichheit aller Menschen als Subjekt moralischen Handelns zur Voraussetzung hat.

Tab. 6: **Gegenüberstellung von Gerechtigkeitsethik und Care-Ethik** (vgl. Schnabl, 2005, S. 238 ff.)

Gerechtigkeitsethik	Care-Ethik
rationales Vernunfturteil	Einbeziehung bestimmter Gefühle (Bindungsgefühle) wie Empathie, Wohlwollen, Mitleid und Anteilnahme
autonomes Subjekt	Subjekt in Beziehung (Logik von Beziehungen, Verantwortung und Sorge für andere)
abstrakte, allgemeine Urteile	konkrete Situation (Erfassen der Situation mit ihrem spezifischen Kontext)

Gilligan hat mit ihren Thesen als Ergebnis ihrer empirischen Untersuchungen zwar keine abschließenden Lösungen oder Methoden entwickelt, doch hat sie eine umfassende Diskussion zur Care-Ethik eingeleitet.

Die Care-Ethik von Carol Gilligan hat auch die Pflegeethik maßgeblich geprägt und wird im Folgekapitel (Pflegeethik, Kap. 3) näher erläutert.

Vertiefung des Lernstoffes

Zum Wiederholen

- Kantische Ethik
- Pflichtbegriff bei Kant
- Kategorischer Imperativ
- Utilitarismus
- Handlungsutilitarismus, Regelutilitarismus
- Nutzenmaximierung
- Präferenzutilitarismus
- Tugendethik
- Glückseligkeit (eudaimonía)
- Verantwortungsethik
- Prävention und Fürsorgeverantwortung
- Care-Ethik

Fragen zur Reflexion

- Beschreiben Sie unterschiedliche Begründungsverfahren der normativen Ethik.
- Erörtern Sie die kantische Ethik in ihren zentralen Gesichtspunkten und gehen Sie dabei auf den kategorischen Imperativ (zwei Formeln) und seine Funktion ein.
- Erläutern Sie Kants Begriff der Menschenwürde und den Pflichtbegriff.
- Diskutieren Sie die Unterschiede zwischen der kantischen Ethik und dem Utilitarismus (Mill) sowie die jeweiligen Stärken und Schwächen.
- Diskutieren Sie ein selbstgewähltes Beispiel aus der Pflegepraxis anhand der Argumente von kantischer Ethik, Utilitarismus (Mill) und Tugendethik (Aristoteles).
- Definieren Sie den Tugend-Begriff nach Aristoteles und erörtern Sie die zentralen Gesichtspunkte der Tugendethik und ihre Bedeutung für die Pflege.
- Definieren Sie den Begriff Verantwortung und erläutern Sie die Dimensionen der Verantwortung anhand eines Beispiels aus der Pflegepraxis.
- Beschreiben Sie die Formen der Verantwortung mit der Relevanz für die Pflege.
- Erläutern Sie das Prinzip Verantwortung bei Hans Jonas und erklären Sie die Relevanz für die Pflege.
- Erörtern Sie die Entwicklung und die zentralen Elemente der Care-Ethik.

Zum Nachlesen

Düwell, Marcus, Hübenthal, Christoph & Werner, Micha H. (Hg.) ([3]2011): Handbuch Ethik. Stuttgart, Weimar: J. B. Metzler.
*Dieses übersichtlich strukturierte Handbuch bietet dem Leser*der Leserin einen übersichtlichen Einblick in ethische Theorien und lebenspraktische Themen.*

Pauer-Studer, Herlinde ([3]2020): Einführung in die Ethik. Wien: UTB (facultas).
Dieses Buch bietet eine kritische Einführung in ethische Theorien als Basiswissen für die weitere Auseinandersetzung.

3 Pflegeethik

Nach dem Studium dieses Kapitels sollten Sie …

- die Grundzüge der Pflegeethik kennen.
- die Bedeutung eines kritischen Bewusstseins und der Verantwortung in pflegerischen Handlungsfeldern erfasst haben.
- berufsethische Grundsätze kennen und über die Bedeutung der Entwicklung einer ethischen Kompetenz im Bereich Pflege Bescheid wissen.
- die Relevanz von Berufskodizes verstehen und den Inhalt des ICN-Ethikkodex' für Pflegefachpersonen kennen.
- die Unterschiede und Gemeinsamkeiten von Medizinethik und Pflegeethik benennen können.
- die Care-Ethik in ihren Grundzügen kennen und deren Relevanz für die Praxis verstehen.
- den Principlism (Vier-Prinzipien-Ansatz) nach Beauchamp und Childress in seinen Grundzügen kennen und dessen ethische Prinzipien anwenden können.

Allgemeine Ethik beschäftigt sich mit den theoretischen Grundlagen des guten Lebens und richtigen Handelns. **Angewandte Ethik** hingegen bezieht sich auf spezifische Themen bzw. ethische Probleme in den unterschiedlichen Bereichen menschlicher Praxis und schafft eine Verbindung zwischen beiden Zugängen.

Ethische Theorien können nicht direkt auf konkrete Problemsituationen umgelegt werden, daher müssen ethische Prinzipien für den jeweils konkreten Praxisbereich spezifiziert werden, hinreichend klar formuliert und einfach anwendbar sein. Dieser Aufgabe widmen sich die einzelnen **Bereichsethiken**. Sie reflektieren und aktualisieren ethische Grundsätze systematisch. Die Umsetzung in der konkreten Situation verlangt ethische Urteilskraft, die es auszubilden und zu fördern gilt.

Die Pflegeethik lässt sich in Anlehnung an Nida-Rümelin (1996) als Bereichsethik verstehen, die sich mit der ethischen Reflexion pflegerischen Handelns und Verhaltens befasst. Sie weist mit anderen Bereichsethiken Verbindungen und Schnittstellen auf, insbesondere mit der Medizinethik.

Die **Aufgabe der Pflegeethik** besteht in der Auseinandersetzung mit dem Berufsethos, den damit verbundenen ethischen Grundsätzen und der Vorstellung von guter Pflege. Sie berücksichtigt die ethische Komplexität in allen Handlungsfeldern der Pflege.

Die Pflegeethik verfolgt das Ziel, ein **professionelles, ethisch fundiertes Pflegeverständnis und berufliches Selbstverständnis** zu entwickeln und zu stärken. Eine verantwortungsvolle und ethisch begründbare Pflegepraxis auf allen Ebenen und Gebieten ist nur durch kontinuierliche kritische Reflexion mit den Instrumenten der philosophischen Ethik als integraler Bestandteil professioneller Pflege möglich (Monteverde, 2020, S. 26 f.; Kuhn, 2018, S. 206).

3.1 Handlungsfelder der Ethik in der Pflege

„Ethik in der Pflege ist die Reflexion moralischer Aspekte in den Handlungsfeldern der Disziplin Pflege (Pflegepraxis, Pflegemanagement, Pflegepädagogik und Pflegewissenschaft).“ (Lay, 2020, S. 78)

Lay (2020) beschreibt vier ineinandergreifende Bereiche mit unterschiedlichen Schwerpunkten, in denen sich ethische Fragen stellen:

In der **Pflegepraxis** bezieht sich die Reflexion auf das direkte Pflegehandeln als Dienst am Menschen und seinen Bezugspersonen in stationären und ambulanten Kontexten. Ethische Fragen stellen sich beispielsweise im Umgang mit nicht einwilligungsfähigen Menschen.

In der **Pflegepädagogik** geht es um die Aus-, Fort- und Weiterbildung, Beratung und Praxisanleitung (Lehr- und Lernsituation in der direkten Pflegepraxis). Das **Pflegemanagement** hat die Aufgabe, ethische Aspekte im Rahmen der Führung, des Leitens und des Managements in den unterschiedlichen Einrichtungen zu reflektieren. Es muss Bedingungen bereitstellen, die moralisches Handeln nach den pflegeethischen bzw. berufsethischen Werten ermöglichen. Dazu gehört beispielsweise die Mitarbeiterführung, die Schaffung gerechter organisatorischer Rahmenbedingungen und die Förderung der ethischen Kompetenz, um moralischen Distress bei den Mitarbeiter*innen zu vermeiden bzw. zu reduzieren.

Moralischer Distress (moral distress) tritt auf, wenn berufliches Handeln nicht kongruent mit eigenen Werten erlebt wird, d. h. wenn Werte und Rollenerwartung der Pflegeperson nicht zur Arbeitsrealität passen.

Die **Pflegewissenschaft** hat die generative Erforschung und evidenzbasierte Vermittlung neuesten wissenschaftlichen Wissens zum Ziel. Zu ihren Kernaufgaben gehört die Sicherung und Verbesserung der Pflegequalität. Dabei ist die Berücksichtigung forschungsethischer Prinzipien unerlässlich.

Berufsverbände in der Pflege wie der Österreichische Gesundheits- und Krankenpflegeverband (ÖGKV) übernehmen eine wichtige Rolle. Sie schaffen Rahmenbedingungen für eine optimale Berufsausübung und setzen sich für den Erhalt von sicheren, sozial gerechten und wirtschaftlichen Arbeitsbedingungen in der Pflege ein. Dazu gehört auch, pflegeethische Fragen und Probleme an die Politik heranzutragen und diese hinsichtlich Entscheidungskriterien zu beraten. Der ÖGKV orientiert sich bei seiner Arbeit am ICN-Ethikkodex für Pflegefachpersonen.

Systematische Reflexion in den unterschiedlichen Handlungsfeldern der Pflege findet in den letzten Jahrzehnten verstärkt statt.

Pflegeethik als Oberbegriff reflektiert das berufliche Ethos und bietet Orientierung für moralisches Handeln in der Berufsausübung. Dem Verantwortungsbereich der Pflege und dem gesellschaftlichen Wertewandel entsprechend hat sich die historisch gewachsene moralische Ausrichtung im Pflegeberuf verändert, vom demütigen Dienen und unreflektierten Gehorsam hin zum professionell verantwortlichen Pflegehandeln.

3.2 Berufsethik

Die Berufsethik in der Pflege befasst sich mit dem Berufsethos und der wissenschaftlichen Reflexion moralischer Verbindlichkeiten. Sie definiert, wie sich Pflegende im Rahmen ihrer Tätigkeitsbereiche verhalten sollen. Die systematische Reflexion des Berufsethos leistet einen wichtigen Beitrag zur Entwicklung des beruflichen Selbstverständnisses und zur Stärkung der beruflichen Identität. Für Pflegende ist es wichtig, eine eigene Berufsidentität zu entwickeln, klinische Situationen eigenständig wahrzunehmen, einzuschätzen, zu beurteilen und entsprechend zu handeln. Die Berufsethik bietet hierfür norm- und tugendethische Leitvorstellungen zur Orientierung. In komplexen Organisationsstrukturen kann es jedoch Herausforderungen geben, diese Leitvorstellungen in konkrete Handlungsweisen umzusetzen (Großklaus-Seidel, 2020, S. 115).

Entwicklung des Berufsethos

Diese Forderung wird auch im internationalen Berufskodex für Pflegende erhoben. Der Vorläufer dieses international gültigen Kodex' war das „Florence-Nightingale-Gelübde" aus dem 19. Jahrhundert, das Absolventinnen zahlreicher Krankenpflegeschulen bei ihrer Diplomierung ablegten. Nightingale war eine englische Krankenpflegerin, Gründerin der ersten Krankenpflegeschule in London (1860) und Pionierin der professionellen Pflegeausbildung (siehe dazu auch den Geschichteteil dieses Buches, Kap. 5.2.2).

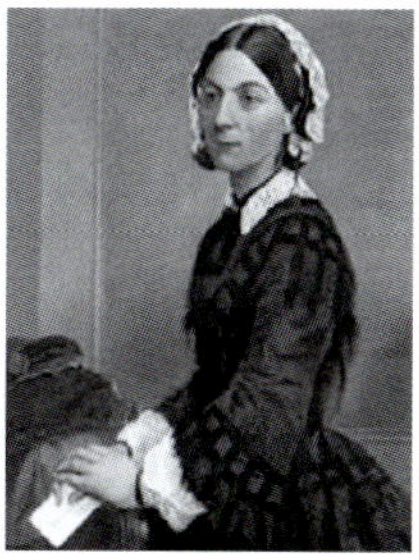

Florence Nightingale (1820–1910)

Obwohl sich ethische Fragestellungen und das Selbstverständnis der Pflege im Laufe der Zeit gewandelt haben, bewahren einige Aspekte des Gelübdes bis heute ihre Gültigkeit. Dazu zählen das Nichtschadensprinzip, die Verpflichtung zur Förderung des Patientenwohls, die Beistands- und Fürsorgepflicht, ein respektvoller und wertschätzender Umgang sowie die Wahrung der Schweigepflicht. Diese Aspekte des Nightingale-Gelübdes bilden auch zentrale Punkte des aktuell gültigen Ethikkodex' für Pflegende. Sie verdeutlichen die ethischen Grundprinzipien, die den Berufsalltag in der Pflege leiten und Orientierung für verantwortungsvolles Handeln bieten.

Florence-Nightingale-Gelübde

„Ich gelobe feierlich vor Gott und in Gegenwart dieser Versammlung, dass ich ein reines Leben führen und meinen Beruf in Treue ausüben werde. Ich werde mich alles Verderblichen und Bösen enthalten und will wissentlich keine schädlichen Arzneien nehmen und verabreichen. Ich will alles tun, was in meiner Macht steht, um den Stand meines Berufes hochzuhalten und zu fördern, und ich will über alle persönlichen Dinge, die mir anvertraut werden, Schweigen bewahren; ebenso über alle Familienangelegenheiten, von denen ich in der Ausübung meines Berufes Kenntnis habe. In Treue will ich danach streben, dem Arzte in seiner Arbeit zu helfen, und mich ganz einsetzen für das Wohl derer, die meiner Pflege anvertraut sind."

3.2.1 Berufskodizes

Berufskodizes verkörpern bestimmte Wertvorstellungen, Verhaltensnormen, Tugenden und Ziele eines Berufes im gesellschaftlichen Kontext. Sie müssen laufend auf ihren ethischen Gehalt überprüft und aktualisiert werden, um den gesellschaftlichen Veränderungen und den damit verbundenen Herausforderungen gerecht zu werden. Die Formulierung berufsethischer Grundsätze für Pflegende nahm bei Florence Nightingale ihren Ausgang.

Ein **Berufskodex** bildet „ein zusammenhängendes Ganzes von ethischen Prinzipien und Regeln bezüglich der Ziele und Werte eines Berufes und der Haltung und des Verhaltens, die für das Fördern und Evaluieren des beruflichen Handelns notwendig sind" (van der Arend & Gastmans, 1996, S. 56).

Funktionen von Berufskodizes

Es können **vier Funktionen oder Ziele** unterschieden werden:

- Berufskodizes zeigen der Gesellschaft, dass die Gesundheits- und Krankenpflegepersonen das ihnen entgegengebrachte Vertrauen und die Verantwortung verstehen und akzeptieren.
- Sie bieten Richtlinien für professionelles Verhalten und professionelle Beziehungen als Grundlage für ethisch verantwortliches Handeln.
- Sie beschreiben die Position der Gesundheits- und Krankenpflegepersonen in ihrer Beziehung zum Patienten*zur Patientin als Position von Patientenvertreter*innen, zu in anderen Berufen Tätigen als Position von Kolleg*innen, zum Pflegeberuf als Position von loyalen Mitarbeiter*innen und zur Gesellschaft als Position von Repräsentant*innen des Gesundheitswesens als Ganzes.
- Berufskodizes bieten der Berufsgruppe ein Mittel zur Selbstregulation (van der Arend & Gastmans, 1996, S. 56).

Die Verhaltensnormen eines Berufskodex' müssen mit den geltenden Werten und Normen der Gesellschaft in Einklang stehen. Die Gesellschaft erwartet von Pflegenden eine besondere Sorgfalt im moralischen Handeln.

Berufskodizes bilden den Rahmen für das berufliche Handeln sowie für ethische Entscheidungen im pflegerischen Alltag und sind an die Selbstverpflichtung der einzelnen Pflegeperson gebunden.

Berufsethische Normen können nur Mindeststandards festlegen. Die abstrakte und formale Fassung von Berufskodizes soll ihre universelle Gültigkeit gewährleisten.

Ein **Berufskodex** gibt der Gesellschaft gegenüber Auskunft über Werte und Normen, an denen eine Berufsgruppe ihr Handeln ausrichtet.

ICN

International Council of Nurses (Weltbund der Pflegefachpersonen).

Der ICN besteht seit 1899 und setzt sich aus 136 nationalen Berufsverbänden der Pflege zusammen. Ziel ist, Pflege von hoher Qualität für alle sicherzustellen und sich für eine vernünftige Gesundheitspolitik weltweit einzusetzen. Der ICN vertritt Millionen von Pflegenden.

Der Kodex ist international gültig und daher allgemein formuliert.

Download: ICN-Ethikkodex

Die Inhalte des bekanntesten Berufskodex' für Pflegefachpersonen (ICN-Ethikkodex) werden im folgenden Kapitel vermittelt.

3.2.2 Der ICN-Ethikkodex für Pflegefachpersonen

Der ICN-Ethikkodex für Pflegefachpersonen beschreibt eine allgemeinverbindliche ethische Grundhaltung und die daraus resultierenden Verpflichtungen, die pflegerisches Handeln leiten sollen. Er gilt als bekanntester Berufskodex und stellt eine Richtlinie für die professionelle Orientierung an Normen und Werten auf internationaler Ebene dar. Daneben existiert weltweit eine Vielzahl weiterer pflegerischer Berufskodizes, die alle auf einer gemeinsamen Grundlage basieren: der Realisierung der Menschenrechte.

Die Erstfassung des internationalen Ethikkodex' wurde 1953 vom Weltbund der Krankenschwestern und Krankenpfleger angenommen. Der Kodex wurde seither mehrmals an die gesellschaftlichen Normen und Werte angepasst und bestätigt. Die letzte Überarbeitung wurde im Jahr 2021 vorgenommen und liegt in deutscher Übersetzung vor.

Der ICN-Ethikkodex vermittelt **pflegeethische Pflichten und Werte für alle** Formen von pflegerischer Versorgung und in allen Rollen: Praktiker*innen, Lehrer*innen, Auszubildende, Forscher*innen, Führungspersonen, politische Entscheidungsträger*innen u. a. Der ICN-Ethikkodex für Pflegefachpersonen verdeutlicht die zentrale Bedeutung der ethischen Dimension in der Pflege und appelliert an die Pflegenden, sich mit den ethischen Implikationen ihrer Arbeit auseinanderzusetzen und verantwortungsvoll zu handeln (ICN, 2021). Ein Berufskodex ist erst dann wirksam, wenn er den Pflegepersonen vertraut ist und seine Inhalte von ihnen verinnerlicht werden.

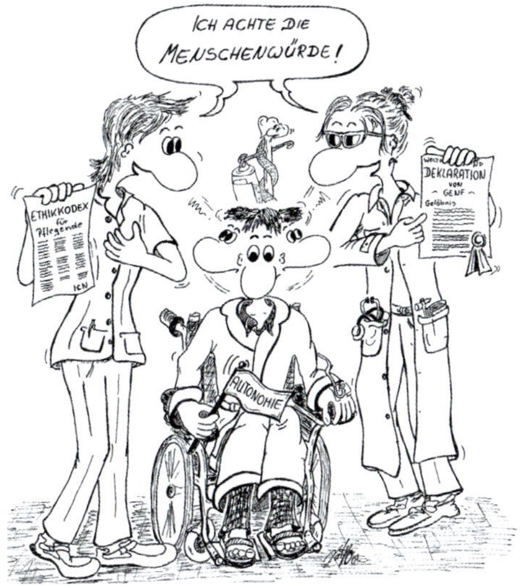

gezeichnet von Katja Daum

3.3 Verantwortung im pflegerischen Handeln

Der Berufsstand der Pflege hat sich zu einer eigenen Profession entwickelt und verfügt in Österreich seit 1997 über definierte Verantwortungsbereiche bzw. pflegerische Kernkompetenzen (§ 14, BGBl. I Nr. 75/2016). Pflegerische Entscheidungen, Handlungen und Unterlassungen haben Konsequenzen. Die Pflegeperson muss bereit sein, jederzeit für ihr berufliches Handeln bzw. Unterlassen Rede und Antwort zu stehen (gegenüber den Patient*innen, Kolleg*innen und der Gesellschaft), Rechenschaft abzulegen und gegebenenfalls für Fehlverhalten die Konsequenzen zu tragen. An dieser Stelle ist zu bedenken, dass die Beziehung zwischen Pflegeperson und Patient*in im Verantwortungsbereich meist asymmetrisch ist und somit ein Ungleichgewicht der Machtverhältnisse bewirkt. Die mit der beruflichen Rolle verbundene Macht darf von Pflegenden im Beziehungsprozess nicht missbraucht werden und fordert einen sensiblen und empathischen Umgang mit verletzlichen Menschen. Die Pflegeperson verbringt viel Zeit mit pflegerischer Tätigkeit mit Patient*innen und ist daher aufgerufen, ihr Handeln nicht nur fachlich, sondern auch hinsichtlich der eigenen Motivation für Verantwortlichkeit zu reflektieren und zu prüfen (siehe Kap. 2.2.1). Dies erfordert essenzielle ethische Kompetenzen und Bildungsziele, die Bestandteile der Aus-, Fort- und Weiterbildung sein sollen. Riedel et al. (2017, S. 164 f.) formulieren sechs Aspekte ethischer Kompetenz:

- „Die Kenntnis ethischer Grundlagen professionellen Handelns,
- die Sensibilität für ethische Konfliktsituationen im Pflegealltag sowie im Kontext institutioneller und gesellschaftlicher Entwicklungen,
- die Identifikation und Analyse konkreter ethischer Fragestellungen,
- Empathiefähigkeit und die Fähigkeit zum Perspektivenwechsel,
- Diskurs- und Konfliktfähigkeit sowie die Konsensorientierung in der Wahrnehmung der Verantwortung als professionell Pflegende,
- Reflexion und Begründung beruflichen Handelns unter Einbezug ethischer Normierungen der Pflege und anderen Heilberufe."

Die angeführten Fähigkeiten basieren auf einer verantwortungsvollen Haltung, die sich am individuellen Menschen und seiner Selbstbestimmung, am Prinzip der (Für-)Sorge und am Gemeinwohl orientiert. Dies erfordert einen verantwortlichen Umgang mit sich selbst, den pflegebedürftigen Menschen und ihren Angehörigen, mit dem Beruf und dessen Professionalisierung sowie inner- und interprofessionelle Kooperation. Diese Voraussetzungen schaffen Bedingungen für bestmögliche Pflegequalität (Riedel et al., 2017, S. 164).

Ethische Kompetenzen befähigen Pflegende dazu, sich in ethische Reflexions- und Entscheidungsprozesse einzubringen und ethisch begründete Positionen zu beziehen (Baumann-Hölzle, Riedel & Dinges, 2018, S. 38). Ethische Bezugspunkte wie der ICN-Ethikkodex, Leitlinien u. a. mit ihren jeweiligen Wertorientierungen können für die Pflegepraxis zwar Orientierung vermitteln, ersetzen aber nicht die individuelle ethische Urteilsbildung und begründete Haltung in herausfordernden Pflegesituationen (z. B. Umgang mit herausforderndem Verhalten bei Menschen mit Demenz, Umgang mit Fixierung).

3.4 Care-Ethik im pflegerischen Setting

Patientenorientierte Pflege und Verantwortung bezieht sich auf die Sorge um vulnerable Menschen. Krankheitserleben und Leiderfahrung sind immer subjektiv. Professionelle Pflege bedeutet eine achtsame und empathische Zuwendung zum pflegebedürftigen Menschen, ihn in seiner besonderen Situation wahrzunehmen und das pflegerische Handeln nach seinen Bedürfnissen auszurichten. Eine fürsorgliche Pflegebeziehung muss von Verantwortung und Sicherheit getragen sein, damit Vertrauen aufgebaut werden kann. Sie ist in der wissenschaftlichen Diskussion als Care-Ethik aktuell präsent. Vor einer weiteren Auseinandersetzung sollen die Begriffe *care* und *caring* in diesem Kontext beleuchtet werden.

Beispielsweise ist die Care-Ethik in Schweden als „Omsorgsetik" (Swanson, 1991) vorwiegend in den Sozialwissenschaften präsent. Für die Pflegewissenschaft (neben anderen Disziplinen) hat sie sich in den Niederlanden als „Zorgethiek", im deutschsprachigen Raum als „Ethik der Achtsamkeit" (Conradi, 2001) entwickelt (Vosman & Conradi, 2016, S. 17 f.).

Für das englische Wort *care* existiert in der deutschen Sprache keine gleichwertige Übersetzung. Begriffe wie „Fürsorge" und „Sorge" werden positiv durch Erweiterungen wie „achtsame Zuwendung" (Conradi, 2001) oder „pflegerische Sorge" (Stemmer, 2003) beschrieben. Negativ konnotiert wird *care* mit Überwachung, Pflicht, Mühe, Last, Abhängigkeit (Kohlen, 2015, S. 123) sowie mit Bemutterung und Bevormundung assoziiert (Kleibel & Urban-Huser, 2016, S. 11).

Der historische Fürsorgebegriff wird von seinen Wurzeln her als pflegerisches und auch ärztliches Ethos betrachtet (Kohlen, 2016, S. 17). Er wird aber auch mit dem negativen Verständnis von Fürsorge als Beruf in Verbindung gebracht. Fürsorgerinnen hatten die Funktion, Familien und sozial Schwache behördlich zu kontrollieren und zu disziplinieren und weniger im Lichte der Hilfe und Unterstützung zu handeln. Erst die Befreiung von einem veralteten, autoritären Verständnis der Sozialhilfe lässt umsorgende, besorgende, versorgende Bedeutung zu, bis hin zu „für etwas Sorge tragen" (Friesacher, 2016, S. 59).

Caring repräsentiert für den deutschen Pflegewissenschaftler Wilfried Schnepp (2016, 74) am ehesten die Kombination von „sorgen" und „kümmern". Somit kann Caring als zentrales Element unseres beruflichen Handelns gelten. Nach Schnepp „ist eine ‚sorgende' Haltung unverzichtbar bei einer so intimen Dienstleistung, wie die berufliche Pflege es ist" (Schnepp, 2016, S. 81). Die Sorge als professionelle pflegerische Haltung ist eine wichtige Aufgabe und somit als Gegenstand ethischen Denkens und Handelns zu betrachten (Schnepp, 2016, S. 81).

Die US-amerikanische „Ethics of Care" wurde von einigen Autorinnen (Patricia Benner, 1997; Nel Noddings, 1984; Joan Tronto, 1990 u. a.) für die Pflegeethik fruchtbar gemacht. Joan Tronto (1993) beschreibt *care* als Praxis in vier in wechselseitiger Abhängigkeit stehenden Phasen: *caring about, caring for, care giving* und *care receiving*. Daraus entwickelt sie vier ethische Dimensionen der Fürsorge: Achtsamkeit, Verantwortung, Kompetenz und Ansprechbarkeit (Kohlen, 2015, S. 124 f.).

Auch in Europa existiert gegenwärtig ein Diskurs zu care-ethischen Konzeptionen. Diese finden in ihren Grundzügen weitgehende Übereinstimmung und sind in den verschiedenen Ländern oder Sprachen in unterschiedlichen Disziplinen verankert. Conradi betrachtet *care* in Anlehnung an Tronto als stets in einen Kontext eingebundene Praxis (Kohlen, 2011, S. 129).

Nachfolgend wird der von Elisabeth Conradi (2001) entwickelte Ansatz der „Ethik der Achtsamkeit“ dargestellt, der sich durch die **Verwobenheit von Fühlen, Denken und Handeln** als eine Verbindung von Gerechtigkeit und Fürsorge konstituiert.

Care als Ethik der Achtsamkeit

Elisabeth Conradi (2001) setzt bei *care* als Praxisform an, indem sie die reale Care-Praxis in den Mittelpunkt der Ethikdiskussion stellt. Den Begriff *care* definiert Conradi (2003, 32) als

> „[...] eine Praxis der Zuwendung, Achtsamkeit und Bezogenheit, die durch die daran Beteiligten gemeinsam gestaltet wird. Gemeint ist ein weiter Bereich, der von Selbstsorge über kleine Gesten der Aufmerksamkeit, pflegende und versorgende menschliche Interaktionen bis hin zu kollektiven Aktivitäten reicht“.

Download: Care-Interaktionen

Sie kritisiert die Formulierung der Fürsorge als Prinzip, weil dies die wichtigsten Aspekte von *care* unberücksichtigt lässt (Conradi 2001, 22).

Conradis Ansatz erfordert eine Erweiterung und Veränderung philosophischer Terminologie (Conradi, 2001, S. 14 f.). Sie stellt den Begriffen der Autonomie, Gegenseitigkeit und Gleichheit – als fundamentalen Begründungen für die Achtung der Würde von Menschen – eine andere Sichtweise gegenüber: die **Achtsamkeit**. Eine achtsame Pflegeperson achtet darauf, wie sie in alltäglichen Situationen denkt, sich verhält, wie sie handelt und über sich reflektiert. Damit bildet Achtsamkeit den Kern des Charakters. Achtsamkeit basiert direkt auf zwischenmenschlichen Beziehungen in der Pflege, denn pflegerisches Handeln ist Interaktion zwischen Pflegeperson und Patient*in. Achtsamkeit kann als alternative Begründung eines pflichtethischen Achtungsbegriffs, der nicht auf Autonomie angewiesen ist, betrachtet werden.

Im pflegerischen Bereich gelten vor allem zwei Aspekte von Autonomie als elementar: die Möglichkeit, „selbst Entscheidungen zu fällen“ sowie die Möglichkeit, „selbsttätig“ zu sein. Conradi skizziert den Menschen auch als hilfsbedürftig, fehlerhaft, auf andere angewiesen und zuwendungsfähig (Conradi, 2003, S. 40). Die Selbstständigkeit von Patient*innen zu fördern, zu erhalten oder sich einzulassen auf die achtsame Begleitung von Menschen in ihrer letzten Lebensphase sind zentrale Pflegeziele. Dabei ist für Conradi Achtung nicht darin begründet, den Menschen als selbst entscheidendes Wesen zu betrachten, was beispielsweise Menschen mit geistiger Behinderung, Demenz oder apallischem Syndrom unter Umständen ausschließen würde. Für Conradi ist *care* eine menschliche Handlungspraxis zwischen unterschiedlich autonomen Subjekten und nicht an Gegenseitigkeit gebunden. Sie sieht *care* als Handlungspraxis und nicht als Instinkt oder Affekt an, sondern als Fähigkeit, die sozial erworben werden kann und bei der Fühlen, Denken und Handeln miteinander verwoben sind. So schließen Vernunft und Gefühl einander nicht aus. Gerade in der Pflege darf auf den vernünftigen Diskurs nicht verzichtet werden, doch sind es nicht allein vernunftbasierte Argumente, die eine Handlung moralisch gut machen. Ebenso gilt Emotionalität als „wesentlicher Teil des Menschseins. Gefühle sind in einer zwischenmenschlichen Begegnung immer vorhanden und beeinflussen das Erleben der Beziehung und somit die Wirkung der pflegetherapeutischen Maßnahmen“ (Hiemetzberger & Rupprecht, 2013, S. 12).

Care ist nicht als weibliche Tugend oder Charaktereigenschaft zu betrachten; beide Geschlechter haben eine breite Gefühlsskala. Zwar wird Fürsorge von Frauen eher erwartet, jedoch muss eine sorgende Anteilnahme in bestimmten Situationen allen Menschen abverlangt werden können, um klassische Rollenstereotype, in denen sich wiederum eine Geschlechterhierarchie spiegelt, zu umgehen (Pauer-Studer, 2020, S. 158).

Überdies sind Frauen nicht immer nur fürsorglich, auch unangemessenes Verhalten kann in der Interaktion zwischen Patient*innen und weiblicher Pflegeperson aufkommen. Um solches Fehlverhalten zu verhindern, ist es unabdingbar, dass Pflegende ihre eigenen Wertvorstellungen und die ihrer Patient*innen realistisch einschätzen und Bereitschaft zeigen, diesen zu ihren eigenen Entscheidungen zu verhelfen. Machtstellungen dürfen bei Pflegehandlungen nicht ausgenutzt werden, denn die Patient*innen sind sowohl in Bezug auf Fachwissen als auch in Bezug auf eine empathische Haltung von den Pflegenden abhängig. Die Pflegewissenschaftlerinnen Benner und Wrubel (1997, S. 25) betonen eine sorgende Haltung als Basis der Pflegepraxis: „Erst durch eine von Sorge geprägte Beziehung erwächst das Vertrauen, das es der umsorgten Person möglich macht, die angebotene Hilfe anzunehmen und sich umsorgt zu fühlen.“

Auch in der Definition von professioneller Pflege des Instituts für Pflegewissenschaft der Universität Basel (2008) wird dieser Aspekt betont. Pflege beruht

> „auf einer Beziehung zwischen betreuten Menschen und Pflegenden, welche von letzteren geprägt ist durch sorgende Zuwendung, Einfühlsamkeit und Anteilnahme. Die Beziehung ermöglicht die volle Entfaltung von Ressourcen der Beteiligten, das Zulassen der zur Pflege nötigen Nähe und das Festlegen gemeinsamer Ziele“.

Professionelle Pflege zeichnet sich dadurch aus, dass sowohl die Fähigkeit zu **rationaler Argumentation** als auch die Grundeinstellung der **Fürsorglichkeit** wichtige Merkmale der Bewältigung komplexer ethischer Konflikte sind. Pflege ist ein zwischenmenschlicher Beziehungsprozess und erfordert von der Pflegeperson neben fachlicher Kenntnis die Wahrnehmung des Menschen als Ganzheit.

Beide Fähigkeiten sind sowohl für Männer als auch für Frauen erlernbar und sollen von beiden Geschlechtern gleichermaßen verinnerlicht werden.

Die Pflegewissenschaftlerin Hanna Mayer betont, dass pflegewissenschaftliche Erkenntnisse in der praktischen Anwendung „immer mit zwischenmenschlicher Zuwendung gekoppelt sein müssen, um für den Patienten wertvoll zu werden. Sorge ohne Wissen ist in der Pflege wirkungslos, aber Wissen, das vom Prinzip der Sorge getrennt ist, kann gefährlich werden“ (Mayer, 2016). Es ist daher unverzichtbar, das alltägliche Handeln im pflegerischen Kontext regelmäßig zu reflektieren, und *care* dient dafür als Bezugsrahmen zur Ethik.

Spirig et al. (2016, S. 36) sehen „die professionelle Haltung als neue Uniform“ an, deren Sinn sie in ihrer professionellen Haltung und fachkundigen Fürsorge erkannt werden möchten.

3.5 Principlism (Vier-Prinzipien-Ansatz)

Dieser Ansatz nahm 1979 in der amerikanischen biomedizinischen Ethik durch die Autoren Tom L. Beauchamp und James F. Childress seinen Ausgang. Er findet auch in Europa wegen seiner Kontextsensitivität und Praxisnähe größte Akzeptanz in der Medizin- und Pflegeethik. Beauchamp und Childress beschreiben in ihrem Buch Principles of Biomedical Ethics (1979; 2019) einen Vier-Prinzipien-Ansatz.

Medizin- und pflegeethische Probleme sind mitunter äußerst komplex und können anhand oberster Prinzipien klassischer Moraltheorien nicht optimal gelöst werden, weil diese zu widersprüchlichen Ergebnissen führen (z. B. kantische Ethik und Utilitarismus). Sie bauen daher auf eine rekonstruktive Ethik aus der **common morality** (Allgemeinmoral) und geben den Anspruch der Orientierung an einer Moraltheorie mit einem obersten Moralprinzip auf (Beauchamp & Childress, 2019, S. 15). Die Autoren formulieren stattdessen **Prinzipien mittlerer Reichweite**. Somit kann dieser Ansatz von unterschiedlichen kulturellen und religiösen Traditionen akzeptiert werden, da er konsensfähiger ist.

common morality
Moralvorstellung, die von allen vernünftigen Menschen geteilt und anerkannt wird

Prinzipien mittlerer Ordnung/ Reichweite
gelten hierarchisch gleichwertig (vorläufig = prima facie) und müssen in der Praxis oftmals gegeneinander abgewogen werden. Mittleren Prinzipien kann auch ein Theoriekonzept übergeordnet werden

3.5.1 Das klassische Quartett der vier Prinzipien

- **Respekt vor der Autonomie von Personen** (respect for autonomy)
- **Prinzip des Nichtschadens** (nonmaleficence)
- **Prinzip der Benefizienz/Fürsorge** (beneficence)
- **Prinzip der Gerechtigkeit** (justice)

Das **Prinzip des Respekts vor der Autonomie von Personen** (respect for autonomy) verpflichtet zur Anerkennung selbstbestimmter Entscheidungen des Patienten*der Patientin und respektvollen Handelns. Seine*ihre Bedürfnisse, Ziele und Wertvorstellungen haben Vorrang. Eine **paternalistische** Haltung der Pflegeperson oder des Arztes*der Ärztin verstößt gegen dieses Gebot. Um selbstbestimmt entscheiden zu können, muss dem Patienten*der Patientin eine umfassende Information in verständlicher Weise seitens der Ärzteschaft bzw. der Pflegeperson gewährt werden (Rauprich, 2005, S. 20). Pflegende und Ärzt*innen als Expert*innen in ihrem Fach fungieren als Berater*innen, die den Patient*innen die Möglichkeit geben sollen, autonom zu entscheiden, bzw. ihnen zu einer selbstbestimmten Entscheidung verhelfen sollen. „Pflegefachpersonen stellen sicher, dass Einzelne und Familien verständliche, genaue und rechtzeitige Informationen erhalten, angepasst an die Kultur der Patientinnen, ihre sprachlichen, kognitiven und körperlichen Bedürfnisse sowie an ihren mentalen Zustand. Sie bilden die Grundlage für die Zustimmung zur Pflege und die dazugehörige Behandlung.“ (ICN-Ethikkodex, 2021, S. 9)

In der Pflege bedeutet dies die Einbeziehung der Patient*innen als gleichberechtigte Partner*innen in die Pflegeplanung. Dies setzt voraus, dass der*die Betreffende entscheidungsfähig ist und potenzielle Gefahren einschätzen kann. Besonders schwierig ist in diesem Kontext die Pflege von Menschen ohne Einwilligungsfähigkeit, wie etwa Komapatient*innen oder Menschen mit kognitiven Einschränkungen. In den seltensten Fällen liegt eine differenzierte Patientenverfügung (PV) vor. Umso mehr ist eine besondere Sensibilität auch für nonverbale Signale (Mimik und Gestik) erforderlich. Wenn keine PV vorliegt, basiert die

Autonomie
(Selbstbestimmung): die Möglichkeit und Fähigkeit, sein Leben nach eigener Ansicht zu gestalten und zu lenken

Gegensatz: Heteronomie (altgriech. *heterós* = anders, *nómos* = Gesetz): Fremdgesetzlichkeit, Fremdbestimmung, Gehorsam gegenüber Autoritäten.

Paternalismus
Bevormundung (von lat. *pater* = Vater)

Entscheidung auf früher geäußerten Bedürfnissen und Wünschen (z. B. Angehörigenbefragung) oder eben dem mutmaßlichen Patientenwillen.

Pflegerisches Fachwissen darf niemals gegen den Willen des Patienten*der Patientin angewendet werden (z. B. wenn ein*e Patient*in die Nahrungsaufnahme oder die Körperpflege ablehnt). Würdevolle Pflege darf nicht zu Machtmissbrauch verkommen. Respekt vor der Autonomie von Patient*innen bedeutet, die Selbstständigkeit und die Fähigkeit zur Selbstsorge zu fördern, ohne Maßnahmen aufzuzwingen und ohne eigene Wertungen oder Einschätzungen anders als beratend einzubringen (Rabe, 2009, S. 134).

Das **Prinzip des Nichtschadens** (nonmaleficence) bezieht sich auf das **Verbot**, konkrete Handlungen durchzuführen oder zu unterlassen, die dem Patienten*der Patientin physisch oder psychisch schaden. Es handelt sich dabei um eine negative Pflicht. Das Prinzip verpflichtet dazu, Risiken, Nachteile und Nutzen einer medizinischen und pflegerischen Maßnahme sorgfältig abzuwägen. Dieses Prinzip ist dem Benefizienzprinzip eng verwandt.

In der Pflege erfordert das Prinzip des Nichtschadens Aufmerksamkeit, um **Gefahren zu erkennen** und **präventive Maßnahmen** zu ergreifen. Ein gewisses Restrisiko kann jedoch nie ganz ausgeschaltet werden. Zu Schäden kann es vor allem kommen, wenn die Pflege unachtsam, fehlerhaft oder nicht dem anerkannten Standard der Pflege entsprechend durchgeführt wird. Es ist zu bedenken, dass pflegerische Handlungen auch unvermeidbare Schmerzen verursachen können, z. B. beim Verbandwechsel, beim Lagerungswechsel und bei der Applikation von Injektionen. Um eine sichere Pflege zu gewährleisten, ist es daher wichtig, dass Pflegende ihre Kompetenzen ständig weiterentwickeln (ICN-Ethikkodex, 2021, S. 13). Dies kann durch Fort- und Weiterbildung, aktuelle Fachliteratur, den Austausch mit Kolleg*innen und die Reflexion des eigenen Handelns erfolgen.

Das **Prinzip der Benefizienz/Fürsorge** (beneficence) beinhaltet die Verpflichtung, so zu handeln, dass das Wohlergehen nach den Präferenzen der Patient*innen aktiv gefördert und Schaden vermieden wird. Daher stellt es eine positive Pflicht dar. Sollte dennoch ein*e Patient*in einen Schaden erlitten haben, besteht die Verpflichtung, diesen wiedergutzumachen. Vor- und Nachteile, Wirkungen und Nebenwirkungen, Chancen und Risiken, Präferenzen und Werte einer Handlung sind abzuwägen und diejenige Handlungsoption zu wählen, die das größte Wohl für den Patienten*die Patientin aus deren Sicht gewährleistet (Rauprich, 2005, S. 19 f.). Dieses Prinzip steht in unmittelbarem Zusammenhang mit der Autonomie und muss bei ethischen Beurteilungen von Handlungen in gleicher Weise Berücksichtigung finden.

Professionelle Fürsorge orientiert sich an der Achtung der Würde, die jedem Menschen gleichermaßen zukommt.

In der Pflege muss allen Patient*innen die für sie **bestmögliche Pflege** mit dem **größtmöglichen Nutzen** und dem **geringstmöglichen Schaden** unter Berücksichtigung neuester Erkenntnisse der Forschung ermöglicht werden. Das Benefizienzprinzip darf jedoch nicht zu einer paternalistischen Verhaltensweise der Pflegeperson führen. Das bedeutet, dass dem Patienten*der Patientin nicht das „theoretisch Gute" aufgezwungen werden darf (SBK, 2003, S. 13 f.), sondern seine*ihre individuellen Bedürfnisse und Präferenzen zu berücksichtigen sind. Pflegende sind daher aufgefordert, über den objektiven Pflegebedarf hinaus das aktuelle Situationserleben des Patienten*der Patientin mit seinen*ihren subjektiven Bedürfnissen bewusst wahrzunehmen. Hier spielen auch nonverbale Signale und die Biografie des Patienten*der Patientin eine wichtige Rolle, insbesondere bei nicht entscheidungsfähigen Menschen.

Professionelle Pflege zeigt sich in einer patientenorientierten Pflegebeziehung, in welcher der jeweils angemessene Pflegebedarf mit den individuellen Bedürfnissen in Einklang gebracht wird. Der Pflegeprozess ist somit immer auch ein Beziehungsprozess.

Der ICN-Ethikkodex für Pflegefachpersonen (2021, S. 4) verpflichtet zu vier grundlegenden Verantwortlichkeiten: „Gesundheit fördern, Krankheit verhüten, Gesundheit wiederherstellen sowie Leiden lindern und ein würdiges Sterben unterstützen. Der Bedarf an Pflege ist universell."

Das **Prinzip der Gerechtigkeit** (*justice*) basiert auf Fairness und Verteilungsgerechtigkeit. Dies bedeutet die Verpflichtung einer fairen und gerechten Verteilung von Ressourcen im Gesundheitswesen, d. h. Menschen **in gleichen Situationen gleich zu behandeln**. Der medizintechnische Fortschritt führt zu teuren Diagnose- und Therapiemöglichkeiten bei gleichzeitigem Rückgang der Einnahmen der Krankenversicherungen. Zudem sind immer mehr ältere Menschen von chronischen Erkrankungen und Einschränkungen betroffen (Fenner, 2010, S. 106). Verteilungsgerechtigkeit im Gesundheitswesen erfordert gerechte und vertretbare Kriterien, die transparent und nachvollziehbar sind. Eine faire Gestaltung der sozioökonomischen Faktoren in der Gesundheitsversorgung erfordert die Vermeidung von Stigmatisierung, Diskriminierung und Exklusion benachteiligter Menschen mit bestimmten Erkrankungen oder Behinderungen.

Im Kontext der Pflege bedeutet dies, dass Pflegende allen Patient*innen auf kompetente Weise diejenige Pflege zukommen lassen, die jeweils für sie angemessen erscheint, und zwar unabhängig von Alter, Hautfarbe, Kultur, kultureller Zugehörigkeit, Behinderung oder Krankheit, Geschlecht, sexueller Orientierung, Nationalität, Politik, Sprache, ethnischer Zugehörigkeit, religiösen oder spirituellen Überzeugungen, rechtlichem, wirtschaftlichem oder sozialem Status (ICN-Ethikkodex, 2021, S. 4). Schwierig wird es, wenn die Ressourcen knapp sind und nicht mehr jede*r Patient*in seinen*ihren Bedürfnissen entsprechend gepflegt werden kann. Pflegende stehen dann vor der Entscheidung, wie sie diese (gerecht) einsetzen. Konflikte ergeben sich beispielsweise durch Rationierungen im Personalbereich sowie bei Materialien.

3.5.2 Anwendung der vier Prinzipien

Die Anwendung der vier Prinzipien auf den **konkreten Einzelfall** erfolgt im Wesentlichen in zwei Schritten:

1. **Spezifizierung**
   Die Prinzipien sind auf einem hohen Abstraktionsniveau formuliert und müssen für die Anwendung auf konkrete Situationen der Medizin und Pflege spezifiziert werden, d. h. sie müssen in konkrete Regeln für einen spezifischen Geltungsbereich gegossen werden. Beispielsweise muss das Prinzip des Respekts vor der Autonomie inhaltlich zur Regel der **informierten Zustimmung** (*informed consent*) mit klaren Standards der Aufklärung und Einwilligung konkretisiert werden. Erst die inhaltliche Anreicherung und Interpretation macht sie für die konkrete Praxissituation brauchbar (Beauchamp & Childress, 2019, S. 17 f.).
2. **Gewichtung** (*balancing*)
   Die vier Prinzipien sind hierarchisch gleichermaßen verbindlich, sie gelten *prima facie*, d. h. dass sie nur so lange verpflichtend gelten, solange sie nicht mit gleichwertigen oder stärkeren Pflichten in Konflikt geraten. "Principles, rules, obligations, and rights often must me balanced in circumstances of contingent conflict." (Beauchamp & Childress, 2019, S. 19) In Konfliktsituationen müssen sie gegeneinander abgewogen werden. So kann beispielsweise in ei-

nem Fall das Prinzip der Autonomie gewichtiger erscheinen als das Prinzip der Fürsorge, während in einem anderen Fall die umgekehrte Gewichtung gerechtfertigt sein kann, z. B. wenn ein*e Patient*in eine notwendige Pflegehandlung ablehnt und dadurch seine*ihre Schädigung zu erwarten ist. Daher sollte die Gewichtung auf vernünftige, nachvollziehbare Argumente gründen, die mit unserem Moralverständnis übereinstimmen. Dieser Abwägungsprozess erfordert eine genau Kenntnis des konkreten Einzelfalles.

Im pflegerischen Kontext, vor allem bei Menschen mit eingeschränkter Selbstbestimmung, fokussiert sich die ethische Fragestellung auf das Wesen des Menschen: „Wie soll ich dich behandeln?" Konkrete Bedürfnisse, Gefühle, Gedanken und Werthaltungen des zu betreuenden Menschen stehen im Mittelpunkt (Reitinger & Heller, 2010, S. 743). Hier wird deutlich, dass eine reine Orientierung an den Prinzipien zu kurz greift. Daher wurde durch die Autor*innen eine tugendethische Ergänzung vorgenommen. Als wesentliche Tugenden formulieren sie Mitgefühl, Aufmerksamkeit, Urteilskraft, Caring und Freundlichkeit. Verinnerlichte Tugenden bilden die moralisch angemessene Haltung und drücken sich in der Anwendung und Gewichtung von Prinzipien aus.

Nach Beauchamp soll es in moralischen Dilemmasituationen gelingen, zu prinzipiengeleiteten Urteilen zu kommen, ohne den Handelnden das Ermessen zu nehmen. Es erfordert Urteile, die ihrerseits abhängig sind von Charakter, moralischer Einsicht sowie einem Bewusstsein für persönliche Verantwortung (Beauchamp, 2005, S. 51). Beauchamp plädiert für eine sorgfältige Analyse und Spezifizierung von Prinzipien und betont, dass mittlere Prinzipien mit den unterschiedlichen Richtungen der ethischen Urteilsbegründung als vereinbar zu betrachten sind. Allgemeine Prinzipien, Theorien, Regeln sowie spezielle Gefühle, Wahrnehmungen und Fallbeurteilungen sollen bei ethischen Urteilen vereint werden (Beauchamp, 2005, S. 71). Prinzipienorientierte Ansätze sind im Gesundheitswesen verbreitet und auch im Pflegeberuf bedeutsam für die ethische Reflexion sowie in interprofessionellen Diskursen und Entscheidungsfindungsprozessen.

Die Anwendung der vier Prinzipien auf den konkreten Einzelfall erfordert eine sorgfältige Spezifizierung und Gewichtung.

3.6 Das Verhältnis von Pflege- und Medizinethik

Pflegerisches und ärztliches Handeln orientiert sich am Patientenwohl als universell anerkanntem normativem Leitprinzip. Der Lebensschutz, die Achtung und Sorge des Patienten*der Patientin unter Anerkennung der Menschenwürde und Autonomie bilden die Grundlage.

Während die ärztliche Ethik auf eine lange Tradition bis in die Antike zurückblicken kann, ist die Pflegeethik eine sehr junge Disziplin, die sich noch im Prozess der Etablierung befindet. Sie stellt – wie die Medizinethik – eine Bereichsethik dar und stützt sich auf allgemein und spezifisch anerkannte ethische Prinzipien, Werte und ethische Konzeptionen, um sie für den Zuständigkeitsbereich pflegerischen Handelns nutzbar zu machen. Insofern lassen sich zwischen Pflege- und Medizinethik sowohl Konvergenzen als auch Divergenzen ausmachen. Die beiden Professionen teilen die asymmetrische Beziehung zum kranken und pflegebedürftigen Menschen und gleichzeitig unterscheidet sich die Pflege von der Medizin durch dir zeitliche und räumliche Nähe zu den Patient*innen und die Intensität der Patientenkontakte. Divergenzen finden sich trotz gemeinsamer Ziele (Kuration, Palliation, Rehabilitation, Prävention) im besonderen Fokus der Medizin auf Diagnostik und Therapie gegenüber dem pflegerischen Umgang mit den Auswirkungen von Krankheiten und Therapien bei Patient*innen und Angehörigen (Monteverde, 2009b, S.7). Dabei können Meinungsverschiedenheiten über ethisch sinnvolle Therapieintensität, Therapiebegrenzung oder -abbruch sowie Bewertung von Krankheit und Leid zwischen den Berufsgruppen auftreten. Pflegerische Betreuung und Begleitung bei chronischer Krankheit und Gebrechlichkeit (z.B. in der Langzeitpflege) konstituiert sich idealerweise als beratende, motivierende und unterstützende Sorgebeziehung.

Asymmetrische Beziehungen zum kranken und pflegebedürftigen Menschen bergen auch die Gefahr bevormundender Betreuungsmuster in sich und müssen reflektiert werden.

Prinzipiell kann jede konkrete Pflegehandlung kritisch hinterfragt werden. Ein weites Feld ethischer Bewertungen und Güterabwägungen sind pflegerische Interventionen im Kontext der Prinzipien Autonomie, Fürsorge und Nichtschaden. Hier geht es um das existenzielle Leid und subjektive Erleben von Krankheit und Kranksein der Betroffenen. In diesem Zusammenhang sind ethische Implikationen in Bezug auf theoretische Ansätze wie Vulnerabilität, Leiden, Lebensqualität, Vertrauen, Hoffnung, Ungewissheit, Angehörige etc. relevant.

Da weder aus fachspezifischem Wissen noch von den Prinzipien normatives Verhalten abgeleitet werden kann, bedarf es einer systematisch-kritischen Reflexion, um berechtigte pflegerische Einstellungen, Selbstverpflichtungen, Handeln und Verhalten schlüssig zu argumentieren.

Ein weiterer Grund für die eigenständige ethische Auseinandersetzung der Pflege ergibt sich, wie bereits in der Einleitung erwähnt, durch die ständigen Veränderungsprozesse. Technische, ökonomische, gesellschaftliche und kulturelle Dynamiken bringen unter Umständen bisherige moralische Gewissheiten ins Wanken und können erhebliche Auswirkungen auf das Patientenwohl haben. Im Besonderen sind es Herausforderungen und differenzierte ethische Fragestellungen, die sich zunehmend durch medizin- und pflegetechnische Fortschritte ergeben (z.B. Einsatz technischer Assistenzsysteme). Um den neuen Gegebenheiten gerecht zu werden, ist eine Beschäftigung mit Pflegeethik unerlässlich: einerseits, um angemessene Anpassungen vorzunehmen, und andererseits, um gefährdete Werte zu verteidigen.

Zusammenfassend lässt sich sagen, dass die eigenständige Auseinandersetzung mit den moralischen Dimensionen der Pflege unabdingbar ist, um gemeinsam mit Ärzt*innen und anderen Berufsgruppen im Gesundheitswesen den Menschen mit Pflegebedarf gerecht zu werden, perspektivische Differenzen zu reduzieren und gleichzeitig die eigene berufliche Identität sowie deren Werte nach außen aufzuzeigen und argumentativ zu vertreten. Denn Pflege stellt sowohl im als auch außerhalb des medizinethischen Kontextes ein hohes kulturelles Gut dar, das bewahrt werden sollte.

Vertiefung des Lernstoffes

Zum Wiederholen

- Handlungsfelder der Pflege
- Florence-Nightingale-Gelübde
- Berufskodizes, ICN-Ethikkodex
- Ethische Kompetenz
- Pflegeethik
- Medizinethik

Fragen zur Reflexion

- Beschreiben Sie die Handlungsfelder der Pflegeethik.
- Erläutern Sie die Unterschiede zwischen Pflegeethik und Medizinethik. Führen Sie ein Beispiel an.
- Beschreiben Sie, womit sich die Berufsethik beschäftigt.
- Erklären Sie die Funktion von Berufskodizes.
- Reflektieren Sie die zugrundeliegenden Werte des Nightingale-Gelübdes und seine Bedeutung für die heutige Pflegepraxis.
- Erläutern Sie die Werte, Normen und Verantwortungsbereiche des ICN-Ethikkodex für Pflegefachpersonen.
- Erklären Sie die Erfordernis einer ethischen Kompetenz und beschreiben Sie die einzelnen Aspekte in Bezug auf die Pflegepraxis.
- Erläutern Sie die Care-Ethik nach Elisabeth Conradi und gehen Sie auf die Bedeutung der Care-Ethik für die Pflegepraxis näher ein.
- Erläutern Sie die vier ethischen Prinzipien der biomedizinischen Ethik nach Tom L. Beauchamp und James F. Childress und erklären Sie die Anwendung derselben in der Praxis.

Zum Üben

Die pflegerische Relevanz ethischer Positionen zur Urteilsbildung soll anhand eines Fallbeispiels aus dem pflegerischen Alltag veranschaulicht werden, um eine Verbindung zwischen ethischer Theorie und beruflicher Praxis herzustellen.

Fallbeispiel: Frau Biegler

Frau Lucia Biegler ist 82 Jahre alt. Sie lebt seit dem Tod ihres Mannes vor acht Jahren in einem Altenwohnheim. Frau Biegler pflegte ihren Mann, der an Krebs erkrankt war, bis zu seinem Tod liebevoll. Sie bezeichnet ihre Ehe als sehr glücklich, obwohl sie dafür ihren geliebten Beruf als Operettensängerin aufgeben musste, um ihren Mann, der als Anwalt eine Kanzlei führte, zu unterstützen. Ab diesem Zeitpunkt widmete sie ihre ganze Aufmerksamkeit ihrem Mann und der gemeinsamen Tochter.

Nach dem Tod ihres Mannes trifft Frau Biegler gemeinsam mit ihrer Tochter die Entscheidung, in ein nahegelegenes Altenwohnheim zu ziehen, um auch in der Nähe der Tochter zu sein.

Frau Biegler gilt als selbstbestimmte Person. Sie achtet sehr auf ihr Äußeres, wählt ihre Kleidung sorgfältig, ist sehr bedacht auf ihre Ausdrucksweise und hat große Angst davor, dement oder pflegeabhängig zu werden. Sie neigt dazu, Betroffene zu belächeln, und äußert regelmäßig, dass sie auf keinen Fall auf die Pflegestation möchte. Sie meint, dort hätte sie es nur mit „kleinen Dummerchen" zu tun. So möchte sie niemals werden.

Frau Biegler hat einen guten und engen Kontakt zu ihrer Tochter, die sie jeden zweiten Tag besucht. Mehrmals täglich telefonieren sie. Wenn Frau Biegler das Gefühl hat, dass etwas passiert, das sie nicht kontrollieren kann, kann es vorkommen, dass sie bis zu 20-mal am Tag ihre Tochter anruft. Diese ist sehr geduldig, da sie ihrer

Mutter keinen Wunsch abschlagen kann. Dennoch beklagt sie sich manchmal bei den Pflegekräften und sagt ihnen, wie sehr diese vielen Anrufe sie belasten. Regelmäßig bittet sie die Pflegekräfte, ihre Mutter mehr zu beschäftigen und Aufregungen weitgehend zu vermeiden.

Aufgrund altersbedingter Veränderungen diskutiert das Pflegeteam schon seit einem halben Jahr darüber, Frau Biegler nun auf die Pflegestation zu verlegen, da sie auch in der Nacht sehr viel Betreuung benötigt. Sie ist bereits zweimal gestürzt. Mehrere diesbezügliche Gespräche mit Frau Biegler haben zu massiven Gefühlsausbrüchen und vielen Anrufen bei der Tochter geführt. Um die Bewohnerin nicht weiter zu gefährden, beschließt das Pflegeteam nun gemeinsam mit der Tochter, Frau Biegler doch zu verlegen. Die Tochter bittet darum, ihre Mutter über dieses Vorhaben nicht zu informieren.

Der Ablauf der Verlegung wird genau geplant: Bereits ein paar Tage davor wird Frau Biegler durch eine Kollegin von der Pflegestation betreut. Sie ist die neue Bezugsperson. Der Hausarzt verordnet Frau Biegler auf Bitte der Tochter ein leichtes Beruhigungsmittel, das sie schon eine Woche vor der Verlegung regelmäßig verabreicht bekommt. Frau Biegler soll genau das Zimmer zwei Stockwerke unter ihrem jetzigen Zimmer erhalten. Am Tag der Verlegung wird sie von ihrer Tochter zu einem ganztägigen Ausflug abgeholt. Während dieser Zeit wird ihr Zimmer umgesiedelt. Alle Gegenstände werden im neuen Zimmer exakt nach bisheriger Anordnung platziert, alle Bilder werden gleich aufgehängt, auch die Zeitungen liegen genauso am Nachttisch, wie es der Fall war, als Frau Biegler ihr Zimmer am Morgen verlassen hat. Sie soll das Gefühl haben, schon immer in diesem Zimmer gewohnt zu haben. Wenn sie aus dem Fenster sieht, kann sie denselben Gartenabschnitt sehen wie zuvor und sie wird von derselben Pflegeperson betreut wie an den Tagen davor.

Als Frau Biegler am Abend zurückkommt, ist sie über die Verlegung entsetzt. Viele Tage spricht sie mit niemandem, auch nicht mit ihrer Tochter, die sie nun jeden Tag im Heim besucht. Sie möchte ihrer Mutter eine Stütze sein. Frau Bieglers Allgemeinzustand verschlechtert sich in den nächsten Monaten zunehmend. Sie verweigert jeglichen Kontakt zu den Mitbewohnerinnen, verlässt ihr Zimmer nicht mehr und lehnt auch Besuche auf ihrer ehemaligen Station ab. Die Beziehung zu ihrer Tochter bessert sich langsam, Frau Biegler kann ihr die Verlegung aber nicht verzeihen.

1. Wie lässt sich die Situation aus deontologischer Sicht beurteilen?
2. Wie lässt sich die Situation aus utilitaristischer Sicht beurteilen?
3. Wie lässt sich die Situation aus tugendethischer Sicht beurteilen?
4. Welche Argumentationsmöglichkeiten bietet der Principlism (Vier-Prinzipien-Ansatz)?
5. Wie lässt sich die Situation aus der Perspektive der Care-Ethik beurteilen? Was macht die Care-Ethik für die Pflegeethik so wertvoll?
6. Worin liegt die Verantwortung der Pflegeperson und wie lässt sich ihre Vorgehensweise rechtfertigen? Wann sind Zwangsmaßnahmen zu rechtfertigen?
7. Welche Orientierung bietet der ICN-Ethikkodex für Pflegefachpersonen?
8. Welche Handlungsalternative(n) könnte(n) hier noch gefunden werden?

Zum Nachlesen

International Council of Nurses (ICN) (2021): ICN-Ethikkodex für Pflegefachpersonen. ICN.
Aktuelle und vollständige Version des ICN-Ethikkodex mit Anwendungsvorschlägen.

Monteverde, Settimio (Hg.) (^{2}2020): Handbuch Pflegeethik. Ethisch denken und handeln in den Praxisfeldern der Pflege. Stuttgart: Kohlhammer.
Dieses wissenschaftlich orientierte Handbuch bietet spezifische ethische Expertisen für die verschiedenen Praxisfelder der Pflege.

Riedel, Annette & Linde, Anne-Christin (Hg.) (2018): Ethische Reflexion in der Pflege. Konzepte – Werte – Phänomene. Berlin: Springer.
Dieses Buch thematisiert ethische Konflikte und Fragestellungen im Kontext der Pflege und beschreibt ethische Kompetenzen für einen professionellen Umgang mit ethischen Fragen und Entscheidungen.

4 Ethische Entscheidungsfindung

„Jede Schwierigkeit ist auch eine Gelegenheit." (Albert Einstein)

Im Berufsalltag sind Pflegende regelmäßig mit komplexen ethischen Herausforderungen konfrontiert. Entscheidungen werden meist spontan aus der Erfahrung heraus getroffen und weniger bewusst reflektiert (Ruppert, 2013, S. 95). In einem Spannungsfeld zwischen Autonomie, Fürsorge und gerechter Verteilung von Ressourcen ist nicht immer klar erkennbar, was in der besonderen Situation die richtige, zeitgerechte und gute Entscheidung ist. Pflegende stehen dann vor der großen Frage: Was soll ich jetzt tun? Zwar kann die Ethik keine einfachen Lösungen für schwierige Konfliktsituationen liefern, aber sie kann Pflegenden Instrumente anbieten, um in schwierigen Situationen zu größerer Klarheit zu gelangen, und den systematisch-kritischen Reflexions- und Entscheidungsprozess vorantreiben. Unterstützung bieten auch Leitlinien einschließlich Fort- und Weiterbildungsangebote. Ethisch begründete Entscheidungen, die transparent und nachvollziehbar sind, bilden die Grundlage einer guten Pflegequalität und reduzieren situativen moralischen Distress.

Nach dem Studium dieses Kapitels sollten Sie ...

- moralische Probleme in der Pflege erkennen, kommunizieren und ethisch fundierte Entscheidungen treffen können.
- die Bedeutung der ethischen Fallbesprechung verstehen und die Unterstützung durch Ethikkomitees in der Berufspraxis nutzen können.
- praktikable Methoden und Instrumente bei komplexen Entscheidungen in der Pflege einsetzen können.

„Entscheidung bezeichnet den (freien) Entschluss von einzelnen oder von Gruppen, mit dem man aus verschiedenen Handlungsmöglichkeiten eine als die eigene ergreift und sich dadurch zu einem Tun oder Lassen bestimmt." (Höffe, 1997, S. 58)

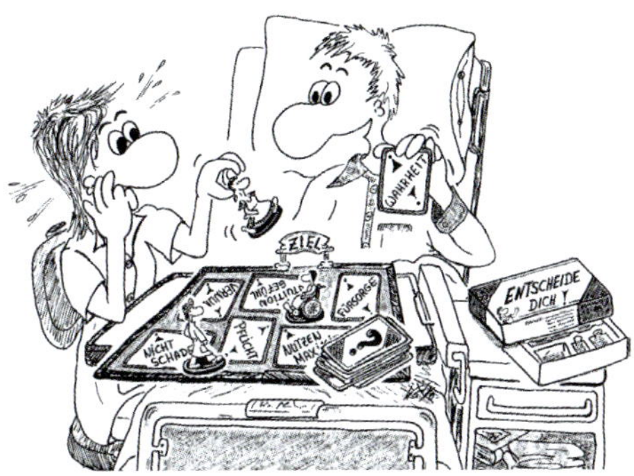

gezeichnet von Katja Daum

4.1 Wann brechen ethische Fragen auf?

In der Pflege sind ethische Entscheidungen allgegenwärtig und unumgänglich. Pflegende treffen täglich Entscheidungen, die weitreichende Konsequenzen für Patient*innen und ihre Angehörigen haben können. Oftmals lassen sich diese Entscheidungen intuitiv bewältigen, führen aber auch zu Unsicherheiten und Schuldgefühlen – besonders dann, wenn komplexe Situationen gemeistert werden müssen und Erfahrungswissen durch ähnliche Situationen fehlt.

„Wir können uns in der Pflege moralischen Entscheidungen nicht entziehen, und wir können uns ethisches Denken nicht ersparen." (Arndt, 1996, S. 55) Was wir aber tun können, ist, dass wir uns für andere Menschen und für Situationen sensibel machen und über die eigene Intuition hinaus überlegt handeln. Jede moralische Entscheidung hat Konsequenzen für Menschen und ist untrennbar an Verantwortung gebunden.

Vier zentrale Problemfelder in der Pflege erfordern besondere Aufmerksamkeit und ethische Reflexion:

1. **Persönliches Fehlverhalten:** Reflexion des eigenen Handelns und des Handelns von Kolleg*innen im Hinblick auf fachliche Anforderungen und ethische Prinzipien (z. B. im Umgang mit Gewalt);
2. **institutionelle Zwänge:** Einschränkungen der Handlungsmöglichkeiten durch strukturelle Defizite, knappe Zeit- und Personalressourcen;
3. **Grenzsituationen:** Ethische Herausforderungen durch die Fortschritte der Medizin (z. B. Pflege hirntoter Menschen, PEG-Sonde, Patientenverfügung);
4. **Konflikte:** Ethische Konflikte zwischen Prinzipien, häufig betroffen sind Fürsorge und Autonomie. Die Überzeugung vom fachlich Richtigen der Pflegeperson ist nicht immer kongruent mit dem Patientenwillen (z. B. Respekt vor der Autonomie bei der Ablehnung von Pflegehandlungen) (Rabe, 2009, S. 85).

Bei moralischen Konflikten eine ethisch vertretbare und für alle Beteiligten tragbare Lösung zu finden, stellt Handelnde vor eine große Herausforderung, besonders wenn Konflikte unlösbar erscheinen. Man spricht dann von einem sogenannten **moralischen Dilemma**.

Moralisches Dilemma

(altgriech. *di-lemma* = Doppelfang, Zwangslage) Von einem moralischen Dilemma spricht man, wenn eine Situation mindestens zwei Möglichkeiten der Entscheidung bietet, die gleichermaßen schlecht sind. Es können niemals alle moralischen Ansprüche erfüllt werden.

Ein **moralisches Dilemma** bezeichnet eine Situation, in der zwei oder mehr fundamentale Werte im Widerspruch zueinander stehen und keine Lösung gefunden werden kann, die alle Werte gleichermaßen berücksichtigt.

So scheint beispielsweise eine Situation unlösbar, wenn ein stark pflegebedürftiger, bewegungseingeschränkter Patient zur Vermeidung von Druckgeschwüren in kurzen Zeitabständen umgelagert werden muss, obwohl der Patient dies ablehnt, weil ihm jede Berührung unerträgliche Schmerzen bereitet (Großklaus-Seidel, 2002, S. 110). Derartige Situationen erfordern ein strukturiertes Vorgehen und die Einbeziehung verschiedener Perspektiven, um ethisch fundierte Entscheidungen zu treffen.

4.2 Beeinflussende Faktoren in der Entscheidungsfindung

Ethische Entscheidungen in der Pflege sind komplex und herausfordernd. Sie werden von einer Vielzahl von Faktoren beeinflusst, die es zu kennen und zu berücksichtigen gilt. Zu den wichtigsten Einflussfaktoren gehören:

- **Zeit:** Viele Entscheidungen werden unter Zeitdruck getroffen. Nicht immer gelingt es, eine Entscheidung ohne negative Folgeerscheinungen herbeizuführen. Der Grund dafür kann darin liegen, dass in den objektiven Bedingungen ein Risiko enthalten ist, aber auch darin, dass nicht genug Zeit für die Entscheidungsfindung vorhanden war (z. B. bei Notfällen).
- **Emotionen:** Gefühle sind Bestandteil von zwischenmenschlichen Beziehungen und fließen bewusst oder unbewusst in ethische Entscheidungen ein. Pflegebeziehungen sind häufig durch ein asymmetrisches Machtverhältnis gekennzeichnet. Umso wichtiger ist eine gezielte Reflexion und Auseinandersetzung mit den eigenen Gefühlen und die Einfühlung in andere Menschen, was einen

Perspektivenwechsel voraussetzt. Erst die Reflexion unterstützt die Pflegeperson in Entscheidungsprozessen in Bezug darauf, wie sie ihre Macht gebrauchen will (Pillen, 2002, S. 167).

- **Kommunikationskultur:** Der Umgang mit Grenzsituationen, die persönliche Beziehung zu Patient*innen, das Mitleiden und Betroffensein, die innere Dissonanz in widersprüchlichen Situationen und Gewissenskonflikte führen bei betreuenden Personen oftmals zu starken emotionalen Belastungen und dem Gefühl der Machtlosigkeit. Eine empirische Studie zur Perspektivität der Wahrnehmung ethischer Fragestellungen (Sauer, 2015) konstatiert eine höhere Sensibilität Pflegender bezüglich ethischer Probleme im Vergleich zu ihren ärztlichen Kolleg*innen (z. B. beim Thema „sinnlose Lebensverlängerung“). Dies könnte darin begründet sein, dass Pflegende bei medizinischen Entscheidungen oftmals zu anderen Urteilen gelangen und dennoch „diese ‚fremden‘ Entscheidungen umsetzen“ bzw. klinische Entscheidungen der Ärzt*innen mittragen müssen (Sauer, 2015, S. 132 f.). Es ist daher wichtig, in einem Team mit einer vertrauensvollen Kommunikationskultur Konflikte, Gefühle und Unsicherheiten offen ansprechen zu können. Erst eine symmetrische interprofessionelle Verständigung durch gemeinsame Kommunikationsregeln ermöglicht einen gelingenden und offenen Dialog, der über das fachlich Richtige hinaus auch der ethischen Komponente Rechnung trägt.
- **Rolle des Entscheidungsträgers*der Entscheidungsträgerin:** Die Rolle Pflegender ist gekennzeichnet durch große Nähe zu den Patient*innen. Der Aufgabenbereich der Pflege umfasst sowohl eigenverantwortliche Tätigkeiten als auch die Durchführung ärztlicher Anordnungen. Pflegerische Handlungen und ärztliche Delegationen wirken sich unmittelbar am Menschen aus. Eine kritische Reflexion und sorgfältig überlegte Entscheidung ist daher unabdingbar.
- **Verfügbare Ressourcen:** Der klinische Alltag konfrontiert Betreuende mit begrenzten Ressourcen und ist von hoher ethischer Brisanz. Eine inadäquate Versorgung im Sinne einer Unter-, Über- und Ungleichversorgung bei schwer kranken und vulnerablen Patient*innen löst im Betreuungsteam Spannungen aus und kann zu moralischem Distress führen.

In der Praxis ist es wichtig, dass Pflegende sich der Einflussfaktoren auf ihre Entscheidungen bewusst sind und diese reflektieren. Die Einbeziehung von Patient*innen und Angehörigen in den Entscheidungsprozess ist ebenfalls von großer Bedeutung. Dazu stehen bereits hilfreiche Instrumente zur Verfügung wie z. B. Shared Decision Making (SDM) bzw. partizipative Entscheidungsfindung (PEF). So kann sichergestellt werden, dass die Entscheidungen den individuellen Wünschen und Bedürfnissen der Patient*innen entsprechen. Enge Kooperation und offene Kommunikation zwischen Ärzt*innen, Pflegenden und anderen involvierten Berufsgruppen in Gesundheitseinrichtungen sind vor allem deshalb so wichtig, weil die einzelnen Professionen unterschiedliche Auffassungen und Tätigkeitsfelder haben. In der Literatur wird aktuell SDM als genuin interprofessionelle Aufgabe betont und als richtungsweisend angesehen.

Eine schwierige Situation stellt sich dann ein, wenn die betroffenen Patient*innen nicht mehr urteilsfähig sind. Instrumente, um die Präferenzen und Werte der Patient*innen zu eruieren, sind die Patientenverfügung und **Advanced Care Planing (ACP)**.

Advanced Care Planing (ACP)
bezeichnet ein Beratungskonzept für die gesundheitliche Vorausplanung von Situationen der Urteilsunfähigkeit

Moralische Konflikte sind oft hochkomplex und nur interprofessionell zu bewältigen. Für die zentrale Frage, wie sich das Gute für den jeweils betroffenen Menschen definieren lässt, müssen die individuellen Wünsche und Bedürfnisse der Patient*innen erkannt werden, insbesondere wenn es um existenzielle Entscheidungen geht, die ein*e Patient*in nicht mehr autonom treffen kann. Klinische Ethikkomitees (KEKs) können bei schwierigen ethischen Fragen Unterstützung bieten.

4.3 Klinisches Ethikkomitee (KEK)

Im Gegensatz zum Ethikkomitee prüft die Ethikkommission Forschungsvorhaben.

Ein klinisches Ethikkomitee (KEK) ist ein Beratungsgremium in Gesundheitseinrichtungen und stellt eine etablierte Struktur der Ethikberatung dar. KEKs sind nicht gesetzlich vorgeschrieben, garantieren aber ein Qualitätskriterium (Dörries, 2008, S. 18).

Die Geschichte der Klinischen Ethikkomitees (KEKs) reicht bis in die 1970er-Jahre in den USA zurück. Heute gelten sie als **etablierte Einrichtungen** in Krankenhäusern, um ethische Herausforderungen zu bewältigen.

Auch in **Europa** haben sich klinische Ethikkomitees und Formen der Ethikberatung etabliert. In der **Schweiz** und **Deutschland** ist dies bereits institutionalisiert, und **Österreich** folgt diesem Trend.

Das LKH-Univ. Klinikum Graz verfügt seit 2006 über ein eigenes Ethikkomitee. Auch konfessionelle Krankenhäuser wie das Krankenhaus der Barmherzigen Brüder bzw. Krankenhäuser der Vinzenzgruppe sammeln seit Jahren Erfahrung mit Ethikberatung. Der Trend geht eindeutig in Richtung einer flächendeckenden Implementierung von KEKs, auch in öffentlichen Krankenhäusern.

Ein KEK besteht aus einem multiprofessionellen Team mit bis zu zwölf unterschiedlichen Professionen, darunter Ärzt*innen, Pflegepersonen verschiedener Fachgebiete, Ethiker*innen, Theolog*innen oder Seelsorger*innen, Verwaltungspersonen (z. B. Qualitätsmanagement), Sozialarbeiter*innen, Psycholog*innen; auch externe Mitglieder sind je nach Bedarf vertreten (Jurist*innen, Patientenvertreter*innen u. a.). Die Beteiligung von Patient*innen bzw. Angehörigen ist vom Modell und von der Organisation abhängig. Die Mitglieder werden durch die Leitung auf Zeit, z. B. für drei Jahre, berufen und sollen eine hohe kommunikative Kompetenz, ethische Sensibilität sowie Expertise in klinischer Ethik und Ethikberatung mitbringen (Kohlen, 2020, S. 327 f.; Neitzke, 2015, S. 24 f.).

Die Aufgabenbereiche umfassen in erster Linie Ethikberatung in Form **ethischer Fallbesprechungen** sowie auch **Leitlinienentwicklung** und **Fort- und Weiterbildung** im Bereich Ethik für Mitarbeiter*innen.

4.3.1 Ethische Fallbesprechung auf der Station

Die ethische Fallbesprechung auf der Station, auch als Ethikkonsil bezeichnet, stellt die Kernaufgabe von KEKs dar. Sie verfolgt das Ziel, in schwierigen Behandlungs- und Betreuungsfällen im klinischen Alltag den Prozess der interprofessionellen Entscheidungsfindung lösungsorientiert zu unterstützen. In einem systematisierten rationalen Prozess der Entscheidungsfindung können unterschiedliche Problemhintergründe und Wahrnehmungen sichtbar werden, können Emotionen reflektiert, implizite und explizite Wertvorstellungen analysiert und die unterschiedlichen Moralvorstellungen in den ethischen Güterabwägungsprozess einbezogen werden (Baumann-Hölzle, Riedel & Dinges,

2018, S. 32). Fallbesprechungen nehmen der verantwortlichen Person die Entscheidungsbefugnis zwar nicht ab, sie verändern aber das Zustandekommen von Entscheidungen. Gemeinsame Fallbesprechungen, bei denen alle Betroffenen in gleicher Weise zu Wort kommen, verhelfen zu Entscheidungen, die alle Mitarbeiter*innen mittragen können. In der Regel finden diese prospektiv (vorausschauend) statt und werden von einem*einer Ethikberater*in moderiert.

Wesentliches Element einer Fallbesprechung ist die kritische Reflexion der gemeinsamen Fallbesprechung, wobei die **Perspektiven der beteiligten Personen gleichwertig berücksichtigt** werden müssen. Sollte kein Konsens erreicht werden, ist eine erneute Evaluation erforderlich. Zudem kann vergleichbaren Konflikten künftig vorgebeugt werden, wenn reflektiert wird, wie ein ethischer Konflikt möglicherweise hätte verhindert werden können (Marckmann, 2015, S. 21 f.).

Die Teilnehmer*innen an einer Fallbesprechung setzen sich aus Personen des Behandlungs- und Betreuungsteams zusammen; die Fallbesprechung kann von jeder beteiligten Person beantragt werden. Pflegende nehmen durch ihre Nähe zu den Patient*innen eine bedeutende Rolle in der Fallbesprechung ein. Sie sind in der Regel die Ersten, die Veränderungen im Zustand der Patient*innen bemerken, und können daher wichtige Informationen für die Entscheidungsfindung liefern. Darüber hinaus haben Pflegende oft eine enge Beziehung zu den Patient*innen und ihren Angehörigen, was ihnen ermöglicht, deren Bedürfnisse und Perspektiven in die Fallbesprechung einzubringen. Sie haben damit auch eine Fürsprecherrolle und man kann von ihnen erwarten, dass sie sich für die Interessen der Patient*innen einsetzen (Kohlen, 2020, S. 332).

Die aktive Beteiligung von Pflegenden an Fallbesprechungen trägt einerseits zu konstruktiven Entscheidungen, Patientenwohl und Arbeitszufriedenheit bei, andererseits fördert sie die eigene moralische Kompetenz und stärkt das individuelle Gewissen durch sozial-kommunikative Prozesse.

Entscheidungsfindungsmodelle fungieren als bewährte Instrumente für eine strukturierte Bearbeitung von schwierigen Fällen und ermöglichen eine umfassende Beurteilung der Situation, um keine wichtigen Aspekte zu übersehen (z. B. Meinungsunterschiede bei medizinischen, pflegerischen oder therapeutischen Maßnahmen, unklares Therapieziel, Unklarheit über Patientenwillen bei nicht entscheidungsfähigen Patient*innen).

Zu den bekanntesten Entscheidungsfindungsmodellen zählt die Nimwegener Methode. Sie wird für die prospektive problemlösende Fallbesprechung häufig eingesetzt.

4.3.2 Nimwegener Methode

Die Nimwegener Methode wurde in den 1990er-Jahren in den Niederlanden entwickelt und an die aktuellen Gegebenheiten angepasst. Sie ist heute auch außerhalb der Niederlande eine bekannte Vorgehensweise und wird im Akut- und Langzeitbereich häufig eingesetzt. Diese Methode unterstützt ausgebildete Ethikfachpersonen in ihrer Beratungs- und Moderationsfunktion bei Falldiskussionen multiprofessioneller Teams. Für die Nachvollziehbarkeit der ethischen Fallbesprechung wurden Protokolle entwickelt, die den unterschiedlichen Einsatzgebieten angepasst sind (Steinkamp & Gordijn, 2010, S. 251 f.).

Tab. 7: **Kurzfassung der Nimwegener Methode** (Steinkamp, 2012, S. 180; Steinkamp & Gordijn, 2010, S. 256)

Die Nimwegener Methode für ethische Fallbesprechung (Kurzform)
1. Problembestimmung Was ist Anlass der Besprechung? Wie lautet das ethische Problem?
2. Analyse und Verstehen der Situation Medizinische, pflegerische, soziale, weltanschauliche und organisatorische Fakten werden eruiert.
3. Ethische Bewertung Entwicklung von ethischen Argumenten im Hinblick auf die relevanten Normen und Prinzipien: Wohl und Wille des Patienten*der Patientin, (Abgrenzung der) Verantwortung von Ärzt*innen, Pflegepersonen usw. werden ermittelt.
4. Beschlussfassung Zunächst wird überprüft, ob sich die Ausgangsfrage geändert hat. Es folgen die Formulierung der Entscheidung und die Rekapitulation der wichtigsten Argumente.

In der ersten Phase, der **Problembestimmung**, geht es um die klare Formulierung des zentralen moralischen Problems in der jeweiligen Situation, um der Fallbesprechung eine Richtung zu geben.

Die zweite Phase, die **Inventarisierung und das Verstehen der Situation**, besteht in der Darstellung von Fakten der konkreten Situation durch die ärztlichen und pflegerischen Diagnosen, Prognosen und Erfahrungen. Aufmerksamkeit und Gewicht liegen auf der Perspektive der Pflegenden, wenn es darum geht, die Wünsche und Bedürfnisse der Patient*innen zu eruieren. Professionelle Pflege basiert auf Fragestellungen nach den Aktivitäten des täglichen Lebens (ADL), des psychosozialen Umfelds, der notwendigen Ressourcen, der Bedeutung dessen, wie Patient*innen und Angehörige die Situation erfahren und bewältigen. Auch wenn die Verantwortung der Entscheidung beim Arzt*bei der Ärztin liegt, wird auf einen gleichberechtigten Diskurs Wert gelegt. Dieser bezieht alle Beteiligten in gleicher Weise in die Fallbesprechung mit ein.

Die Nimwegener Methode ist primär problemlösungsorientiert, nimmt aber auch haltungsorientierte Elemente auf. Die Verknüpfung von haltungsorientiertem Reflektieren mit normativen Argumenten (z. B. Patientenautonomie, Wohlbefinden) liefert einen Beitrag zum besseren Verständnis der Situation und hilft, die ethischen Aspekte zu erkennen. Dabei wird auf eine klare Unterscheidung zwischen Tatsachen und Bewertungen geachtet.

In der dritten Phase geht es um die **ethische Bewertung**. Für die wertbezogene und normativ ethische Argumentation bezieht sich die Nimwegener Methode auf den Principlism von Beauchamp und Childress (1979; 2019). Eine sorgfältige Abwägung zwischen den Prinzipien Autonomie, Nichtschaden, Fürsorge und Gerechtigkeit hat zu erfolgen, aber auch Werte wie Vertrauen und Verschwiegenheit werden in Erwägung gezogen. Nicht zuletzt ist der Nutzen für den Patienten*die Patientin entscheidend für die Einleitung oder das Unterlassen einer Intervention. Dieser Reflexionshorizont kann durch narrative Erzählungen (hermeneutisches Verstehen) über die Bedürfnisse und die Weltsicht des Patienten*der Patientin erweitert werden. Es wird hier auch auf die Abgrenzung von Verantwortlichkeiten im Team geachtet.

Die vierte Phase der **Beschlussfassung** beginnt mit der Wiederholung der Ausgangsfrage. So lässt sich eruieren, ob sich diese durch die umfassende Klärung und Einsicht in die Situation geändert hat und ob noch Fragen offengeblieben sind, die eine Entscheidung erschweren. Zwar kann nicht immer ein Konsens erreicht werden, aber eine Kohärenz zwischen begründeten Urteilen, moralischen Argumenten und theoretischen Hintergrundannahmen auf argumentativer Ebene kann Orientierung bieten. Sobald Klarheit über die Situation besteht, werden die wichtigsten Argumente für eine verantwortbare Entscheidung zusammengefasst. Anschließend wird über die weitere Handlungsweise entschieden und werden im Team die entsprechenden Absprachen getroffen (Steinkamp & Gordijn, 2010, S. 265–275; Steinkamp, 2020, S. 306 ff.).

Eine wichtige Rolle spielt dabei die Moderation, damit die Diskussion bei komplexen Situationen und starken Emotionen nicht ausufert. Der* die Moderator*in unterstützt den Entscheidungsfindungsprozess, wobei die Entscheidungsbefugnis bei den jeweils Verantwortlichen bleibt. Er*sie sollte mit der Analyse ethischer Fragen und mit der klinischen Realität vertraut sein (Steinkamp & Gordijn, 2010, S. 245–248; Steinkamp, 2020, S. 306 ff.).

Fallbesprechungen können entweder retrospektiv (rückblickend) stattfinden, um bereits aufgetretene ethische Probleme zu analysieren, oder präventiv, um mögliche künftige Probleme zu antizipieren und zu vermeiden. Sie dienen der Entwicklung einer ethisch reflektierten Grundhaltung und fördern die Sensibilität und Urteilskraft bei moralischen Dilemmata.

Ein geeignetes Modell hierfür liefert das von Marianne Rabe (2009) entwickelte Reflexionsmodell. Es lässt sich besonders gut für Lehr- und Lernzwecke einsetzen, da es eine strukturierte Vorgehensweise bietet, die ein Abgleiten in Beliebigkeiten verhindert und eigenständiges Formulieren und Begründen anregt. So können Studierende ihre eigenen ethischen Urteilsbildungskompetenzen entwickeln und ihre Fähigkeit zur Argumentation und Entscheidungsfindung verbessern (Rabe, 2009, S. 154 f.).

4.3.3 Reflexionsmodell nach Marianne Rabe

1. **Situationsanalyse:** Die persönliche Reaktion und der Ausdruck von Gefühlen (Empörung, Ärger, Mitleid ...) weisen darauf hin, dass bei einer erlebten Situation Klärungsbedarf besteht. Ebenso sollen die Beziehungen der Beteiligten zueinander thematisiert und verschiedene Handlungsmöglichkeiten diskutiert werden.
2. **Ethische Reflexion:** In diesem Schritt liegt die Konzentration auf der Frage nach dem ethischen Problem und dessen Bewertung anhand von Prinzipien, ethischen Grundsätzen und Werthaltungen sowie auf der Klärung der Verantwortung.
3. **Ergebnisse:** Die ethisch begründete Beurteilung der Situation fasst die wesentlichen Erkenntnisse der ersten beiden Schritte zusammen. Nicht immer kann ein Konsens gefunden werden, dann muss weiter reflektiert und bearbeitet werden. Dissense können auch auf Kommunikationsschwierigkeiten in einem interprofessionellen Team, auf Mängel in der Organisation oder auf einen Schulungsbedarf hinweisen, die aufgegriffen werden sollten (vgl. Rabe, 2009, S. 152–155).

Im Downloadbereich wird eine weitere Methode vorgestellt: das Eskalationsmodell METAP. Dieses mehrstufige Modell zeichnet sich dadurch aus, dass ein Team niederschwellige ethische Probleme selbstständig bearbeiten kann.

Download:
Das Eskalationsmodell METAP

1. Situationsanalyse

Persönliche Reaktionen

Die Sicht der anderen: Perspektiven aller am Fall beteiligten Personen

Alternative Handlungsmöglichkeiten und ihre Folgen für die Betroffenen

2. Ethische Reflexion

Benennung des ethischen Problems

Formulierung der normativen Orientierung und übergeordneten Prinzipien, die nur für die Situation von Bedeutung sind

Verantwortungsebenen
- persönlich
- institutionell
- gesellschaftspolitisch

3. Ergebnisse

Ethisch begründete Beurteilung

Konsens/Dissens

Nötige praktische Konsequenzen und ihre Durchsetzung

Abb. 6: **Modell für die ethische Reflexion** (Rabe, 2009, S. 153)

4.3.4 Ethikleitlinien

Ethikleitlinien werden von Arbeitsgruppen erstellt, in denen neben Komiteemitgliedern fachkundige Mitarbeiter*innen aus der jeweiligen Organisation mitwirken. Die Leitlinien müssen den gesetzlichen und wissenschaftlichen Standards entsprechen und sollten regelmäßig überarbeitet werden.

Ethische Leitlinien bieten Orientierung und Sicherheit bei Entscheidungen in wiederkehrenden Situationen mit ethischen Herausforderungen (Riedel & Linde, 2018, S. 182). Dazu gehören beispielsweise der Umgang mit Patientenverfügungen, Entscheidungen am Lebensende, Regeln zum Verzicht auf Reanimation, Umgang mit religiösen und kulturellen Besonderheiten u. a.

Ethikleitlinien entlasten nicht von der Verantwortung für Entscheidungen, sondern dienen der Qualitätssicherung im Entscheidungsprozess. Sie müssen von der Organisationsleitung verabschiedet werden (Neitzke, 2008, S. 60 f.).

Zudem können Leitlinien durch eine verbesserte Entscheidungsqualität und Handlungssicherheit dazu beitragen, situativen moralischen Distress zu reduzieren (Riedel & Linde, 2018, S. 185).

4.3.5 Fort- und Weiterbildungsangebote

Für Pflegende ist es wichtig, ethische Probleme adäquat zu artikulieren und zu argumentieren. So werden sie in einem Ethikkomitee akzeptiert und im interprofessionellen Diskurs ernst genommen (Kohlen, 2020, S. 332).

Fort- und Weiterbildungsangebote dienen der Förderung der Sensibilität für ethische Probleme und der ethischen Bewusstseinsbildung. Ziel ist es, die ethische Kompetenz der Mitarbeiter*innen der Institution zu stärken.

Mit der Fähigkeit zur ethischen Reflexion des beruflichen Handelns kann wiederum die Bereitschaft zur ethischen Fallbesprechung in den einzelnen Abteilungen gefördert werden.

Themen für Fortbildungen sind u. a. Formen der Sterbehilfe, Sterbebegleitung, Umgang mit Angehörigen, behinderten und dementen Menschen, Therapiebegrenzung auf Patientenwunsch (Autonomie) oder gegen den Wunsch von Angehörigen (Nutzlosigkeit der Therapie), Fortführen oder Begrenzung von künstlicher Ernährung und Flüssigkeitszufuhr in bestimmten Lebensphasen (im Sterbeprozess, bei schwerer Demenz) u. a. (Neitzke, 2008, S. 59 f.).

5 Zusammenfassung und Schlussbetrachtungen

Pflegerisches Handeln ist immer auch moralisches Handeln, das sich auf das Ergebnis pflegetherapeutischer Maßnahmen auswirkt und das Wohlbefinden erheblich beeinflusst. Darin begründet sich ein reflektierter und verantwortungsbewusster Umgang, der ethische Kompetenz erfordert.

Pflegende agieren in ihrem Berufsalltag häufig in einem Spannungsfeld zwischen Patient*innen, Angehörigen, Ärzt*innen sowie anderen Berufsgruppen, die in die Behandlung und Betreuung eingebunden sind. Sie sind Bindeglied zwischen all diesen Professionen und müssen daher ihre fachliche, reflexive und ethische Expertise nutzen, um ihre Diskurs- und Urteilsfähigkeit immer wieder unter Beweis zu stellen. Ethische Entscheidungen in ihrem komplexen Arbeitsfeld erfordern, dass sie ihr pflegerisches Handeln argumentativ absichern und sich in schwierigen, kritischen oder auch unbefriedigt gelösten Situationen Gehör verschaffen können.

Die Berufsethik der Gesundheits- und Krankenpflege stellt Instrumente für die Auseinandersetzung und Klärung pflegeethischer Werthaltungen zur Entwicklung einer eigenen Berufsidentität und ethischen Urteilsbildung in Bezug auf die pflegerischen Handlungsfelder bereit, die auf der allgemeinen Ethik basieren. Ein kongruent gelebtes Ethos setzt immerwährende Reflexion der verinnerlichten Werthaltung in Bezug auf eine professionelle Wertorientierung voraus. Die Aneignung der dafür erforderlichen ethischen Kompetenzen kann durch die Anwendung von systematisierten Reflexions- und strukturierten Entscheidungsprozessen anhand von Fallbeispielen entwickelt und gefestigt werden. Transparenz und Nachvollziehbarkeit von Handlungen und Entscheidungen bilden eine Grundlage für qualitätsvolle Pflege und reduzieren moralischen Distress.

Einige Inhalte sind mit den Abschnitten Berufsgeschichte und transkulturelle Pflege vernetzt und werden bei vertiefender Auseinandersetzung und Reflexion deutlich.

Moralisches Handeln hat immer schon pflegerisches Handeln geprägt. Eine ethisch reflektierte Grundhaltung wirkt sich auf alle künftigen Entwicklungen der Pflegewissenschaft, der Pflegepädagogik, des Pflegemanagements und nicht zuletzt der Pflegepraxis aus.

Vertiefung des Lernstoffes

Zum Wiederholen

- Problemfelder in der Pflegepraxis
- Moralische Konflikte und Dilemmata
- Klinisches Ethikkomitee (KEK)
- Reflexions- und Entscheidungsfindungsmodelle

Zum Üben

Anhand eines Fallbeispiels soll die Anwendung der Nimwegener Methode geübt werden. Durch einen Perspektivenwechsel (Einnahme unterschiedlicher Positionen Betroffener) besteht die Möglichkeit, sich mit eigenen Wertvorstellungen und Gefühlen auseinanderzusetzen und in Gegenüberstellung zu ethischen Normen und Prinzipien zu diskutieren.

Fallbeispiel Frau Emma

Frau Emma ist 84 Jahre alt und lebt allein in einer kleinen Wohnung. Ihre Kinder besuchen sie regelmäßig und kümmern sich um sie.

Frau Emmas Gesundheitszustand hat sich in den letzten Monaten sehr verschlechtert. Sie ist vor vier Monaten gestürzt und hat sich die linke Hüfte gebrochen. Nach der Operation war sie kurz in einem Heim zur Übergangspflege und kam dann wieder nach Hause. Dauerhaft in einem Pflegeheim leben wollte sie nicht. Leider ist Frau Emma in den letzten Wochen wieder mehrmals gestürzt. Zusätzlich hatte sie einen grippalen Infekt mit Fieber.

Frau Emma gibt immer wieder an, unter Schwindel zu leiden, und hat einen unsicheren Gang. Daraufhin bringt die Familie sie zur Durchuntersuchung ins Krankenhaus, wo sie auf der internen Abteilung aufgenommen wird. Noch immer fiebert sie leicht. Innerhalb weniger Tage verschlechtert sich ihr Gesundheitszustand so stark, dass sie jegliche Nahrung und Flüssigkeit ablehnt. Sie presst die Lippen zusammen und dreht beim Versuch, ihr Essen einzugeben, den Kopf weg. Es gelingt den Pflegenden nicht, sie zu überzeugen, Nahrung und Flüssigkeit zu sich zu nehmen. Auch die Mundpflege lehnt sie ab.

Aufgrund der Verschlechterung wird Frau Emma zur PEG-Sondenanlage auf eine chirurgische Abteilung verlegt. Sie erhält Flüssigkeit in Form von Infusionen. Die Körperpflege wird aufgrund ihres schlechten Allgemeinzustandes im Bett durchgeführt. Frau Emmas Zustand verschlimmert sich zunehmend. Sie wehrt sich bei der Mund- und Körperpflege.

Die Ärzt*innen empfehlen den Angehörigen, für Frau Emma einen Pflegeheimplatz zu organisieren. Frau Emma könne mit ihrer Demenz und der PEG-Sonde nicht mehr allein zu Hause leben. Schon nach kurzer Zeit gelingt es den Angehörigen, einen Platz in einem Pflegeheim zu organisieren, das ca. 40 km von ihrem Wohnort entfernt ist.

Zum Nachlesen

Arbeitsgruppe „Pflege und Ethik" der Akademie für Ethik in der Medizin e. V. (2005): „Für alle Fälle …". Arbeit mit Fallgeschichten in der Pflegeethik. Hannover: Kunz.

Dieses Buch enthält eine Vielzahl von Fallgeschichten aus der Pflegepraxis, die von einer Arbeitsgruppe diskutiert und zusammengefasst wurden. Die Fälle sind folgendermaßen aufbereitet: Kurzbeschreibung, Problemhintergrund, didaktische Einsatzmöglichkeiten, Zielgruppe sowie Hinweise zur Durchführung. Dieses Buch eignet sich daher sehr gut für Lehrpersonen und bietet eine umfassende Grundlage für den Ethikunterricht zur vertiefenden Auseinandersetzung mit moralischen Problemen der Pflege. Falldiskussionen können der Stärkung und Schulung der Urteils-, Argumentations- und Reflexionsfähigkeit sowie der Bewusstmachung eigener Wertmaßstäbe bei moralischen Problemen dienlich sein.

Beauchamp, Tom L. & Childress, James F. (^{8}2019): Principles of Biomedical Ethics. New York, Oxford: Oxford University Press.
*Dieses umfassendes Grundlagenwerk zur Ethik im Gesundheitswesen bietet eine theoretische und praktische Auseinandersetzung mit den vielfältigen Problemen, mit denen Mediziner*innen, Pflegekräfte und andere Akteure*Akteurinnen im Gesundheitswesen konfrontiert sind. Kern des Werks bilden die vier Prinzipien Respekt vor der Autonomie, Benefizienz, Nichtschaden und Gerechtigkeit. Sie sind Ausgangspunkt für traditionelle Ethiktheorien sowie philosophische Methoden (demnächst auch in deutscher Sprache erhältlich).*

Riedel, Annette & Linde, Anne-Christin (Hg.) (2018): Ethische Reflexion in der Pflege. Konzepte – Werte – Phänomene. Berlin: Springer.
Dieses Buch ermöglicht eine vertiefende Auseinandersetzung mit ethischen Fragen und Konflikten, die sich aus pflegebezogenen Phänomenen und Konzepten ergeben. Die Inhalte fördern Reflexion und Entscheidungsfindung und tragen zur Entwicklung einer ethischen Kompetenz bei.

Literaturverzeichnis

Albisser Schleger, Heidi; Mertz, Marcel; Meyer-Zehnder, Barbara & Reiter-Theil, Stella (2019): Klinische Ethik – METAP. Leitlinie für Entscheidungen am Krankenbett. 2., aktual. u. erg. Aufl. Berlin: Springer.

Anzenbacher, Arno (2002): Einführung in die Philosophie. 8., überarb. u. erw. Auflage. Freiburg im Breisgau: Herder.

Aristoteles: Nikomachische Ethik. Aus dem Altgriechischen übersetzt von Olof Gigon. München: dtv, 2000.

Arndt, Marianne (1996): Ein wissenschaftlicher Diskurs über Theorien der Moral und Ethik. Pflege 9/1, S. 26–29.

Baumann-Hölzle, Ruth; Riedel, Annette & Dinges, Stefan (2018): Ethische Entscheidungen strukturieren und begründen. In: Riedel, Annette & Linde, Anne-Christin (Hg.): Ethische Reflexion in der Pflege. Konzepte – Werte – Phänomene. Berlin: Springer, S. 31–40.

Bayertz, Kurt (1995): Verantwortung: Prinzip oder Problem? Darmstadt: Wissenschaftliche Buchgesellschaft.

Beauchamp, Tom L. & Childress, James F. (2019): Principles of Biomedical Ethics. 8. Aufl. New York, Oxford: Oxford University Press.

Beauchamp, Tom L. (2005): Prinzipien und andere aufkommende Paradigmen in der Bioethik. In: Rauprich, Oliver & Steger, Florian (Hg.): Prinzipienethik in der Biomedizin. Moralphilosophie und medizinische Praxis. Frankfurt am Main, New York: Campus, S. 48–73.

Benner, Patricia & Wrubel, Judith (1997): Pflege, Streß und Bewältigung. Gelebte Erfahrung von Gesundheit und Krankheit. Bern: Huber.

Kohlen, Helen: „Care“ und Sorgekultur. In: Brandenburg, Hermann & Güther, Helen (Hg.) (2015): Gerontologische Pflege. Bern: Hogrefe.

Bundesgesetz über Gesundheits- und Krankenpflegeberufe (Gesundheits- und Krankenpflegegesetz GuKG), BGBl. I 108/1997. https://www.ris.bka.gv.at/GeltendeFassung.wxe?Abfrage=Bundesnormen&Gesetzesnummer=10011026 (23.2.2019).

Conradi, Elisabeth (2001): Take Care. Grundlagen einer Ethik der Achtsamkeit. Frankfurt am Main: Campus.

Conradi, Elisabeth (2003): Vom Besonderen zum Allgemeinen – Zuwendung in der Pflege als Ausgangspunkt einer Ethik. In: Wiesemann, Claudia; Erichsen, Norbert; Behrendt, Heidrun; Biller-Adorno, Nikola & Frewer, Andreas (Hg.): Pflege und Ethik. Leitfaden für Wissenschaft und Praxis. Stuttgart: Kohlhammer, S. 30–46.

Dörries, Andrea (2008): Ethik im Krankenhaus. In: Dörries, Andrea; Neitzke, Gerald; Simon, Alfred & Vollmann, Jochen (Hg.): Klinische Ethikberatung. Ein Praxisbuch. Stuttgart: Kohlhammer, S. 13–23.

Düwell, Marcus; Hübenthal, Christoph & Werner, Micha H. (Hg.) (2011): Handbuch Ethik. 3., aktual. Aufl. Stuttgart, Weimar: Metzler.

Fenner, Dagmar (2010): Einführung in die Angewandte Ethik. Tübingen: Francke.

Fenner, Dagmar (2022): Einführung in die Angewandte Ethik. 2., vollst. überarb. u. erw. Auflage. Tübingen: Francke.

Fölsch, Doris (2008): Ethik in der Pflegepraxis. Anwendung moralischer Prinzipien im Pflegealltag. Wien: Facultas.

Friesacher, Heiner (2016): Professionalisierung und Caring – passt das überhaupt zusammen? In: Kleibel, Veronika & Urban-Huser, Catherine (Hg.) Caring – Pflicht oder Kür? Gestaltungsspielräume für eine fürsorgliche Pflegepraxis. Wien: Facultas, S. 55–71.

Fröhlich, Günter (2014): Theorie der ethischen Beratung im klinischen Kontext. Philosophische Grundlegung eines anwendungsbezogenen Modells zur Falldiskussion und Lösung wertbasierter Konflikte. Würzburg: Könighausen & Neumann.

Gilligan, Carol (1999): Die andere Stimme. Lebenskonflikte und Moral der Frau. 5. Aufl. München: Piper.

Großklaus-Seidel, Marion (2002): Ethik im Pflegealltag. Wie Pflegende ihr Handeln reflektieren und begründen können. Stuttgart: Kohlhammer.

Großklaus-Seidel, Marion (2020): Pflegeethik als kritische Institutionenethik. In: Monteverde, Settimio (Hg.): Handbuch Pflegeethik. Ethisch denken und handeln in den Praxisfeldern der Pflege. 2., erw. u. überarb. Aufl. Stuttgart: Kohlhammer, S. 85–97.

Hepfer, Karl (2008): Philosophische Ethik. Eine Einführung. Göttingen: Vandenhoeck & Ruprecht.

Hiemetzberger, Martina & Ruprecht, Barbara (2013): Unterricht in der Pflegepraxis – eine Frage der Haltung? In: Rundbrief. Tut Forschung weh? Vereinsorgan des Internationalen Fördervereins Basale Stimulation® e. V. 22. Ausgabe 22/2, S. 10–15.

Höffe, Otfried (1997): Lexikon der Ethik. 5., neubearb. u. erw. Aufl. München: Beck.

Hübner, Dietmar (2021): Einführung in die philosophische Ethik. 3., durchges. u. korr. Aufl. Göttingen: Vandenhoeck & Ruprecht.

CN-Ethikkodex für Pflegefachpersonen (ICN – International Council of Nurses): Fassung aus dem Jahr 2021: icn-ethikkodex_broschuere_12-2021_fuer_web.pdf (24.2.2024).

Jonas, Hans (1984): Das Prinzip Verantwortung. Versuch einer Ethik für die technologische Zivilisation. Frankfurt am Main: Suhrkamp.

Kant, Immanuel (1788): Kritik der praktischen Vernunft. Grundlegung zur Metaphysik der Sitten. Werkausgabe Band VII (hg. von Wilhelm Weischedel). Frankfurt am Main: Suhrkamp.

Kleibel, Veronika & Urban-Huser, Catherine (2016): Vorwort. In: Kleibel, Veronika & Urban-Huser, Catherine (Hg.): Caring – Pflicht oder Kür? Gestaltungsspielräume für eine fürsorgliche Pflegepraxis. Wien: Facultas. S. 11–15.

Kletčka-Pulker, Maria; Grimm, Markus; Memmer, Michael; Stärker, Lukas; Zahrl, Johannes (2019): Grundzüge des Medizinrechts. Wien: Manz.

Kohlen, Helen (2015): „Care“ und Sorgekultur. In: Brandenburg, Hermann & Günther, Helen (Hg.): Gerontologische Pflege. Bern: Hogrefe, S. 123–129.

Kohlen, Helen (2020): Die Rolle von Pflegenden in Klinischen Ethikkomitees. In: Monteverde, Settimio (Hg.): Handbuch Pflegeethik. Ethisch denken und handeln in den Praxisfeldern der Pflege. 2., erw. u. überarb. Aufl. Stuttgart: Kohlhammer, S. 327–336.

Kohlen, Helen (2016): Plädoyer für eine widerständige Care-Praxis – Zur Entwicklung von Care-Ethiken im internationalen Vergleich und ihrem Status in der Pflege. In: Kleibel, Veronika & Urban-Huser, Catherine (Hg.): Caring – Pflicht oder Kür? Gestaltungsspielräume für eine fürsorgliche Pflegepraxis. Wien: Facultas, S. 15–26.

Körtner, Ulrich H. J. (2022): Grundkurs Pflegeethik. 4., überarb. Aufl. Stuttgart: UTB (facultas).

Kuhn, Andrea (2018): Pflegeethik – ein Mandat der Berufspolitik. In: Riedel, Annette & Linde, Anne-Christin (Hg.): Ethische Reflexion in der Pflege. Konzepte – Werte – Phänomene. Berlin: Springer, S. 205–211.

Lay, Reinhard (2020): Ethik in der Pflege. Ein Lehrbuch für die Aus-, Fort- und Weiterbildung. 3., überarb. u. erw. Aufl. Hannover: Schlütersche.

Lenk, Hans (1991): Komplexe Ebenen der Verantwortung. In: Sänger, Monika (Hg.): Verantwortung. Arbeitstexte für den Unterricht. Stuttgart: Reclam, S. 64–73.

Lenk, Hans (1998): Konkrete Humanität: Vorlesungen über Verantwortung und Menschlichkeit. Frankfurt am Main: Suhrkamp.

Lützén, Kim; Johansson, Agneta & Nordström, Gun (2000): Moral Sensitivity: Some differences between nurses and physicians. Nursing Ethics 7/6, S. 520–530: https://doi-org.uaccess.univie.ac.at/10.1177/096973300000700607 (9.4.2024).

Maio, Giovanni (2017): Mittelpunkt Mensch: Lehrbuch der Ethik in der Medizin. Mit einer Einführung in die Ethik der Pflege. 2., überarb. u. erw. Aufl. Stuttgart: Schattauer.

Marckmann, Georg (2015): Im Einzelfall ethisch gut begründet entscheiden: Das Modell der prinzipienorientierten Falldiskussion. In: Marckmann, Georg (Hg.): Praxisbuch Ethik in der Medizin. Berlin: Medizinische Wissenschaftliche Verlagsgesellschaft, S. 15–22.

Marschütz, Gerhard (2009): Theologisch ethisch nachdenken. Band 1: Grundlagen. Würzburg: Echter.

Mayer, Hanna (2016): Geleitwort. In: Kleibel, Veronika & Urban-Huser, Catherine (Hg.): Caring – Pflicht oder Kür? Gestaltungsspielräume für eine fürsorgliche Pflegepraxis. Wien: Facultas, S. 5–8.

Meyer-Zehnder, Barbara; Barandun Schäfer, Ursi; Albisser Schleger, Heidi; Reiter-Teil, Stella & Pargger, Hans (2014): Ethische Fallbesprechung auf der Intensivstation. Vom Versuch zur Routine. Der Anaesthesist 63, S. 477–487. DOI: 10.1007/s00101-014-2331-x.

Mill, John Stuart (2014): Utilitarism. Der Utilitarismus. Englisch/Deutsch. Stuttgart: Reclam.

Monteverde, Settimio (Hg.) (2020): Grundlagen. In: ders.: Handbuch Pflegeethik. Ethisch denken und handeln in den Praxisfeldern der Pflege. 2., erw. u. überarb. Aufl. Stuttgart: Kohlhammer, S. 19–38.

Monteverde, Settimio (2009): Pflege – Die Ethik fürsorgerischer Zuwendung. In: Arn, Christof & Weidmann-Hügle, Tatjana (Hg.): Ethikwissen für Fachpersonen. Basel: Schwabe AG und EMH Schweizerischer Ärzteverlag.

Neitzke, Gerald (2008): Praxis der klinischen Ethikberatung. In: Dörries, Andrea; Neitzke, Gerald; Simon, Alfred & Vollmann, Jochen (Hg.): Klinische Ethikberatung. Ein Praxisbuch. Stuttgart: Kohlhammer, S. 58–86.

Neitzke, Gerald (2015): Ethikberatung und Ethikkomitees als Instrumente der Entscheidungsunterstützung. In: Marckmann, Georg (Hg.): Praxisbuch Ethik in der Medizin. Berlin: Medizinisch-wissenschaftliche Verlagsgesellschaft, S. 23–34.

Pauer-Studer, Herlinde (2020): Einführung in die Ethik. 3., aktual. u. erw. Auflage. Wien: Facultas.

Pieper, Annemarie (2017): Einführung in die Ethik. 7., aktual. Aufl. Tübingen: Francke.

Pieper, Annemarie & Thurnherr, Urs (Hg.) (1998): Angewandte Ethik: Eine Einführung. München: Beck.

Pillen, Angelika (2002): Gerechtigkeit und gute Pflege. Pflege. Die wissenschaftliche Zeitschrift für Pflegeberufe. 15/05, S. 164–167. DOI:10.1024/1012-5302.15.5.163.

Pöltner, Günther (2002): Grundkurs Medizinethik. Wien: Facultas.

Rabe, Marianne (2009): Ethik in der Pflegeausbildung. Beiträge zur Theorie und Didaktik. Bern: Huber.

Rauprich, Oliver (2005): Prinzipienethik in der Biomedizin – Zur Einführung. In: Rauprich, Oliver & Steger, Florian (Hg.): Prinzipienethik in der Biomedizin. Moralphilosophie und medizinische Praxis. Frankfurt am Main, New York: Campus.

Reiter-Theil, Stella; Mertz, Marcel; Albisser Schleger, Heidi; Meyer-Zehnder, Barbara; Kressig, Reto W. & Pargger, Hans (2011): Klinische Ethik als Partnerschaft – oder wie eine ethische Leitlinie für den patientengerechten Einsatz von Ressourcen entwickelt und implementiert werden kann. Ethik der Medizin 23, S. 93–105. DOI: 10.1007/s00481-010-0098-4.

Reitinger, Elisabeth & Heller, Andreas (2010): Ethik im Sorgebereich der Altenhilfe. Care-Beziehungen in organisationsethischen Verständigungsarrangements und Entscheidungsstrukturen. In: Krobath, Thomas & Heller, Andreas (Hg.): Ethik organisieren. Handbuch der Organisationsethik. Freiburg im Breisgau: Lambertus, S. 737–765.

Riedel, Annette; Behrens, Johann; Giese, Constanze; Geiselhart, Martina; Fuchs, Gerhard; Kohlen, Helene; Pasch, Wolfgang; Rabe, Marianne & Schütz, Lutz (2017): Zentrale Aspekte der Ethikkompetenz in der Pflege. Empfehlungen der Sektion Lehrende im Bereich der Pflegeausbildung und der Pflegestudiengänge in der Akademie für Ethik in der Medizin e. V. Ethik Med. 29, S. 161–165. DOI: 10.1007/s00481-016-0415-7.

Riedel, Annette & Linde, Anne-Christin (Hg.) (2018): Ethik-Leitlinien-Entwicklung als Prozess der Ethikkompetenzentwicklung erfassen. In: dies.: Ethische Reflexion in der Pflege. Konzepte – Werte – Phänomene. Berlin: Springer, S. 181–187.

Ruppert, Sabine (2013): Entscheidungsfindungsmodelle in der Ethik. In: Kemetmüller, Eleonore: Berufsethik, Berufsgeschichte und Berufskunde für Pflegeberufe. Wien: Facultas, S. 95–108.

Sauer, Timo (2015): Zur Perspektivität der Wahrnehmung von Pflegenden und Ärzten bei ethischen Fragestellungen. Empirische Daten und theoretische Überlegungen. Ethik Med. 27, S. 123–140. DOI: 10/1007/s00481-014-0291-y.

SBK (Schweizer Berufsverband der Pflegefachfrauen und Pflegefachmänner) (2003): Ethik in der Pflegepraxis. Bern: SBK.

Schmücker, Reinold (2011): Schuld und Verdienst. In: Stoecker, Ralf. Handbuch Angewandte Ethik. Stuttgart u. a.: Metzler, S. 131–134.

Schnabl, Christa (2005): Gerecht sorgen. Grundlagen einer sozialethischen Theorie der Fürsorge. Freiburg: Paulus.

Schnepp, Wilfried (2016): Caring – ein Stiefkind in der deutschen Pflegewissenschaft? In: Kleibel, Veronika & Urban-Huser, Catherine (Hg.) Caring – Pflege oder Kür? Gestaltungsspielräume für eine fürsorgliche Pflegepraxis. Wien: Facultas, S. 72–82.

Schröder-Bäck, Peter (2014): Ethische Prinzipien für die Public-Health-Praxis. Grundlagen und Anwendungen. Frankfurt am Main, New York: Campus.

Singer, Peter (2013): Praktische Ethik. 3., revid. u. erw. Auflage. Stuttgart: Reclam.

Sommer, Andreas Urs (2016): Werte: Warum man sie braucht, obwohl es sie nicht gibt. Stuttgart: Metzler.

Spirig, Rebecca; Bruni, Katja; Meier, Mirjam; Meyer Hänel, Philipp & Staudacher, Diana (2016): Zuerst der Patient! Caring und konsequente Patientenorientierung – eine zukunftswichtige Kombination. In: Kleibel, Veronika & Urban-Huser, Catherine (Hg.): Caring – Pflege oder Kür? Gestaltungsspielräume für eine fürsorgliche Pflegepraxis. Wien: Facultas, S. 27–38.

Steinkamp, Norbert (2020): Methoden ethischer Fallbesprechung im Pflegealltag. In: Monteverde, Settimio (Hg.): Handbuch Pflegeethik. Ethisch denken und handeln in den Praxisfeldern der Pflege. 2., erw. u. überarb. Aufl. Stuttgart: Kohlhammer, S. 327–336.

Steinkamp, Norbert & Gordijn, Bert (2010): Ethik in der Klinik. Ein Arbeitsbuch zwischen Leitbild und Stationsalltag. 3. Aufl. München: Luchterhand.

Stoecker, Ralf (2016): Moral, Ethik, Recht. In: Schröder-Bäck, Peter & Kuhn, Joseph: Ethik in den Gesundheitswissenschaften: Eine Einführung. Weinheim, Basel: Beltz Juventa.

van der Arend, Arie & Gastmans, Chris (1996): Ethik für Pflegende. Bern: Huber.

Vosman, Frans & Conradi, Elisabeth (2016): Einleitung – Schlüsselbegriffe der Care-Ethik. In: Conradi, Elisabeth & Vosman, Frans (Hg.): Praxis der Achtsamkeit. Schlüsselbegriffe der Care-Ethik. Frankfurt am Main: Campus.

Vöneky, Silja (2010): Recht, Moral und Ethik. Tübingen: Mohr Siebeck.

Waibl, Elmar (2004): Grundriß der Medizinethik für Ärzte, Pflegeberufe und Laien. Münster: Lit.

Zimbardo, Philip G. & Gerrig, Richard J. (1996): Psychologie. Bearbeitet und hg. von Hoppe-Graff, Siegfried & Engel, Irma. 7. Aufl. Berlin: Springer.

Abbildungsverzeichnis

Tabellenverzeichnis

Teil II
Geschichte der Pflege

von Martina Hiemetzberger und Robert Hamedinger

Die Verwendung einer das Geschlecht sichtbar machenden Sprache führt in Texten mit historischem Inhalt, wie es hier der Fall ist, zu Verzerrungen und missverständlichen Darstellungen – zum Teil, weil die Beteiligung von Frauen an verschiedenen Funktionen des öffentlichen Lebens manchmal nicht sicher recherchiert werden kann, zum Teil, weil geschlechtergerechte Sprache hier eine Beteiligung von Frauen suggerieren und damit selbst dazu beitragen würde, deren Marginalisierung zu verschleiern. Aus diesem Grund wird in den Kapiteln bis zur Frühen Neuzeit bis auf wenige Ausnahmen das generische Maskulinum verwendet. Mit dem stärkeren Hervortreten von Frauen ab der Frühen Neuzeit kommt der Genderstern zum Einsatz.

1 Erste Hinweise zur Krankenpflege

Die Geschichte der Krankenpflege ist so alt wie die Geschichte der Menschheit. Ersetzen wir den Begriff „Krankenpflege“ durch „**Pflege und Fürsorge**“, wird sehr schnell klar, dass diese Phänomene schon lange vor der eigentlichen Geschichte des Menschen eine Rolle spielten. Bei den meisten Lebewesen, Menschen wie Tieren, beansprucht der Nachwuchs nach der Geburt mehr oder weniger Pflege und Fürsorge bis hin zur Selbstständigkeit. Dafür verantwortlich waren in erster Linie die Eltern, in vielen Fällen auch weitere Artgenossen oder sogar das gesamte zusammenlebende Rudel. Dies bestätigt die Pflege als soziale Mindestanforderung zum Überleben.

Nachfolgend einige Begriffe in alphabetischer Reihenfolge, die untrennbar mit der Ur- und Frühgeschichte verbunden sind:

Ägypten • Codex Hammurabi • Götterglaube • Hochkulturen • Indien • Magie • Mesopotamien • Naturheilkunde • Neandertaler • Steinzeit • Trepanation

Nach dem Studium dieses Kapitels sollten Sie ...

- ein Verständnis darüber gewonnen haben, dass Pflege schon seit Bestehen der Menschheit existiert;
- eine Vorstellung darüber gewonnen haben, wie medizinisches und pflegerisches Handeln praktiziert wurde;
- herausragende Leistungen aus der Zeit um 10 000 v. Chr. kennen, z. B. Trepanationen;
- instinktive Behandlungsmaßnahmen, magisch-religiöse Sichtweisen und empirisches Heilwissen differenzieren können;
- erste schriftliche und bildliche Überlieferungen über Heilpraktiken aus den frühen Hochkulturen kennen.

1.1 Urgeschichte

Prähistorische Knochenfunde aus der Urgeschichte, also der Zeit von den Anfängen der Menschheit bis zum regional sehr unterschiedlich datierten Auftreten von Schrift, lassen **instinktive Behandlungsmaßnahmen** vermuten. So wurden an manchen der gefundenen Knochen Veränderungen als Folge von Knocheneiterungen, -brüchen und Gelenksentzündungen sowie Anzeichen von infektiösen und parasitären Erkrankungen festgestellt. Sichtbare abgelaufene Heilungsprozesse an Knochenresten lassen instinktive Behandlungsmaßnahmen vermuten. Ein Fund betrifft beispielsweise einen Mann, der eine Verletzung der linken Augenhöhle und einen fehlenden rechten Unterarm hatte. Brüche von anderen Knochen wurden anscheinend geschient und waren abgeheilt, demnach muss er nach der Verletzung zumindest noch eine gewisse Zeit gelebt haben. Ohne die Hilfe des Stammes wäre das Überleben dieses Mannes und weiterer vergleichbarer Fälle unmöglich gewesen (Theiss, 2020).

Trepanationen, also das Öffnen der Schädeldecke, wurden in der Urgeschichte wahrscheinlich zur Behandlung von Schädeldachverletzungen, Kopfschmerzen und Epilepsie durchgeführt. Der älteste Fund stammt aus der Zeit um 10 000 v. Chr. In der Jungsteinzeit (5500–2200 v. Chr.) erlebten Trepanationen weltweit einen Aufschwung. Bei vielen Funden waren die Knochenränder abgeheilt, was auf eine erfolgreiche Operation hindeutet. Es ist anzunehmen, dass die Patient*innen direkt nach der Operation Pflege brauchten und dass diese von Familienmitgliedern übernommen wurde (Dastugue, 1990, S. 19–47; Hanisch, 2005, S. 50–55).

Die Ursache vieler Krankheiten wurde im Körperinneren verortet; auch Symptome, die nicht zuordenbar waren, traten auf. Die Ursache solcher nicht erklärbarer Phänomene schrieben die vorrationalen Menschen übermächtigen, unsichtbaren Kräften zu. Eine **magisch-religiöse Sichtweise** hatte sich gebildet. Der Gedanke, dass boshafte, unsichtbare Geister Krankheiten verursachen und Macht über den Menschen übernehmen würden, erforderte eine Gegenautorität: den Medizinmann/Heiler/Priester. Für Prophylaxe, Diagnosestellung und Therapie waren magische Handlungen notwendig. Je nach Einschätzung des Medizinmannes wurden spezifische Rituale angewendet. Es ist anzunehmen, dass neben magisch-religiösen Ritualen ein großes **empirisches Heilwissen** vorhanden war.

In den meisten Kulturen bestand ein Nebeneinander von **Empirie** und magisch-religiösen Methoden. Ärzt*innen und Pflegepersonen im heutigen Sinn gab es nicht (Möller & Hesselbarth, 1998, S. 8; Seidler & Leven, 2003, S. 16– 17).

Empirie
(von altgriech. *émpeíra*) Wissen aus Erfahrung

1.2 Frühgeschichte – frühe Hochkulturen

Die frühen Hochkulturen geben bereits detaillierte Auskunft durch archäologische Funde, Schriftdokumente und künstlerische Darstellungen. Als erste Hochkultur der Menschheit entwickelte sich Mesopotamien, das Zweistromland zwischen Euphrat und Tigris, auf dem heutigen Gebiet des Irak (Asien). Die Menschen dort entwickelten eine eigene Schrift, Religion und Kultur (Akcan, o. J.). Neben magischen Ritualen wie der Leberschau als Diagnoseverfahren bestanden therapeutische Anwendungen von wirksamen Substanzen; so konnten 250 Heilpflanzen sowie 120 mineralische und tierische Substanzen in den gefundenen Schriften identifiziert werden. Auch die sogenannte **Dreckapotheke** wird angeführt.

Dreckapotheke
Arzneimittel mit ekelerregenden Ingredienzien wie Exkremente, Sekrete und andere Körperbestandteile

In den Texten der mesopotamischen Medizin finden sich keine Hinweise auf spezielle pflegerische Maßnahmen oder auf einen eigenen Stand der Pflege. Themen wie Essen und Trinken, Lagerung und Stützen, Anlegen von Verbänden und die Verabreichung von Medikamenten (innerlich und äußerlich) treten in Kombination mit ärztlichen Anweisungen auf.

Medizinische Texte waren so strukturiert, dass die Schilderungen stets beim Kopf begannen und bei den Füßen endeten. Dieses Vorgehen wurde für die gesamte Antike zur Regel. Zahlreiche Inhalte aus der mesopotamischen Heilkunde verbreiteten sich über Syrien, Kleinasien und die Inseln des östlichen Mittelmeers und nahmen dadurch Einfluss auf spätere Kulturkreise.

Vertiefung des Lernstoffes

Zum Wiederholen

- Pflege und Fürsorge
- Instinktive Behandlungsmaßnahmen
- Magisch-religiöse Krankheitsvorstellung
- Empirisches Heilwissen
- Medizinische Leistungen der Urgeschichte
- Heilpraktiken früher Hochkulturen

Zum Nachlesen

- Seidler, Eduard & Leven, Karl-Heinz (2003): Geschichte der Medizin und der Krankenpflege (7., überarb. u. erw. Aufl.). Kohlhammer.
  Dieses Werk untersucht die historisch gewachsenen Gemeinsamkeiten von Pflege und Medizin.
- Wolff, Horst-Peter & Wolff, Jutta (2011): Krankenpflege: Einführung in das Studium ihrer Geschichte. Frankfurt/Main: Mabuse.
  Dieses Buch behandelt die Geschichte der Medizin und der Pflege in jeder Epoche.

2 Die Antike

Mit „Antike" wird die Kultur- und Staatenwelt des Mittelmeerraumes in der Zeit von etwa 1200 v. Chr. bis ca. 500 n. Chr. bezeichnet. Nachfolgend einige Begriffe in alphabetischer Reihenfolge, die untrennbar mit der Antike verbunden sind:

Alexander der Große • Aristoteles • Athen • „Brot und Spiele" • Christi Geburt • Christenverfolgungen • Cicero • Demokratie • Galen • Götterwelt • Heilkunst • Hellenismus• Hippokrates • Julius Cäsar • Naturphilosophie • Nero• Peloponnesischer Krieg • Perserkriege • Platon • Polis • Punische Kriege • Rechtlosigkeit der Frauen • Römisches Reich • Sklaverei • Sokrates • Völkerwanderung • Wissenschaft

Gesundheit war in der Antike ein Wert, den es zu erhalten galt, zumal Heilmittel im heutigen Sinne nur in sehr beschränktem Ausmaß zur Verfügung standen. Gesundheit und Schönheit waren eng gekoppelt, die Idealvorstellung orientierte sich an Göttern und Göttinnen wie Aphrodite und Apollon. Die Gesundheitsvorsorge wurde bestimmt vom zugrundeliegenden Gesundheits- und Krankheitsverständnis: vom theurgischen oder vom rational-wissenschaftlichen Konzept.

In vielen Lebensbereichen wie Politik, Kultur und Wissenschaft und nicht zuletzt in den Gesundheitsberufen finden wir bis heute die Spuren jener Zeit. Die Antike gilt als Wiege der Wissenschaft, auch bedeutende Ansätze heutiger Pflegetheorien und -konzepte waren bereits zentraler Bestandteil der antiken Heilkunst. Hier liegt der Ursprung des wissenschaftlichen Denkens, gekoppelt mit der beginnenden Abkehr von Magie und Intuition. Individualismus und kritisches Denken konnten sich entwickeln.

Nach dem Studium dieses Kapitels sollten Sie ...

- die beiden Ansätze der antiken Vorstellungen von Gesundheit und Krankheit, Prävention und Behandlung erklären können;
- die Hauptvertreter der antiken Heilkunde, Hippokrates und Galen, und deren Arbeitsweise erklären können;
- die Bedeutung des Hippokratischen Eids für die Heilkunde erläutern können;
- Argumente für die dogmatische Lehre der Humoralpathologie im Mittelalter und bis in die Neuzeit hinein diskutieren können;
- die Bedeutung des antiken Heilverständnisses, insbesondere der Diätetik, in Gegenüberstellung zum heutigem Pflegeverständnis diskutieren können;
- die Auswirkungen des Christentums auf die Entwicklung der Pflege sowie des Hospitalwesens erläutern können.

2.1 Götterglaube als Grundlage für das Gesundheits- und Krankheitsverständnis – Theurgie

Theurgisch
(von altgriech. *theourgía*, „Gotteswerk") wundertätig, geisterbahnend

Nach dem theurgischen **Konzept** der Antike war Krankheit eine Strafe der Götter für eine Störung der natürlichen Ordnung. Heilung konnte nur durch Wiederherstellung dieser Ordnung erreicht werden. Die Mittel dazu waren Katharsis

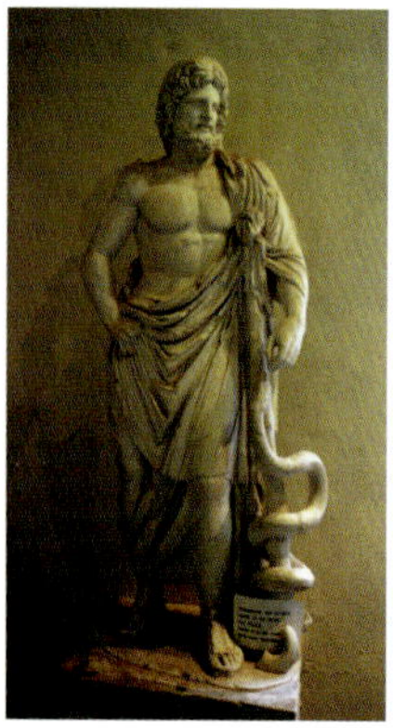

Abb. 1: **Statue des Asklepios mit Äskulapstab, Museum Epidaurus**

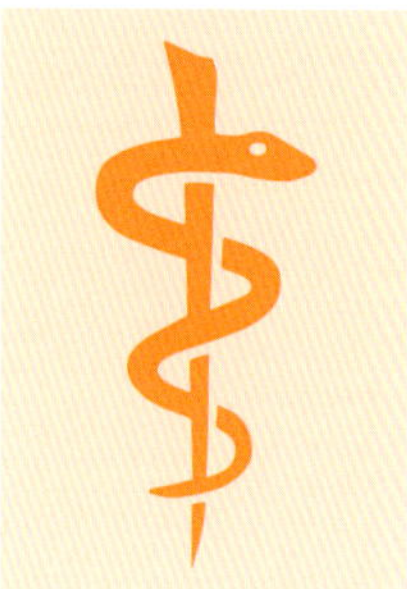

Abb. 2: **Äskulapstab**

(Reinigung und Läuterung) sowohl physisch als auch in Bezug auf den Geist und den Glauben. In körperlicher Hinsicht galt das Bestreben, dem Ideal der griechischen Götter – Gesundheit und Schönheit – nahe zu kommen.

Asklepios, der Gott der Heilkunst, war der wichtigste Heilgott der Antike. Er wird meist als Mann mit Bart und Wanderstab in der Hand dargestellt. Seine wichtigste Begleiterin ist eine Schlange, die sich um einen Stab windet (siehe Abb. 1). Dieser sogenannte Äskulapstab gilt heute noch als Symbol der Medizin sowie der Pharmazie (siehe Abb. 2).

In seinen Tempeln, den Asklepieia, wurden die Kranken gegen Bezahlung behandelt. Die Behandlung umfasste eine ausführliche Anamnese, Heilbäder, Gebete, Opfer und als wesentliches Element den heilenden Tempelschlaf, die **Inkubation.** Man hoffte darauf, dass die Kranken aus dem Schlaf durch göttliche Hand geheilt erwachen oder in gottgesandten Träumen Ratschläge erhalten würden. Die Träume wurden von Priesterärzten gedeutet und Heilbehandlungen daraus abgeleitet. Besonders herausragende Heilerfolge wurden auf große Steintafeln geschrieben und am Tempel angebracht.

Die Tempelanlagen wurden an Orten mit günstigen klimatischen Verhältnissen errichtet. Rund um das Asklepieion gab es auch zahlreiche Möglichkeiten zur Unterhaltung und Therapie. Allerdings wurde nicht allen Einlass gewährt; Hochschwangere und Schwerkranke oder Sterbende hatten keinen Zutritt, sie waren sich selbst überlassen. Dennoch ist zu erwähnen, dass Asklepieia auch eine soziale Funktion als Orte der Gesundheitsfürsorge hatten und das Behandlungshonorar nach den Möglichkeiten der Kranken bemessen wurde. Asklepios galt auch als Gott der Armen und Bedürftigen.

Die **Tempelmedizin** war in der Antike eine wichtige Form der Heilbehandlung. Sie blieb im Bewusstsein der Öffentlichkeit bis zum Ausgang der Antike lebendig (Kollesch & Nickel, 1994, S. 18). Niedere Bevölkerungsschichten bedienten sich abergläubisch-magischer Zauber-/Beschwörungsformeln, Amulette oder der Dreckapotheke.

2.2 Rational-wissenschaftliches Denken als Grundlage für das Gesundheits- und Krankheitsverständnis

Neben der griechischen Tempelmedizin entwickelte sich in der gelehrten Oberschicht das **rational-wissenschaftliche medizinische Konzept.** Dieser Wandel war u. a. durch den Einfluss der Naturphilosophie bedingt, die sich von der Vorstellung abwandte, dass die Götter Krankheit oder Heilung zu geben vermochten.

Griechische Naturphilosophen versuchten sich vom magischen Denken zu lösen und brachten Denkansätze ein, die stärker empirisch geprägt waren. Sie interessierten sich für alle Erscheinungen der Natur, darunter auch für den Ursprung des Kosmos. Dabei verbanden sie praktische Naturforschung und Philosophie mit dem Ziel, das Leben im Einklang mit der kosmischen Weltordnung zu verstehen und zu führen. Auf dieser Grundlage entwickelte sich die Medizin als Wissenschaft.

2.2.1 Entwicklung der wissenschaftlichen Medizin

Die **hippokratische Medizin** bezeichnet den Beginn einer wissenschaftlichen Medizin mit ersten Medizinschulen. Entgegen magischen Vorstellungen führte sie Gesundheit und Krankheit auf natürliche Ursachen, etwa auf den Säftehaushalt des Körpers, die Ernährung, klimatische Bedingungen u.a. zurück. Die hippokratische Medizin stützte sich dabei auf Beobachtung und Erfahrung, rationale Erklärungen für die körperlichen Vorgänge bezogen die Ärzte von der Philosophie. Ärztliche Heilkunst beruhte daher weder auf mythisch-magischen Vorstellungen noch auf bloßer Erfahrung, sondern auf der Erforschung der tieferen Krankheitsursache und des Wesens der körperlichen Erscheinung (Kollesch & Nickel, 1994, S.10). Die enge **Verknüpfung von Medizin und Philosophie** war prägend für die antike Heilkunst (altgriech. *téchne íatriké*, lat. *ars medica*), anatomische Kenntnisse waren noch sehr vage.

Hippokrates von Kos (ca. 460–375 v.Chr.) gilt als Begründer der wissenschaftlichen Medizin (Humoralpathologie). Er war ein Wanderarzt, der seine Erfahrungen und Beobachtungen systematisch dokumentierte, und stammte aus einer Familie, die dem Ärztestand der Asklepiaden angehörte.

Über seine Person ist nur wenig bekannt; sicher ist lediglich, dass er, wie damals üblich, als Wanderarzt tätig war und die Kranken in ihren Wohnungen oder in seiner vorübergehenden Niederlassung behandelte.

Ein Arzt erlernte sein Kunsthandwerk, indem er als Schüler seinen Meister bei den Krankenbesuchen begleitete und je nach Bedarf beim kranken Menschen blieb. Durch die Übernahme von medizinischen und pflegerischen Tätigkeiten unter der Anweisung seines Lehrers gewann der Medizinschüler Kenntnisse der Medizin und Pflege – diese beiden Berufssparten waren nicht getrennt (Seidler & Leven, 2003, S.50).

Hippokrates und seine Schüler dokumentierten ihre Erfahrungen und systematischen Beobachtungen zu verschiedenen Krankheitsverläufen. Diese Aufzeichnungen wurden im 3. Jh. v.Chr. in Alexandria, dem Zentrum gelehrter Medizin, als „Corpus Hippocraticum" zusammengefasst. Es umfasst über 60 Einzelschriften, wobei jedoch nicht gesichert ist, ob und – wenn ja – welche Schriften von Hippokrates selbst stammen.

Die im „Corpus Hippocraticum" angeführten Krankheiten werden eingeteilt in akute, chronische, epidemische und endemische Krankheitsbilder, die durch systematische Beobachtung und Befragung unter Berücksichtigung der Krankengeschichte, Lebensumstände und lokalen klimatischen Bedingungen festgestellt wurden. Der Mensch wurde also in seiner Ganzheit inklusive seiner Umwelt erfasst. Die Medizin galt als Kunsthandwerk (*téchne*) und der Arzt als Unterstützer im Kampf gegen Krankheit (Schumacher, 2015, S.25).

Ein Arzt konnte seine Kunstfertigkeit unter Beweis stellen, indem er den bisherigen Verlauf der Krankengeschichte schildern konnte sowie den Ausgang der Erkrankung vorhersah. Beurteilt wurden die äußere Erscheinung sowie der aktuelle Zustand des Kranken. Alle Beobachtungen in Bezug auf Atmung, Schlaf, Beweglichkeit, Ernährung, Ausscheidungen, Hautzustand, Wunden usw. wurden gesammelt, um „die Zeichen zu studieren" und zu prognostizieren, „bei wem die Krankheit längere Zeit und bei wem sie kürzere Zeit dauern wird": Die hippokratische Schrift „Über die heilige Krankheit" (auch als *épilepsía* bezeichnet) vermittelt deutlich, dass sich der hippokratische Arzt klar von religiös-magischen Vorstellungen distanzierte und die Ursache dieser Krankheit im Gehirn des Menschen lokalisierte, weil ein Übermaß an Schleim die Adern verstopfte:

> *„Mit der sogenannten heiligen Krankheit verhält es sich folgendermaßen: sie scheint mir um nichts göttlicher und heiliger zu sein als die anderen Krankheiten, vielmehr haben auch die übrigen Krankheiten eine natürliche Ursache, aus der sie entstehen, eine natürliche Ursache und einen Grund hat aber auch sie." (Hippokrates, Über die heilige Krankheit, Kap. I)*

Hippokratischer Eid

Ich schwöre bei Apollon dem Arzt und Asklepios und Hygieia und Panakeia und allen Göttern und Göttinnen, indem ich sie zu Zeugen rufe, dass ich nach meinem Vermögen und Urteil diesen Eid und diese Vereinbarung erfüllen werde:

Den, der mich diese Kunst gelehrt hat, gleich zu achten meinen Eltern und ihm an dem Lebensunterhalt Gemeinschaft zu geben und ihn Anteil nehmen zu lassen an dem Lebensnotwendigen, wenn er dessen bedarf, und das Geschlecht, das von ihm stammt, meinen männlichen Geschwistern gleichzustellen und sie diese Kunst zu lehren, wenn es ihr Wunsch ist, sie zu erlernen, ohne Entgelt und Vereinbarung und an Rat und Vortrag und jeder sonstigen Belehrung teilnehmen zu lassen meine und meines Lehrers Söhne sowie diejenigen Schüler, die durch Vereinbarung gebunden und vereidigt sind nach ärztlichem Brauch, jedoch keinen anderen.

Die Verordnungen werde ich treffen zum Nutzen der Kranken nach meinem Vermögen und Urteil, mich davon fernhalten, Verordnungen zu treffen zu verderblichem Schaden und Unrecht. Ich werde niemandem, auch auf eine Bitte nicht, ein tödlich wirkendes Gift geben und auch keinen Rat dazu erteilen; gleicherweise werde ich keiner Frau ein fruchtabtreibendes Zäpfchen geben: Heilig und fromm werde ich mein Leben bewahren und meine Kunst.

Ich werde niemals Kranke schneiden, die an Blasenstein leiden, sondern dies den Männern überlassen, die dies Gewerbe versehen.

In welches Haus immer ich eintrete, eintreten werde ich zum Nutzen des Kranken, frei von jedem willkürlichen Unrecht und jeder Schädigung und den Werken der Lust an den Leibern von Frauen und Männern, Freien und Sklaven.

Was immer ich sehe und höre, bei der Behandlung oder außerhalb der Behandlung, im Leben der Menschen, so werde ich von dem, was niemals nach draußen ausgeplaudert werden soll, schweigen, indem ich alles Derartige als solches betrachte, das nicht ausgesprochen werden darf.

Wenn ich nun diesen Eid erfülle und nicht breche, so möge mir im Leben und in der Kunst Erfolg beschieden sein, dazu Ruhm unter allen Menschen für alle Zeit; wenn ich ihn übertrete und meineidig werde, dessen Gegenteil.

Ein weiteres bedeutsames Merkmal der hippokratischen Medizin stellte die ethische Haltung des griechischen Arztes dar. Hippokrates verkörperte den vollkommenen Arzt als jemanden, der ein reines Leben führte, hilfsbereit, gütig und kunstfertig war. Nach dem **Hippokratischen Eid**, der allerdings erst in späterer Zeit als Verhaltensregel für Ärzte entstand, soll der Arzt u. a. seine Kunst zum Wohle der Kranken einsetzen, nicht schaden und die Privatsphäre respektieren. Diese ethische Selbstverpflichtung diente auch dazu, die Medizin hochzuschätzen und sich von Pfuschern und Scharlatanen abzugrenzen (Eckart, 2013, S. 16–17). Obwohl heutzutage der ärztliche Berufsstand staatlich geregelt ist und einige Aspekte nicht mehr aktuell sind, sprechen Ärzte und Ärztinnen bei Abschluss des Medizinstudiums ein Gelöbnis, das auf diesen Eid zurückzuführen ist.

In der **hellenischen Phase** (336–30 v. Chr.) unter der Herrschaft von Alexander dem Großen (356–323 v. Chr.) wurde Alexandria mit seinen bedeutenden wissenschaftlichen Fortschritten das neue Wissenschaftszentrum. Aus den Eroberungszügen Alexanders gelangte auch neues Wissen über Heilmittel und Arzneien aus dem Orient und Indien nach Alexandria. In der größten Bibliothek der Antike mit etwa 700 000 Papyrusrollen wurden wissenschaftliche Erkenntnisse zusammengetragen und systematisch geordnet. Darunter befanden sich auch das „Corpus Hippocraticum“ sowie die Schriften des Aristoteles (384–322 v. Chr.), die vor allem in der Spätantike von dem griechischen Arzt Galenos von Pergamon (dt. meist Galen) für physiologische Erklärungen herangezogen wurden. Fehlende anatomische und physiologische Kenntnisse erwarben griechische Ärzte in dieser kurzen Zeitspanne, in der das Sezieren von Leichen, aber auch Vivisektionen erlaubt waren. Diese grausamen Eingriffe an lebenden Menschen zu Forschungszwecken wurden beispielsweise an verurteilten Verbrechern durchgeführt. Durch die praktizierte Humananatomie entstanden erste Ansätze der Solidarpathologie (experimentellen Physiologie), die noch bis in das 2. Jh. n. Chr. in Rom existiert haben sollen, bis diese dann zunehmend verblassten (Eckart, 2013, S. 18–21; Kollesch & Nickel, 1994, S. 13–14). Dies kann als ein erster Versuch der Herauslösung der Medizin aus der Philosophie bezeichnet werden.

Hellenismus

(von altgriech. *éllenes*, der Selbstbezeichnung der Griechen) bedeutet die Verschmelzung von griechischer und orientalischer Kultur während der von Alexander dem Großen eingeleiteten Kulturepoche bis zum Untergang der hellenistischen Staatenwelt durch die Eroberungen der Römer

Der Höhepunkt der antiken Heilkunde war mit **Galenos von Pergamon** (130–200 n. Chr.) erreicht. Galen (altgriech. Galenos) hat die gesamten medizinischen und philosophischen Erkenntnisse seiner Vorgänger, vor allem das „Corpus Hippocraticum“, ausführlich studiert, kritisch kommentiert, durch seine eigenen Forschungsergebnisse bereichert und daraus ein umfassendes medizinisches

Werk, die **Ars Medica** verfasst. Es besteht aus 15 Büchern und beinhaltet Anatomie, Physiologie, Humoralpathologie, Diätetik, Pulslehre, Chirurgie, Astromedizin, Pharmakologie und weitere Gebiete. Das weitgehend widerspruchsfreie Werk lieferte schlüssige medizinische Erklärungen, sodass Galens Schriften das medizinische Denken bis in die Neuzeit hinein beherrschten (Ackerknecht, 1979, S. 69–71; Eckart, 2013, S. 25–28; Möller & Hesselbarth, 1998, S. 15–16; Weisser, 1991, S. 19–28).

2.2.2 Gesundheits- und Krankheitsverständnis – die Humoralpathologie oder Säftelehre

Die griechische Medizin basierte auf der Vier-Säfte-Lehre, **der Humoralpathologie** (von lat. *humor* – Saft), und baute auf der Elementen- und Qualitätenlehre des Naturphilosophen Empedokles aus Agrigent (ca. 492–432 v. Chr.) auf. Den vier Grundstoffen **Wasser, Erde, Feuer und Luft** waren vier Qualitäten – **feucht und trocken, warm und kalt** – zugeordnet. Das Mischverhältnis dieser Elemente sollte entscheidend für Gesundheit (Synkrasie) oder Krankheit (Dyskrasie) sein. Diese Auffassung wurde in die Medizin übertragen, indem Ärzte die vier Körpersäfte **Blut, Schleim, gelbe und** schwarze Galle an die Stelle der vier Elemente als konstitutive Bestandteile des Menschen setzten. Jedem Saft wurden zwei natürliche Qualitäten zugeordnet, um ihn näher zu bestimmen: Blut war warm-feucht, Schleim kalt-feucht, gelbe Galle warm-trocken und schwarze Galle kalt-trocken. Dieses Viererschema wurde laufend ergänzt; so kamen etwa die vier Kardinalorgane (Gehirn, Herz, Leber, Milz), die Lebensabschnitte, das Geschlecht und die Jahreszeiten hinzu. All diese Phänomene wurden als untereinander in Beziehung stehend gedacht. So dominierte in jeder Jahreszeit ein bestimmter Saft: Der Winter beispielsweise füllte „den Körper mit Schleim" – die Menschen spucken und schnäuzen im Winter schleimige Substanzen aus, daher entspricht der Schleim der Natur des Winters. Erkrankungen, die mit Schleimabsonderungen einhergehen, sind am häufigsten in der kalten Jahreszeit zu beobachten (Hippokrates, „Über die Natur", Kap. 7).

Vier-Säfte-Lehre
Krankheit entsteht, wenn die vier Säfte Blut, Schleim, schwarze und gelbe Galle in ein Ungleichgewicht geraten.

Schwarze Galle
Was konkret unter schwarzer Galle zu verstehen ist, ist ungeklärt. Eine Theorie besagt, es handle sich um eine Unterart der Galle, eine andere meint, es handle sich um Stuhl oder Urin, die durch Blutbeimengungen schwarz erscheinen.

Das Zusammenwirken dieser Elemente und Qualitäten stellte die direkte Beziehung zwischen dem Mikrokosmos des Körpers und dem Makrokosmos des Naturganzen her (Seidler & Leven, 2003, S. 45). Auf diese Weise wurde der individuelle Mensch als mit seiner Umwelt eng verbunden gedacht. In **ganzheitlicher Betrachtung berücksichtigte der Arzt die einzelnen Elemente**, die das Individuum konstituierten, sowie ihre spezifischen Kräfte: die Zusammensetzung der Nahrung, die er aß; das Wasser, das er trank; die Luft, die er einatmete usw. Der Arzt erkannte die Wirksamkeit von äußerer Natur und individuellen Gegebenheiten wie Alter, Bewegung, das Verhältnis von Arbeit und Erholung sowie jenes von Ernährung und Ausscheidung etc. Die Einflüsse all dieser Faktoren bildeten in ihrer Gegensätzlichkeit die **Harmonie** und Vollkommenheit der Physis und bedeuteten Gesundheit. Störungen führten zu Ungleichgewicht, **Disharmonie**, und bezeichneten Krankheit (Schumacher, 2015, S. 15, S. 199).

Die Tatsache, dass sich die Humoralpathologie so lange halten konnte, wird ebenfalls Galen zugeschrieben. Er hat sie verfeinert und weiterentwickelt, indem er jedem der Säfte eine seelisch-geistige Eigenschaft zuordnete und auf diese Weise die **Temperamentenlehre** (siehe Abb. 3) begründete. Diese Lehre sieht den Menschen als von Natur aus durch einen Saft dominiert an, der deshalb mit einer bestimmten Konstitution in Verbindung gebracht werden kann. Ein Choleriker hat in dieser Theorie einen Überschuss von **gelber Galle** (altgriech. *cholé*) und ist deshalb aufbrausend und jähzornig. **Schwarze Galle** im Übermaß lässt Menschen zu Melancholikern (altgriech. *mélaina cholé*) werden, also zu traurigem Gemüt und Verstimmung tendieren. Zu viel **Blut** (altgriech. *haima*, lat. *sanguis*) macht den Menschen zwar rasch erregbar, der Sanguiniker gilt aber auch als heiter und fröhlich, wohingegen **Schleim** (altgriech. *phlégma*) als dominanter Saft den Phlegmatiker zögerlich, langsam und oberflächlich erscheinen lässt (siehe Abb. 3).

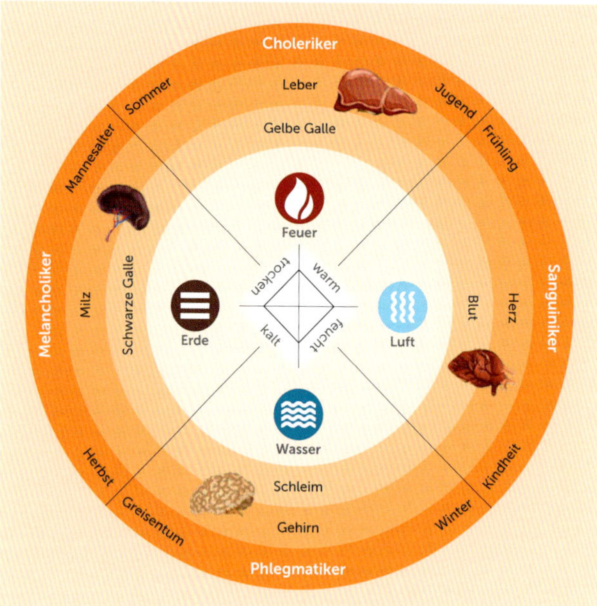

Abb. 3: **Vier-Säfte-Lehre** (eigene Darstellung)

Die Humoralpathologie hatte ihren Siegeszug angetreten. Mit der Säftelehre wurde die Natur des Menschen rational erklärbar und argumentierbar, denn die Säfte waren sichtbar, überall anzutreffen, und es wurden ihnen unterschiedlichste Qualitäten zugesprochen. Anhand dieses Vierer-Schemas ließen sich die relevanten Fragen zu Gesundheit und der Entstehung von Krankheit anschaulich darstellen. Nach dieser Theorie sind alle Erkrankungen auf ein **Säfte-Ungleichgewicht** zurückzuführen, das wiederum als Folge ungesunder Lebensweise, falscher Ernährung oder klimatischer Einflüsse angesehen wurde (Eckart, 2013, S. 10; Kollesch & Nickel, 1994, S. 10–11; Seidler & Leven, 2003, S. 47; Weisser, 1991, S. 15–16).

2.2.3 Therapeutisches Handeln

Das therapeutische Handeln verfolgte das Ziel, das harmonische Gleichgewicht zu erhalten bzw. wiederherzustellen. Der Arzt als Unterstützer der Natur hatte die Aufgabe, die Selbstheilungstendenzen des Körpers im Heilungsprozess zu fördern (Weisser, 1991, S. 14–15).

Kranke wurden zur **Mitwirkung** motiviert und dabei unterstützt. Pflegehandlungen wurden in der Regel nicht an Angehörige delegiert, sondern von Medizinschülern übernommen. Dazu zählten folgende pflegerische Tätigkeiten: Durchführung von Therapieanordnungen, Verabreichung von Medikamenten, Überwachung am Krankenbett und exakte Krankenbeobachtung, die an den Lehrmeister berichtet wurden (Flemmich, 2018, S. 28–29; Seidler & Leven, 2003, S. 50).

Die Heilung krankhafter Zustände erforderte die Wiederherstellung des **Säftegleichgewichts**, d. h. der Symmetrie zwischen Nahrungsaufnahme und Lebensweise, der Veränderung der Umwelteinflüsse durch Ortswechsel oder der Beseitigung der Überschüsse durch Ausleiten unter Berücksichtigung diverser Einflüsse wie Alter, Geschlecht oder Jahreszeiten. Eine wesentliche Rolle im Heilungsprozess spielte die **Behandlung mit Entgegengesetztem**: Waren Krankheiten verursacht durch den Überfluss eines Stoffes, dann erfolgte Entleerung, bei Mangel einer Qualität erfolgte Auffüllung, bei körperlicher Überanstrengung heilte Erholung, bei Untätigkeit half Anstrengung. Bei Fieber galt es, den Körper zu kühlen, z. B. durch Abkühlung des Kopfes oder durch Trinken von kalten Flüssigkeiten. Der Arzt musste die Zustände erfassen und in entgegengesetzter Weise therapieren (Schumacher, 2015, S. 207).

Der Arzt unterstützte die Kranken in erster Linie beim Ausgleich der Körpersäfte durch diätetische Vorschriften, Arzneien wie Brech- und Abführmittel, Aderlass, Niesen, Schwitzen, Schröpfen und Bäder. Die Chirurgie galt als letzte Möglichkeit im therapeutischen Handeln, bevor ein Kranker als unheilbar aufgegeben werden musste.

Blut wurde durch Aderlass gereinigt – eine Methode, die noch viele Jahrhunderte lang angewendet wurde

2.2.3.1 Diätetik

Wesentliches Element der Behandlung war die **Diätetik**. Diese Bezeichnung stammt vom altgriechischen Wort *díaita* ab und bedeutet „Lebensweise"; der Begriff Diät leitet sich daraus ab. Im Gegensatz zur heutigen Bedeutung dieses Terminus', der sich in erster Linie auf Ernährungsregeln bezieht, waren damals alle Bereiche des Lebens im Sinne einer Lebensordnung gemeint. Ziel dieser Lebensordnung war es, krankhafte Zustände zu verändern und **Gesundheit** durch Maßhalten zu erhalten und zu **fördern**.

Die Diätetik findet sich bereits im „Corpus Hippocraticum" (5. Jh. v. Chr.) und wurde von Galen in dessen „Ars medica" (2. Jh. n. Chr.) kanonisiert.

Zu unterscheiden sind dabei:

- die natürlichen Dinge (*res naturales*), die der Mensch nicht beeinflussen kann, z. B. Konstitution oder individuelle Empfindlichkeit;
- die Dinge gegen die Natur (*res contra naturam*), „Widernatürliches", z. B. Krankheitsfaktoren, giftige Stoffe;
- die **nicht natürlichen Dinge** (*res non naturales*), Lebensbereiche, die der Mensch selbst aktiv „ordnen" kann und auf die er Einfluss hat.

Die **sechs Lebensbereiche** der „nicht natürlichen Dinge", die *sex res non naturales,* lauten:

- *aer:* Licht und Luft
- *cibus et potus:* Speise und Trank
- *motus et quies:* Arbeit und Ruhe
- *somnus et vigilia:* Schlaf und Wachen
- *secreta et excreta:* Absonderung und Ausscheidung
- *affectus animi:* Anregung des Gemüts

Mit der Diätetik sollten die „nicht natürlichen Dinge" geordnet werden. Diese waren ein wichtiger Teil der allgemeinen Behandlung, vor allem aber der Prophylaxe. Die Vorschriften waren umfassend und zeitaufwändig. Empfohlen wurden u. a. eine harte Liegestatt, regelmäßige gymnastische Übungen, Anregung durch das Spiel, Bäder u. v. m. Da der gesamte Tagesablauf danach ausgerichtet war, konnten nur Menschen höherer Schichten alle Regeln tatsächlich befolgen.

Dass die Grundzüge der antiken Diätetik bis heute gültig sind, zeigt ein Vergleich der „nicht natürlichen Dinge" mit den **Allgemeinen Selbstpflegeerfordernissen** (ASPE), die die Pflegewissenschafterin Dorothea Orem in ihrem Pflegemodell (1971, Selbstpflegedefizitmodell) anführt. Die acht Kategorien der ASPE lauten:

- Aufrechterhaltung einer ausreichenden Sauerstoffzufuhr;
- Aufrechterhaltung einer ausreichenden Flüssigkeitszufuhr;
- Aufrechterhaltung einer ausreichenden Zufuhr an Nahrungsmitteln;
- Aufrechterhaltung von Aktivität und Ruhe;
- Gewährleistung einer Versorgung in Verbindung mit Ausscheidungsprozessen und Exkrementen;
- Aufrechterhaltung eines Gleichgewichts zwischen Alleinsein und sozialer Interaktion;
- Vorbeugung gegen Risiken für das Leben, das menschliche Funktionieren und das menschliche Wohlbefinden;
- Förderung der menschlichen Funktionen und Entwicklungen innerhalb sozialer Gruppen, und zwar in Übereinstimmung mit dem menschlichen Potenzial, bekannten menschlichen Einschränkungen und dem Wunsch der Menschen, normal zu sein (Normalität).

Damals wie heute ist die Bedeutung der Erfüllung der menschlichen Grundbedürfnisse bekannt, um optimales Funktionieren, Gesundheit und Wohlbefinden zu erreichen oder zu erhalten (Dennis, 2001, S. 69–70). Krankenbeobachtung und Patientenorientierung unter Berücksichtigung von deren Umfeld bilden bis heute die Kernaufgaben der Pflege.

2.2.3.2 Arzneien

Bei heißen und trockenen Krankheiten wurden kühlende und feuchte Mittel angewendet und umgekehrt. Verdorbene Säfte sollten durch die Verabreichung von Brech- und Abführmitteln ausgeleitet werden.

Wenn Körpersäfte und Lebensenergie aus dem Gleichgewicht gerieten, sollten neben der Diätetik Arzneien und Heilpflanzen ausgleichend wirken. Beim **Säfteausgleich** standen die Eigenschaften „warm und trocken" oder „kalt und feucht" im Vordergrund (Ehrlich, 2007, S. 56–59).

Hierzu verfasste Galen sein großes Werk mit elf Büchern: „Über Mischung und Wirkung der einfachen Heilmittel". Der Begriff **Galenik**, die Lehre von der Zubereitung und Herstellung von Arzneimitteln, geht auf ihn zurück. Zu beachten war nach Galen, dass ein und dasselbe Heilmittel in jeder Jahreszeit eine andere Wirkung entfaltete, je nachdem, welcher Saft vorherrschend war. So erscheint es schlüssig, dass Behandlungen unter dem Gesichtspunkt von „contraria contrariis", also „**Entgegengesetztes mit Entgegengesetztem bekämpfen**", betrachtet wurden.

Theriak

Dieses wohl bekannteste Heil- und Gegenmittel aus pflanzlichen und tierischen Inhaltsstoffen wurde später häufig mit Opium versetzt. Es wirkte rasch, sodass es beinahe 2000 Jahre lang als Wundermittel bekannt war. Ohne Opium und tierische Ingredienzien ist Theriak heute unter dem Namen „Schwedenbitter" bekannt (Ehrlich, 2007, S. 59).

Wichtiger Bestandteil der antiken Pharmakologie war die Auseinandersetzung mit Heil- und Gegenmitteln; sie fanden Anwendung gegen Giftmorde, gegen giftige Tiere (z. B. Viperngifte, giftige Spinnen, Skorpione) und zur Heilung von Erkrankungen (Ehrlich, 2007, S. 59). Als Allheilmittel galt der Theriak.

Neben Galen verfassten auch andere Autoren der Antike Schriften mit genauen Beschreibungen von **Arzneistoffen**, ihrer Wirkung, Anwendung und Indikation. Dioskurides von Anazarba verfasste in der zweiten Hälfte des 1. Jh. n. Chr. die Schrift „Über die Arzneistoffe". Sein Werk bot eine wichtige Grundlage für Kräuterbücher bis in die Neuzeit.

Neben den tradierten rationalen Arzneien fand ab dem 3. Jh. auch die Dreckapotheke mit magischen Praktiken Anwendung. Marcellus, ein hoher Beamter des römischen Kaiserhofes, verfasste um 400 n. Chr. ein Nachschlagewerk für Laien. Er empfahl z. B. einen

„sehr nützlichen Zauberspruch gegen Bauchkneifen: Man drückt den Daumen der linken Hand auf den Bauch und sagt: ADAM BEDAM ALAM BETUR ALAM BOTUM: Wenn man dies neunmal gesagt hat, berührt man mit demselben Daumen die Erde, spuckt aus, sagt es wiederum neunmal und wieder zum dritten Mal neunmal und berührt jeweils bei dem Wechsel nach den neun Malen die Erde und spuckt aus." (Marcellus, „Über Heilmittel", Kap. 28)

2.2.3.3 Chirurgie

Zur „Behandlung durch die Hand", der **Chirurgie**, findet sich in vielen Schriften der Antike u. a. die Beschreibung von Knochenbrüchen, das Schienen und Einrenken, die Blutstillung und die Entfernung von Hämorrhoiden mittels Glüheisen. Auch Skalpelle, Sonden, Knochensägen und -meißel, Zangen, Schädelbohrer und das Schröpfeisen, das als Symbol für den Arztberuf galt, waren wichtige Instrumente als *ultima ratio* (letzter Lösungsweg).

Hippokrates war überzeugt: „Alles, was die Heilmittel nicht heilen, heilt das Eisen; alles was das Eisen nicht heilt, heilt das Feuer; was aber das Feuer nicht heilt, das muß als unheilbar gelten." (Hippokrates, Aphorismen. Buch VII, Aph. 87).

Die Chirurgie galt als zweitrangige Therapieoption. Unter den Vorzeichen der Humoralpathologie war der Chirurgie bei vielen Erkrankungen wenig Sinnhaftigkeit zugesprochen worden, da man annahm, ein entfernter Tumor würde aufgrund der operativ nicht behebbaren Dyskrasie ohnehin an anderer Stelle wieder auftreten.

2.2.3.4 Krankenversorgung

Die Versorgung von Kranken der gehobenen Gesellschaftsschicht erfolgte primär in den eigenen Wohnungen und Häusern, wo sie vom Arzt und seinem Schüler aufgesucht wurden. Hebammen und kräuterkundige Frauen hatten einen großen Anteil an der Versorgung der allgemeinen Bevölkerung.

In der römischen Antike entstanden die ersten Krankengebäude, die sogenannten **Valetudinarien**, zur Aufnahme kranker Sklaven, die von anderen Sklaven gepflegt wurden; von einer Berufsgruppe der Pflegenden kann nicht gesprochen werden. Hinter den Valetudinarien stand nicht Großmut der Gutsbesitzer, sondern wirtschaftliches Interesse: Das Gesellschaftswesen der Antike beruhte auf Sklaverei, und für Gutsbesitzer war es entsprechend wichtig, die Arbeitskraft der versklavten Menschen zu erhalten.

Die Idee der Valetudinarien wurde später für Militärlazarette zur Erhaltung der Kampfkraft der römischen Legionäre übernommen. Sie entstanden in der Regierungszeit von Kaiser Augustus (31 v. Chr. bis 14 n. Chr.). Ein solches Valetudinarium wurde in den meisten römischen Legionslagern betrieben, z. B. in der Römersiedlung Carnuntum (Niederösterreich) (siehe Abb. 4), dem Verwaltungszentrum der Provinz Pannonien, und auch im Legionslager Vindobona auf dem heutigen Stadtgebiet von Wien. Die ärztliche Versorgung erfolgte durch Militärärzte, sogenannte *medici* (Singular: *medicus*). Sie wurden unterstützt durch ärztliche Hilfskräfte, die *capsarii* (Singular: *capsarius*). Zusätzlich wurden zivile Ärzte und Helfer angeworben und direkt im Valetudinarium ausgebildet (Ehrlich, 2007, S. 16; Wilkesmann et al., 2019, S. 62).

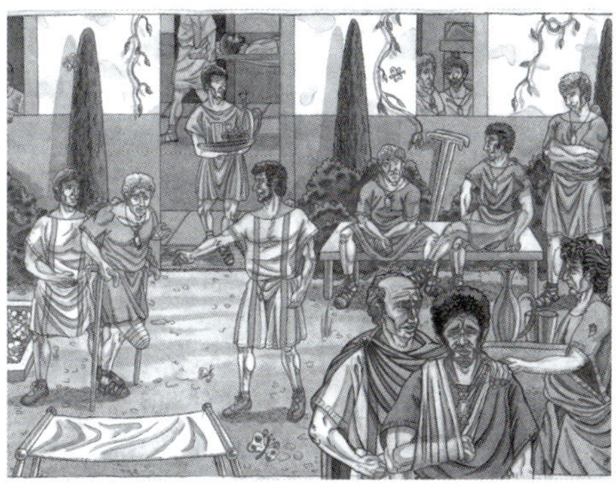

Abb. 4: **Valetudinarium**

Die Römer orientierten sich an der Volksmedizin und übernahmen das medizinische Wissen, das die Griechen mit dem Aufstieg Roms einbrachten (Ackerknecht, 1979, S. 68). Die fortschrittlichen hygienischen Errungenschaften der Römer trugen indirekt zur Krankheits- und Seuchenvermeidung bei, z. B. öffentliche Latrinen, Kanalsysteme und Wasserleitungen. Badeanstalten und beheizte Thermen waren ebenfalls Bestandteil der Gesundheitspflege und Lebenskultur der Römer, sie gerieten nach deren Abzug bald wieder in Vergessenheit (Ehrlich, 2007, S. 20).

2.3 Das Christentum und sein Einfluss auf die Krankenversorgung

Einen gesellschaftlichen Umbruch erlebten die Menschen der Antike durch die Entstehung des **Christentums**. Nach dem Tode von Jesus von Nazareth bildete sich in Rom eine christliche Gemeinde. Bis zur Anerkennung des Christentums war es allerdings noch ein weiter Weg. Durch den Druck der Christenverfolgungen unter Kaiser Nero und durch die Gebote der Heiligen Schrift setzte sich in den frühen christlichen Gemeinden der selbstlose Dienst am hilflosen Nächsten, die Caritas, als Dienst an Gott durch. Die Aussage „Wahrlich, ich sage euch, was ihr getan habt einem dieser meiner geringsten Brüder, das habt ihr mir getan" aus dem Evangelium nach Matthäus ist dabei der Grundsatz der Caritas (lat. *caritas* = Nächstenliebe, Hochschätzung).

Die Unerschrockenheit und Selbstlosigkeit der christlichen Gemeinden jener Zeit beeindruckten viele Menschen und trugen zur schnellen Verbreitung des Christentums bei. Arbeit, Eigentum und Almosen waren drei sittliche Pflichten aller Mitglieder der urchristlichen Gemeinden. Jeder, der arbeiten konnte, war dazu verpflichtet, nur Arbeitsunfähigen gebührte Barmherzigkeit. Eigentum galt als Frucht der Arbeit und daher als sittlich gerechtfertigt. Zudem bildete es die Basis dafür, Almosen zu verteilen. Jeder, der Eigentum besaß, hatte die Verpflichtung, dem Nächsten in Liebe Almosen zu geben. „Eine auf der Nachahmung des mitleidenden Gottes beruhende Ethik der Nächstenliebe und der gegenseitigen Fürsorge zu schaffen" (Käppeli, 2004, S. 77), war auch äußeren Umständen geschuldet. Es gab Kriege, Verfolgung, Unterdrückung, Naturkatastrophen, daraus resultierende Hungersnöte und ausbrechende Seuchen. Für das Überleben der Gemeinschaft war es notwendig, diakonische Systeme und somit auch die Versorgung Kranker zu initiieren.

Die antike Einstellung zu Gesundheit, Krankheit und Leid änderte sich mit den Christen. Diese nahmen eine positive Umdeutung des Leidens vor: Tod und Krankheit waren nicht zu fürchten, denn sie gaben den Menschen Gelegenheit, sich vor Gott zu bewähren. Der Wert der Gesundheit relativierte sich mit der Perspektive auf das Kommende, das Reich Gottes im Jenseits. Im Christentum war Gesundheit ein erstrebenswertes Gut, um dem Nächsten zu dienen. Das irdische Leben diente als Vorbereitung auf das Jenseits. Die **Fürsorge** für andere beruhte auf dem Gedanken der brüderlichen Nächstenliebe und Barmherzigkeit – eine Einstellung, die die Krankenpflege bis heute entscheidend geprägt hat.

Die Diakone des frühen Christentums waren ursprünglich Gehilfen der Apostel.

Organisiert war die Caritas der frühen Kirche in Form der **Diakonie** (von altgriech. *diákonein* = dienen). Diakon bedeutet Diener oder Knecht. Jeder Bischof hatte innerhalb seiner Gemeinde für die Ausübung der Nächstenliebe Sorge zu tragen.

Die Diakonie konnte in den frühen christlichen Gemeinden von Männern und Frauen ausgeführt werden. Im Neuen Testament ist z. B. in der Gestalt von Phoebe eine Diakonissin zu finden, die den Römern den Brief des Apostels Paulus überbringt. Erst später wurden die Aufgaben aufgeteilt: Während die Männer vor allem den Bischof bei der Verwaltung der Gemeinde unterstützten, wurde den Frauen die Fürsorge gegenüber Kranken und Hilfsbedürftigen aufgetragen. Keine dieser Hilfeleistungen erfolgte gegen Entgelt, der Dienst am Nächsten galt als Tugend und wurde für „Gottes Lohn" geleistet.

Mit der Legalisierung der christlichen Religion entstanden die ersten öffentlichen Einrichtungen zur Betreuung Hilfsbedürftiger. Diese Einrichtungen waren ursprünglich zur Aufnahme Fremder gedacht, vor allem den Pilgern boten sie Unterkunft und Verpflegung. Ab dem 4. Jh., nach der Teilung des Römischen Reiches in ost- und weströmisch, entstanden im Oströmischen Reich (später auch Byzantinisches Reich oder Byzanz genannt) sogenannte **Xenodochien** (altgriech. *xénos* = Fremder). Die Motivation, aus christlicher Barmherzigkeit zu handeln, führte mit Unterstützung der Bischöfe und christlichen Landesherren zu einer weiteren Ausbreitung dieser Einrichtungen im Weströmischen Reich (lateinisches Abendland), wo die Unterkünfte als **Hospital** (lat. *hospes* = Gastfreund, Fremder) bezeichnet wurden. Die Träger dieser Einrichtungen waren Kirchen und Klöster, die Fremden und Pilgern als Gast eine Unterkunft gewährten. Im Laufe der Zeit veränderten sich die Ansprüche und es wurden zusätzlich Bedürftige, Arme, Alte, Waisen und andere Leidtragende aus der Umgebung betreut. Das ursprüngliche Ziel der Beherbergung Fremder wurde durch die neuen Aufgaben immer mehr verdrängt. Die Xenodochien/Hospitäler können als Geburtsstunde der organisierten karitativen Pflege angesehen werden. In diese Einrichtungen waren keine Ärzte involviert, Betreuung und Heilverfahren beschränkten sich auf pflegerische Maßnahmen (Wilkesmann et al., 2019, S. 63).

Gegen Ende des 4. Jh. entstanden die ersten **Klöster**. Damit begann ein **neues Zeitalter der Krankenpflege und Heilkunde**: Ordensfrauen und -männer übernahmen den barmherzigen Dienst an Bedürftigen. Das Christentum war mittlerweile in allen sozialen Schichten verbreitet, und das Mönchtum bot den Gläubigen ein neues Betätigungsfeld für die Ausübung der christlichen Lehre. Das Motiv des mitleidenden Gottes ist zentraler Glaubensinhalt und Leitmotiv christlich-religiös motivierter Pflegender. Sie sehen in ihrem selbstlosen Einsatz für die Kranken und Leidenden den Ausdruck der Gottes- und Nächstenliebe. Das aus ihrer spirituellen Haltung resultierende eigene Leiden nehmen sie als Gnade Gottes wahr. Mit dem Zerfall des Weströmischen Reiches in der zweiten Hälfte des 5. Jh. ging die Antike in das Mittelalter über.

Die christliche Auffassung von Nächstenliebe und Barmherzigkeit bestimmt zum Teil heute noch die Krankenpflege.

Vertiefung des Lernstoffes

Zum Wiederholen

- Theurgisches Krankheitskonzept und Behandlungsmethoden
- Inkubation
- Rational-wissenschaftliches Krankheitskonzept
- Hippokrates
- „Corpus Hippocraticum"
- Hippokratischer Eid
- Humoralpathologie oder Vier-Säfte-Lehre
- Temperamentenlehre

- Behandlungsmethoden
  - Diätetik
  - Chirurgie
  - Arzneien
- Galen aus Pergamon
- Valetudinarium
- Caritas
- Diakonie
- Hospital

Zum Nachlesen

Eckart, Wolfgang U. ([6]2009): Geschichte der Medizin. Berlin: Springer.
Für alle an Medizingeschichte Interessierten; kompakte Darstellung von der Antike bis zum 20. Jahrhundert.

Hiemetzberger, Martina & Hamedinger, Robert (2023): Zur Geschichte der Pflege. Wien: Facultas.
Vertiefendes Werk zur österreichischen und deutschen Geschichte der Pflege.

Kollesch, Jutta (Hg.) (1994): Antike Heilkunst: Ausgewählte Texte aus den medizinischen Schriften der Griechen und Römer. Ditzingen: Reclam.
Auszüge aus Originalquellen geben interessante Einblicke in die Denkweise der antiken Medizin.

3 Mittelalter

Das Römische Reich zerfiel (ca. im 5. Jh. n.Chr.) und neue politische und gesellschaftliche Ordnungen entstanden. Auch die Krankenversorgung veränderte sich. Nach dem Zerfall des Römischen Reiches kam es in Europa zu einem Verlust an Wissen.

Da die Klöster die einzigen Institutionen waren, die in dieser Zeit medizinisches Wissen bewahrten und weitergaben, prägten sie die damalige Heilkunde. Das führte zu der Bezeichnung „Klostermedizin". In den Klöstern wurden u.a. die Werke antiker Gelehrter, wie Galens „Humoralpathologie", mit allen ihren Übersetzungsfehlern und Verzerrungen durch hellenistische, römische, christliche und arabische Einflüsse dogmatisch aufbewahrt und gelehrt. Eine kritische Auseinandersetzung erfolgte nicht, lediglich die medizinische Diagnostik erweiterte sich; insbesondere die Pulsdiagnostik, Uroskopie und Kräuterkunde erfuhren eine Blüte.

Nachfolgend einige Begriffe in alphabetischer Reihenfolge, die untrennbar mit dem Mittelalter verbunden sind:

Byzantinisches Reich • Christliche Geisteshaltung • Dreifelderwirtschaft • Feudalismus • Frauenfeindlichkeit • Geozentrisches Weltbild • Hexenverfolgung • Hundertjähriger Krieg • Islam • Judenpogrome • Karl der Große • Klostergründungen • Kreuzzüge • Lehnswesen • Pestepidemien • Rittertum • Scholastik • Ständegesellschaft • Universitätsgründungen • Völkerwanderung • Zünfte

Die christliche Einstellung zu Gesundheit und Krankheit blieb im Mittelalter unverändert. Gesundheit wurde als Geschenk Gottes angesehen, Krankheit hingegen als Strafe.

Im ausgehenden 11. Jahrhundert entstand das **„Regimen Sanitatis Salernitanum"**, ein volkstümliches Gesundheitsbuch. Es enthielt Ratschläge zu Ernährung, Bewegung und Lebensführung und war in mehrere Sprachen übersetzt. Das Buch war allerdings weniger ein medizinisches Werk als vielmehr eine Anleitung zur Selbsthilfe.

Während der Dienst am Nächsten weiterhin die Grundlage in der Versorgung Kranker darstellte, änderten sich die Einrichtungen, in denen Kranke versorgt wurden. Ausgerichtet auf die Hilfeleistung armer und bedürftiger Menschen, entstanden dauerhafte Institutionen, die in der Lage waren, Notleidende aufzunehmen und Kranke zu pflegen.

Regimen Sanitatis Salernitanum

„Willst du dich tüchtig erhalten, gesund, so höre, was wir dir künden itzund:

Fort mit den drückenden Sorgen: Zorn ist, o glaub mir, gemein:

Nimmst du nur kargen Imbiss, hüt' dich vor starkem Wein:

Hast du gespeist, so erhebe dich gern: halte den Schlaf dir um Mittag fern! Halte den Harn zurück nicht lang,

regt sich's im Darm, so folge dem Drang. Tust du genau, wie wir es dir weisen, wirst du lange durchs Leben reisen."

Nach dem Studium dieses Kapitels sollten Sie ...

- die Leistung des Benedikt von Nursia und ihre Auswirkungen kennen;
- geistliche Ordensgemeinschaften, Klöster und die Krankenpflege in Zusammenhang mit der Klostermedizin erläutern können;
- weltliche Ordensgemeinschaften erläutern können;
- die Bezeichnung Hospital in dieser Epoche kennen;
- die Leistungen der Ritterorden kennen;

- das Gesundheits- und Krankheitsverständnis des Mittelalters erläutern können;
- die Verbreitung der Heilkunde im Mittelalter in Europa erklären können;
- die Leistung und ihre Auswirkung von Hildegard von Bingen kennen;
- die medizinischen Berufe des Mittelalters nennen und differenzieren können;
- den Hintergrund und die Auswirkungen der Hexenverfolgung diskutieren können;
- über das Frauenbild im Mittelalter diskutieren können.

3.1 Geistliche Ordensgemeinschaften und Klöster

Im Mittelalter spielten geistliche Ordensgemeinschaften und Klöster eine bedeutende Rolle in der Krankenpflege. Benedikt von Nursia (um 480–547) gründete 529 in Monte Cassino (Italien) die Ordensgemeinschaft der Benediktiner. Seine Ordensregeln, die Regula Benedicti, bildeten bis zum 12. Jh. die Grundlage des abendländischen Mönchtums. Sie betonten die Sorge für Kranke und Arme und legten u. a. fest, dass die Kranken wie Christus selbst zu behandeln seien (Möller & Hesselbarth, 1998, S. 19; Seidler, 2003, S. 88).

Das Konzil von Aachen im Jahr 816 trug zur Institutionalisierung der Krankenpflege bei. Es verpflichtete Klöster zur Errichtung von Hospitälern, wodurch Heilkunde und Krankenpflege größtenteils in die Hände der Ordensgemeinschaften gelangten. Selbst kleine Klöster mussten fortan über einen eigenen Bereich zur Krankenpflege verfügen (Seidler, 2003, S. 90). Im Kloster St. Gallen wurde im Jahr 830 ein Musterplan für ein Hospiz entwickelt. Dieser Plan sah u. a. unterschiedliche Krankensäle, Latrinenanlagen, Ärztezimmer, ein Badehaus, eine Apotheke, einen Kräutergarten und natürlich eine Kirche vor. Die Klöster sollten ihre Hospitäler in drei Bereiche unterteilen:

1. **Hospitale pauperum**: zur Versorgung von Armen, Pilgern und Kranken aus der Umgebung
2. Domus **Hospitium**: Zur Beherbergung oder Behandlung von wohlhabenden Fremden (z. B. Landesfürst, hochrangige christliche Würdenträger, reiche Reisende)
3. **Infirmarium:** zur Pflege und Behandlung kranker Klosterbrüder

Erkrankte ein Mönch, wurde er im Infirmarium für die Dauer seines Siechtums behandelt. Er war von sämtlichen Pflichten befreit und erhielt zudem noch eine besondere Behandlung. So war der Verzehr von Fleisch erlaubt, auch wohltuende Bäder sollte der Kranke erhalten (Seidler & Leven, 2003, S. 90).

3.2 Krankenpflege im Zusammenhang mit Klostermedizin

In den Klöstern war ein Mönch, der Infirmarius, für die Verwaltung und Leitung der Spitalsanlagen zuständig. Er sorgte dafür, dass alles vorhanden war, was die Kranken benötigten. In der Regel hatte der Infirmarius eine kleine Landwirtschaft zur Verfügung, leitete eine kleine Apotheke, bereitete selbst Heilgetränke zu und verfügte über jene Kompetenzen, die zur Ausübung der kleinen Chirurgie vonnöten waren.

Die Klostermedizin war ein funktionierendes System. Sie versorgte Kranke vor Ort und bot ihnen eine ganzheitliche Betreuung. Erst im hohen Mittelalter wurden neue Wege beschritten, um die Versorgung zu erweitern. Gründe dafür waren u. a. Pilgerfahrten, Kreuzzüge und die beginnende Säkularisierung. Außerhalb der Klosteranlagen entstanden Leprosorien zur Aufnahme und Isolierung Aussätziger. Dies war ein wichtiger Schritt in Richtung Gesundheitsfürsorge in der Bevölkerung (Seidler & Leven, 2003, S. 91).

Aussätzige
Dazu zählten Menschen, die an Lepra oder anderen mit Hautausschlägen verbundenen Erkrankungen litten.

3.3 Weltliche Ordensgemeinschaften

Neben den geistlichen Orden nahmen sich auch weltliche Orden der Krankenpflege an. Es handelte sich um Laiengemeinschaften, die sich zu karitativen Zwecken zusammenschlossen und unter dem Schutz der Kirche tätig waren, ohne eine kirchliche Einrichtung darzustellen. Bekannt ist die Kongregation **der Brüder und Schwestern vom Orden des Heiligen Geistes**; in der Zeit von 1200 bis etwa 1350 gründeten sie in West- und Mitteleuropa zahlreiche Heilig-Geist-Spitäler (Möller & Hesselbarth, 1998, S. 21). Ursprünglich waren diese Anlaufstelle für Arme, Pilger, kranke Reisende und Pfründner. Später wurden aus vielen dieser Einrichtungen Krankenhäuser.

Kongregation
Zusammenschluss mehrerer Klöster eines Ordens zu einem Verband

Pfründner
In jener Zeit war es möglich, ein Hospitalbett als Altersvorsorge zu erwerben, um sich seine „Pfründe“ zu sichern. Pfründner waren Personen, die einen fixen Platz im Hospital erhielten. Dort wurde ihnen neben Kost und Logis auch medizinische Versorgung geboten.

Der Zustrom zu Frauenklöstern im Mittelalter war groß und aus vielfältigen Gründen motiviert. Viele Frauen suchten nach einem sinnvollen und religiösen Leben abseits der weltlichen Zwänge (wie z. B. der Muntehe). Unverheirateten und verwitweten Frauen bot das Klosterleben eine gesicherte Versorgung und Aussicht auf Bildung, die ihnen außerhalb der Klostermauern verwehrt blieb. Die Aufnahme als Ordensschwester war nur möglich, wenn eine entsprechende Mitgift eingebracht werden konnte. Mädchen und Frauen niederer Schichten dienten häufig als Laienschwestern oder Mägde.

Häufig wurde die Aufnahme von Frauen oder die Gründung von Frauenklöstern verweigert. Nur Priester hatten die Befugnis zur Lehre und Spendung der Sakramente; die notwendige Übernahme dieser Tätigkeiten hätte zur Überlastung geführt. Weiters wurden Frauen als Quelle der Versuchung und sittlichen Gefährdung angesehen (Schmölzer, 1994, S. 60–62).

Die **Beginengemeinschaften** waren religiöse Gemeinschaften für Frauen, die nicht in ein Kloster eintreten wollten. Sie lebten fromm und enthaltsam, hatten jedoch mehr Freiheiten als in einem Kloster. Ihr Auskommen finanzierten die Beginen über Lohnarbeit verschiedenster Art, u. a. durch Handarbeiten (nähen, spinnen, weben), das Geleiten von Verstorbenen zum Friedhof und Beten am Grab. Ehrenamtlich engagierten sie sich zusätzlich in sozialen Bereichen. Die Beginen hatten durch ihre seelsorgerische und krankenpflegerische Tätigkeit vorerst eine zentrale gesellschaftliche Bedeutung und wurden von der Kirche zunächst wohlwollend behandelt, bis sie des Verdachts der Häresie bezichtigt und verboten wurden (Möller & Hesselbarth, 1998, S. 21 f.).

Die Beginen versorgten Obdachlose und Arme, pflegten Kranke, betreuten Sterbende und lehrten Kinder Lesen und Schreiben. Auch hier war der Dienst am Nächsten das Motiv ihres Engagements.

3.4 Ritterorden

Die Kreuzzüge und vermehrten Pilgerfahrten des Mittelalters lösten einen sprunghaften Anstieg der Nachfrage nach Fürsorge aus. Die bestehenden Klöster stießen an ihre Grenzen und konnten die Versorgung der Pilger und Kranken nicht mehr allein gewährleisten. In dieser Situation entstanden die ersten geistlichen Ritterorden, wie z. B. die Johanniter. Ursprünglich zum Schutz und Geleit der Pilger ins Heilige Land gegründet, übernahmen sie im Laufe des 11. Jh. zusätzliche Aufgaben. In Jerusalem errichteten sie das erste Johanniterspital, um die Versorgung der Kranken und Bedürftigen zu gewährleisten.

Die Hospitäler waren groß und modern ausgestattet. Sie verfügten über fest angestellte Ärzte und konnten bis zu 2000 Bedürftige gleichzeitig versorgen.

Entlang der Pilgerwege gab es bescheidene Unterkünfte, die im Laufe der Zeit zu beachtlicher Größe mit Kapazitäten von mehreren hundert Personen anwuchsen. Da eine Pilgerreise oft zur Heilung eines Leidens unternommen wurde, war die Krankenversorgung eine wichtige Aufgabe in diesen Unterkünften (Schipperges, 1987, S. 227).

3.5 Entstehung bürgerlicher Hospitäler

Ab dem 12. Jh. entstanden in den Städten **bürgerliche Hospitäler**. Sie waren Teil der Wohlfahrtspflege und verlangten im Gegensatz zu den geistlichen Hospitälern die Bezahlung ihrer Leistungen, wenn dies möglich war. Konnte sich eine hilfsbedürftige Person kein Brot mehr erbetteln, so wurde auch ihr eine Aufnahme ermöglicht.

Die Versorgung in einem frühmittelalterlichen Hospital war vergleichsweise bescheiden; es handelte sich um ein „karitatives Sozialsystem" für Bedürftige aller Art. Ärzte gab es im Hospital nicht, später stand in Einzelfällen der Stadtarzt oder Stadtwundarzt als hinzugezogener Berater zur Verfügung (Seidler & Leven, 2003, S. 91 f.). Pflegerische Aufgaben wurden nach dem Verständnis der diätetischen Betreuung durchgeführt, um die menschlichen Lebensrhythmen zu harmonisieren (Möller & Hesselbarth, 1998, S. 22; Seidler & Leven, 2003, S. 92).

Organisation und Leitung der bürgerlichen Hospitäler lagen in den Händen von Bruderschaften, die sich der Versorgung von Bedürftigen widmeten. Viele Hospitäler waren Stiftungen reicher Bürger, die sich durch die Angst vor dem Fegefeuer dazu motiviert fühlten und so ihren Dienst am Nächsten leisteten. Die Aufnahme ins Hospital stand allen Bedürftigen offen, auch jenen ohne finanzielle Mittel (Schipperges, 1987, S. 230 f.).

Ein großer Teil der Bevölkerung verließ sich auf traditionelle Heilmethoden, das Hospital war dafür keine Anlaufstelle.

Von Krankenversorgung oder Gesundheitswesen im heutigen Sinne kann nicht gesprochen werden. In den Hospitälern fanden je nach Einzugsgebiet weiterhin Pilger oder Menschen der Umgebung Aufnahme. Bedürftige wurden auf Kosten des Spitalserhalters, meistens einer Stiftung, versorgt. Ärzte waren in Hospitälern nur selten angestellt und wurden meist als Konsiliare gerufen.

3.6 Wissen und Verbreitung der Heilkunde

Nach der Teilung des Römischen Reichs im 4. Jh. kam es im Westen zu einem Rückgang des medizinischen Wissens. Durch Empfehlung des spätantiken römischen Staatsmannes, Schriftstellers und Gelehrten Cassidor, der den Benediktinermönchen einige antike Schriften von Hippokrates und Galen sowie das Kräuterbuch des Dioskurides hinterließ, wurden diese Schriften von Mönchen ins Lateinische übersetzt, studiert, vervielfältigt und unter dogmatischen Bedingungen gelehrt. Ein kritisches und reflektiertes Hinterfragen war seitens der Kirche weder erwünscht noch geduldet (Eckart, 2013, S. 52).

Nach der Gründung des Islam in der ersten Hälfte des 7. Jh. nahmen die islamisierten Araber bis zur Mitte des 7. Jh. den gesamten Vorderen Orient ein und erbeuteten die antiken Schriften. Später wurden diese Schriften von islamischen

Gelehrten ins Arabische übersetzt und weiterentwickelt. Die umfangreichen medizinischen Sammlungen sowie die Forschung und Lehre neben der Krankenversorgung führten dazu, dass die islamische Welt für Jahrhunderte federführend auf den Gebieten der Wissenschaft und der Medizin war (Eckart, 2013, S. 90; Leven, 2019, S. 24–26).

Im 11. und 12. Jh. gelangten diese arabischen Übersetzungen mit Ergänzungen der Gelehrten durch Gesandtschaften, Geschenke, Handel oder Kriege ins christliche Abendland. An den Übersetzungsschulen von Salerno (heute Italien) und Toledo (heute Spanien) wurden die Werke ins Lateinische übersetzt. In Salerno wurde neben den Übersetzungstätigkeiten auch gelehrt – so entwickelte sich die erste europäische Ärzteschule (Brooke, 1997, S. 43–52). Diese Einrichtung wird oftmals als erste Universität Europas betrachtet, obwohl sie diese Bezeichnung nie trug. Zugelassen waren nicht nur Männer, sondern auch Frauen, sowohl als Studentinnen wie auch als Dozentinnen. Dazu zählte etwa die Ärztin Trotula, die sich mit Themen der Frauengesundheit auseinandersetzte und ein Buch darüber verfasste. In Salerno befanden sich mehrere Frauen unter den ärztlichen Praktikern und Lehrern (Ackerknecht, 1979, S. 79). Ab dem 12. Jh. entstanden Universitäten, an denen Medizin gelehrt wurde. Die Medizin wurde zu einer wissenschaftlichen Disziplin, die sich auf die Werke von Hippokrates, Galen und der arabischen Gelehrten stützte.

Der Studienlehrplan im Mittelalter folgte den sieben freien Künsten: Vorlesungen zu Arithmetik, Astronomie, Dialektik, Geometrie, Grammatik, Musik und Rhetorik. Es erfolgte die Vorbereitung auf eine der drei Hauptstudienrichtungen Jura, Theologie und Medizin (Schipperges, 1987, S. 197).

Ins Hochmittelalter (12. Jh.) fallen die Anfänge der Universitäten, deren Zugang Frauen verwehrt blieb. Trotz dieser Entwicklung gelang es vereinzelten Frauen, wissenschaftliche Arbeit zu leisten. Die Benediktinerin **Hildegard von Bingen** (1098–1179) ist bis in die Gegenwart für ihr natur- und heilkundliches Wissen bekannt. Sie verfasste Schriften in der Tradition der mittelalterlichen Kloster- und Volksmedizin, basierend auf dem antiken Medizinwissen in Verbindung mit ihrem christlichen Glauben. Damit hat sie eine eigenständige Naturheilkunde begründet. Mit ihrer verinnerlichten Grundhaltung der Fürsorge und Diskretion widmete sie sich mit all ihren Kräften den Kranken und Schwachen.

Aus diversen medizinischen Texten, die in Salerno übersetzt wurden, entstand ein Kompendium: die Articella, welche als Lehrbuch für das Studium der Medizin an einigen Universitäten verwendet wurde. Der Inhalt befasste sich mit Theorie (etwa Physiologie, Pathologie und Hygiene) und Praxis (Chirurgie, Diätetik und Arzneimittellehre).

Die wissenschaftliche Medizin wurde zur Domäne geistlicher Männer, und da diese laut kirchlicher Vorschrift **„kein Blut vergießen“** durften (Konzil von Tours in Frankreich, 1163), kam es zur Trennung zwischen der Medizin und dem Handwerk der Chirurgen und Bader. Im Hintergrund dieser Entscheidung standen moralische Überlegungen, da es immer wieder zu Todesfällen durch Operationen kam. Auf diesem Konzil wurde auch festgelegt, dass Leichen als unberührbar galten, was einem (vorübergehenden) Sektionsverbot gleichkam. Die an der Universität ausgebildeten Ärzte waren ab diesem Zeitpunkt ausschließlich für die innere Medizin zuständig; die „mindere“ Chirurgie wurde von der Universität verbannt und an Laienchirurgen wie Bader, Barbiere und Wundärzte übergeben. Diese formale Trennung endete erst mit der Säkularisierung zur Zeit der Französischen Revolution (Ackerknecht, 1979, S. 81).

Konzil
Versammlung einer Kirche, bei der in der Regel die bischöflichen Gewalten, Lehre, Leitung und Heiligung besprochen werden

Mit Beginn des 14. Jh. begann die Zurückdrängung der Frauen aus der medizinischen Versorgung. Ärzteschaft, Kirche und Staat standen in enger Verbindung, wodurch die Ärzte das Behandlungsmonopol bei der Oberschicht innehatten. Das allgemeine Volk jedoch setzte großes Vertrauen in heilkundige Frauen und Hebammen. Diese bezogen ihre Expertise nicht aus höherer Bildung, sondern verfügten über praktisch erworbenes Heilwissen von erfahrenen Geburtshelferinnen bzw. Heilkundigen. Darüber hinaus waren sie mit der Behandlung von Frauen- und Kinderkrankheiten betraut und stellten eine ernsthafte Konkurrenz für approbierte Ärzte dar. Um sich die Monopolisierung der Heilkunde zu sichern, verdrängten Ärzte diese heilkundigen Frauen sukzessive durch gezielte Maßnahmen wie Einschränkung der Klostermedizin und Universitätsverbot. Lediglich die Hebammen bildeten mit ihrem Aufgabengebiet in Geburtshilfe und Frauenheilkunde die einzige geduldete Ausnahme – die Untersuchung von Frauen war Ärzten vonseiten der Kirche streng verboten. Dennoch wurden Hebammen vielerorts als Pfuscherinnen diskriminiert, sodass die Ärzte die Aufsicht über sie erzwingen konnten. Die Anwendung bisher verabreichter Arzneien (Wehenmittel, Schmerzmittel u. a.) wurde ihnen ebenfalls untersagt. Hexenverfolgungen trugen weiter zur Reduzierung der heilkundigen Frauen bei (Bischoff, 1994, S. 37–41).

Die Verordnungen einiger Städte verboten heilkundigen Frauen und Baderinnen die Ausübung derartiger heilkundlicher Tätigkeiten bei Geldbußen und Gefängnisstrafen.

3.7 Methoden der Heilkunde und Heilberufe im Mittelalter

Die Ausbildung der Ärzte an Universitäten schritt voran, die Allgemeinbevölkerung konnte sich jedoch keinen Arzt leisten. Die Primärversorgung wurde durch eine Reihe anderer Gesundheitsberufe wie Barbiere und Bader, Hebammen, Chirurgen, Wundärzte, Steinschneider, Zahnbrecher, Starstecher, den Apothekern sowie Heilkundigen geleistet (Seidler & Leven, 2003, S. 150).

Die sogenannte „kleine Chirurgie“, also das Schienen von Knochenbrüchen, die Versorgung frischer Wunden und kleinerer Verletzungen, lag in den Händen der Barbiere und Bader. Barbiere durften neben dem Haareschneiden und Rasieren auch zur Ader lassen und übernahmen vielfach die „Funktion von anatomischen Dienern (Prosektoren) an den medizinischen Fakultäten“ (Schipperges, 1987, S. 97). In der Badestube wurden auch Tätigkeiten der kleinen Chirurgie ausgeübt; hier wurde zur Ader gelassen und wurden Schröpfköpfe angesetzt. Die Zunft der Bader zählte somit zu den Heilberufen. Das Badewesen war insbesondere in den Städten verbreitet, privat hatten nur die gehobenen Gesellschaftsschichten Zugang zu einem Bad.

Baden wurde empfohlen, über die Häufigkeit gab es jedoch sehr unterschiedliche Aussagen: von einmal pro Monat bis hin zu zweimal pro Jahr. Mit Bädern sollten allerlei Leiden kuriert werden, z. B. sollten sie bei Melancholie und Kummer Abhilfe schaffen. Nach der damaligen Lehrmeinung konnten schlechte Säfte über die durch das Wasser geöffneten Poren den Körper verlassen.

Neben der Körperpflege und der Behandlung von Krankheiten dienten Badestuben auch als **gesellschaftlicher Treffpunkt**. Sie waren häufig getrennt nach Geschlechtern zu benutzen, es gab aber auch Badeeinrichtungen für Frauen und Männer. Die gemeinsame Benutzung des Badehauses war eine der Ursachen für die Ausbreitung von Geschlechtskrankheiten (z. B. Syphilis). Damit geriet das Badehaus in Verruf und wurde in der Folge von vielen Menschen gemieden.

Der Beruf des Chirurgen wurde entweder an der Universität gelehrt oder – wesentlich häufiger – als Handwerksberuf ausgeübt. Die Ausbildung dauerte drei Jahre: Der Lehrling musste zur Ader lassen, schröpfen, Wunden versorgen, Salben herstellen und Brüche schienen. Hatte er ausgelernt, ging er, wie damals üblich, auf Wanderschaft, um sein Wissen bei anderen Meistern zu erweitern. Vorlesungen an einer Universität zu besuchen, war dabei durchaus üblich (Schipperges, 1987, S. 96–116). Zudem war die Diätetik ein fixer Bestandteil der Behandlung.

Die Behandlung Kranker mit Heilkräutern und diversen Arzneien war weitverbreitet, und damit auch der Beruf des Apothekers (Schipperges, 1987, S. 117).

Da es den Ärzten der katholischen Kirche verboten war, Frauen praktisch zu untersuchen, und die Hebammen über einen großen Erfahrungsschatz verfügten, blieb die Geburtshilfe die Domäne der „Weißfrauen“, wie die Hebammen auch genannt wurden. Sie konnten ihren Beruf ausüben, wenngleich unter ärztlicher Aufsicht. Ihr Wissen bezogen sie einerseits aus praktischer Erfahrung, aber auch aus mündlicher Überlieferung.

Download:
Frauen und Hexenverfolgungen

Vertiefung des Lernstoffes

Zum Wiederholen

- Benedikt von Nursia
- Konzil von Aachen
- Klosterhospital
- Hospitäler der Ritterorden
- Bürgerliche Hospitäler
- Hildegard von Bingen
- „Die Kirche vergießt kein Blut“
- Wissensverbreitung
- Übersetzungsschulen
- Heilkunde (Methoden und Berufe)
- Hexenverfolgung – möglicher Einfluss auf das Pflegewissen?

Zum Nachlesen

Eckart, Wolfgang U. (2009): Geschichte der Medizin. Berlin u. a.: Springer.
Für alle an der Medizingeschichte Interessierten; kompakte Darstellung von der Antike bis zum 20. Jahrhundert.

Seidler, Eduard & Leven, Karl-Heinz (2003): Geschichte der Medizin und der Krankenpflege (7., überarb. u. erw. Aufl.). Stuttgart: Kohlhammer.
Guter Überblick über alle Epochen der Geschichte.

4 Frühe Neuzeit

Der Beginn der Neuzeit wird u.a. mit der Entdeckung Amerikas im Jahr 1492 durch Christoph Kolumbus markiert. Das Ende der Frühen Neuzeit wird mit der Französischen Revolution 1789 angesetzt.

Nachfolgend einige Begriffe in alphabetischer Reihenfolge, die untrennbar mit der Frühen Neuzeit verbunden sind:

Alphabetisierung • Aufklärung • Buchdruck • Dampfmaschine • Dreißigjähriger Krieg • Entstehung der Irrenanstalten • Französische Revolution • Friedrich der Große • Galileo Galilei • Geldwirtschaft • Gesundheitsfürsorge • Heliozentrisches Weltbild • Hexenverfolgungen • Humanismus • Immanuel Kant • Industrialisierung • Joseph II. • Judenverfolgungen • Kolonialismus • Kolumbus • Krankheitslehre • Ludwig XIV. • Maria Theresia • Martin Luther • Mikroskopie • Naturwissenschaft • Pockenschutzimpfung • Rationalismus • René Descartes • Säkularisierung • Schulpflicht • Seuchen • Solidarpathologie • Wiener Medizinische Schule • Wohlfahrtsstaat

Die Medizin der Frühen Neuzeit war immer noch geprägt von Aberglauben, der Massenvernichtung von „Hexen“ und von Seuchen aufgrund katastrophaler hygienischer Missstände in den Städten. Hunger, Pest, Lepra und die Pocken (Blattern) waren weit verbreitet – der Ruf nach Veränderung wurde laut. Die Gründung geistlicher Orden (z. B. Barmherzige Brüder, Barmherzigen Schwestern) mit der Verpflichtung, Armen, Kranken, Waisen und alten Menschen Unterkunft, Nahrung und medizinische Versorgung anzubieten, ermöglichten eine erste Verbesserung der sozialen Probleme.

Im Interesse einer medizinischen Versorgung der Bevölkerung wurden **Stadtärzte** (Stadtphysicus) für die Gesundheitspflege der Bevölkerung (Gesundheitspolizei, Wohlfahrt) engagiert und bürgerliche Hospitäler mit unterschiedlichen Schwerpunkten errichtet. Eine Überarbeitung der antiken Lehren wurde gefordert, eine Welle der Professionalisierung setzte ein. Griechisch wurde – neben Latein – vermehrt als Bildungssprache genutzt. Westliche Gelehrte besannen sich auf antike Originalschriften, um Übersetzungsfehler und kulturelle Verzerrungen zu korrigieren. Der Buchdruck (durch Gutenberg, 1440) trug wesentlich zur Verbreitung bei. Die ersten gedruckten medizinischen Werke waren Kräuterbücher. Dennoch ist hier anzumerken, dass in jener Zeit ein Buch noch als Luxusgegenstand galt und die Mehrheit der Bevölkerung nicht lesen und schreiben konnte. Zudem war die Wissenschaftssprache Latein.

Gesellschaftspolitisch gewann das Bürgertum immer mehr an Einfluss, und die Ideale des neuen Zeitalters werden heute unter dem Begriff des **Humanismus** zusammengefasst. Diese Ideale bedeuteten: frei zu argumentieren, unabhängig von blindem Glauben an Autoritäten sich als Mensch im aufklärerischen Sinne frei zu entfalten, sich zu bilden und auch im Diesseits zu leben. Die Universitäten orientierten sich immer häufiger weltlich, und die Domäne der Kirche verlor zunehmend an Bedeutung. Krankheit wurde nicht mehr als Strafe Gottes gewertet, sondern der menschliche Körper mit seinen Organen wurde zum Objekt medizinischer Forschung und Verwertung. Allgemein wuchs der Bedarf an Expertise, die auf universitärer Ausbildung beruhte. Die medizinische Wissenschaft erlebte einen Aufschwung. Andreas Vesalius (1514–1564) revolutionierte die Anatomie durch seine präzisen anatomischen Studien an Leichen. René Descartes (1595–1650) entwickelte ein **mechanisches Menschenbild**, das Krankheit als Störung des Körpers interpretierte, die es zu reparieren galt. Paracelsus (1493–1541) kritisierte die bisherige Humoralpathologie und entwickelte ein neues **organbezogenes Krankheitskonzept** (Eckart, 2013, S. 89–92; Wolf & Wolf, 2008, S. 79–80).

Die Humoralpathologie wurde mehr und mehr durch die experimentelle, anatomische, mikroskopische, physiologische und chemische Forschung verdrängt. Die neuen medizinischen Erkenntnisse über die Entstehung und Behandlung von Krankheiten führten zu neuen Formen der Spitalsorganisation (z. B. Wiener Allgemeines Krankenhaus, Charité Berlin).

Nach dem Studium dieses Kapitels sollten Sie ...

- die Leistungen des Johannes von Gott kennen und deren gegenwärtige Bedeutung erklären können;
- die Gründung und Entwicklung der Barmherzigen Schwestern sowie ihre gegenwärtige Bedeutung kennen;
- das Mutterhaussystem verstehen und die daraus resultierenden Konsequenzen für die Pflege jener Zeit kennen;
- das Hospitalwesen und die Situation der Pflegenden in der frühen Neuzeit kennen;
- Neuerungen und Besonderheiten des 1784 eröffneten Wiener AKH kennen;
- die vorherrschende Situation und Arbeitsfelder des Wartpersonals kennen;
- Ausbildungsbestrebungen für den Wartdienst von einigen Ärzten und deren Scheitern diskutieren können;
- den Stellenwert der Ordensgemeinschaften erklären können.

Download:
Johannes von Gott – die Barmherzigen Brüder

4.1 Frühneuzeitliche Organisationsformen der Krankenpflege und ihre Entstehung

In der frühen Neuzeit entstanden neue Organisationsformen zur Pflege und Betreuung hilfsbedürftiger Menschen. Von besonderer Bedeutung waren vorerst die Ordensgründungen und die Einführung des Mutterhaussystems.

Download:
Vinzenz von Paul – Barmherzige Schwestern (Vinzentinerinnen) und Louise de Marillac – die Grauen Schwestern, das Mutterhaussystem

4.2 Das Hospital der Frühen Neuzeit

Die mittelalterlichen Bürgerspitäler existierten in der Frühen Neuzeit in unveränderter Form so, wie sie etwa ab dem 12. Jh. entstanden waren; auch neugebaute Einrichtungen orientierten sich an den Gegebenheiten von damals und wurden außerhalb der Stadtmauern flussabwärts errichtet. Die großen Krankensäle mit Altar bzw. Kapelle spiegelten den christlichen Einfluss wider, und die Armenpflege hatte nach wie vor einen hohen Stellenwert. Arme und gehfähige Kranke mussten sich während ihres Spitalaufenthalts an der Arbeit beteiligen und hatten sich auch um ihre Mitpatient*innen und um Haushaltsaufgaben zu kümmern, sofern sie dazu fähig waren (Möller & Hesselbarth, 1998, S. 49). Es bestand **keine Trennung zwischen Kranken- und Armenpflege**.

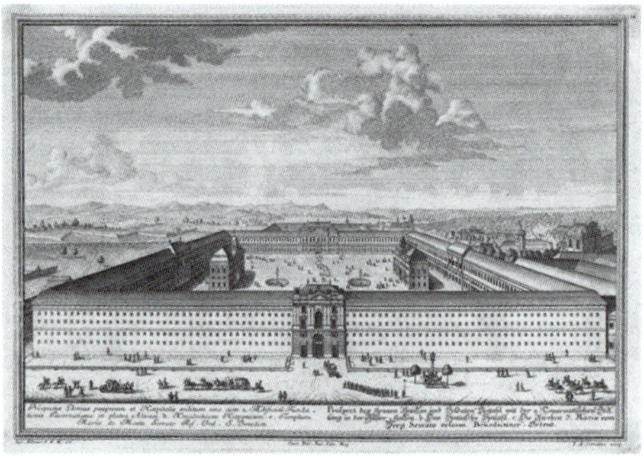

Abb. 5: **„Armen Haus und Soldaten Spithal", 1733**

Dieser Zustand sollte noch etwa bis zur Mitte des 18. Jh. fortbestehen. Das 1693 in Wien errichtete **Großarmenhaus** („Armen Haus und Soldaten Spithal", s. Abb. 5) diente neben der Versorgung von Armen auch den Kranken, Behinderten, ehemaligen dienstunfähigen Soldaten, Geisteskranken, Obdachlosen, mittelosen Gebärenden und Findelkindern. Im Jahr 1725 wurde es erweitert und hatte nun eine Kapazität für 5000 bedürftige Menschen (Wiener Stadt- und Landesarchiv, o. J. a). Auch in anderen europäischen Großstädten gab es ähnliche Einrichtungen.

Vielfältige Verordnungen regelten die Berufsbilder von Apothekern, Badern, Wundärzten und Hebammen und deckten damit einen Großteil der Leistungen im Gesundheitswesen ab.

Die gesellschaftlichen Veränderungen brachten es mit sich, dass sich Struktur und Verwaltung der Spitäler veränderten. Es entstanden weitere öffentliche Einrichtungen, von denen viele über Schenkungen und Stiftungen finanziert und von der Stadt verwaltet wurden. Es bildete sich die Ansicht heraus, dass die Gesundheitserhaltung und Krankenversorgung der Bevölkerung eine allgemeine Aufgabe sei, die auch festgelegte Regeln brauche.

Bei infektiösen Erkrankungen kamen die Kranken in ein Pest- und Siechenhaus, auch Leprosorium genannt. Eigene Syphilis-Hospitäler behandelten Erkrankte mehr oder weniger erfolgreich mit Quecksilberkuren oder mit dem tropischen Gujak-Holz. Lebenslange Quecksilber-Salbungen und orale Gaben waren lange Zeit die einzige Therapie gegen diese Geschlechtskrankheit. Die meisten Syphilis-Patient*innen starben aufgrund einer Schwermetall-Vergiftung (Jakob, 2017).

Wärter*in

war in Österreich ab 1711 für die folgenden zwei Jahrhunderte die übliche Bezeichnung für das weltliche Pflegepersonal (in Deutschland: Lohnwärterinnen). „Warten" wurde synonym für „pflegen" verwendet und war eine reine Anlerntätigkeit. In der Zeit zwischen 1890 und 1914 waren die Bezeichnungen „Wärterin" und „Pflegerin" gleichzeitig in Verwendung. Die negative Konnotation dieses Begriffes kam mit den ersten ausgebildeten Pflegerinnen auf, die sich von den nur angelernten Wärterinnen abhoben.

Die pflegerischen Aufgaben im Spital übernahmen **Siechdirnen** und **Siechknechte** (in Deutschland Mägde) als frühe Vorläufer von Pfleger*innen. 1711 erscheint in einem Wiener Soldbuch erstmals der Begriff „**Krankenwärter**". Ihr Aufgabenbereich enthielt sowohl eindeutig **pflegerische Elemente** als auch eine Fülle an hauswirtschaftlichen Tätigkeiten – ein Umstand, der Pflegende bis ins vorige Jahrhundert begleitet hat.

Ärzte waren nach wie vor zumeist nur als **Konsiliare** in den Hospitälern und ersten Krankenhäusern tätig. Sie waren auf **Berichterstattung über die Krankenbeobachtung** der Pflegenden angewiesen. Die Qualität der Berichte war jedoch häufig unzureichend und oberflächlich. Vermehrt entstand der **Wunsch nach qualifiziertem Personal**. Für Krankenwärter*innen wurden Unterweisungen für eine gute „Wartung" herausgegeben, um den Heilerfolg zu verbessern.

Georg Detharding (1645–1712), Arzt aus Kiel, erkannte die Bedeutung zuverlässiger Krankenwärter*innen. Ihm war bewusst, dass sie diejenigen waren, die die meiste Zeit bei den Patient*innen verbrachten und die Arztanordnungen exakt umsetzen sowie die Patientenbeobachtung verständlich an den Arzt weitergeben mussten, ansonsten sei die Arbeit des Arztes unfruchtbar. Er war überzeugt, dass für den Heilerfolg die Krankenwärterin ebenso wichtig sei wie der Medico selbst, da die Krankenwärterin die „Abwechslung der Krankheit siehet und merket" und dem Medico, der sonst nichts darüber wüsste, Bericht geben müsse. Selbstverständlich hatten die Wärter*innen Anordnungen wie die Verabreichung von Medikamenten und Umschlägen gewissenhaft auszuführen, und keinesfalls durfte durch Verwahrlosung und Unachtsamkeit der „Krancke ins höchste Verderben gesetzet werden". Ein Schaden an den Kranken wurde, aus welchen Gründen auch immer, „dem Medico beygemessen". Als am besten für die Krankenpflege geeignet hielt Detharding nicht zu junge Frauen (über 40

Jahre), weil sie besser wachen könnten und wüssten, was „schwarz und weiß" sei, weil sie aber andererseits auch noch nicht so alt seien, dass sie den Kranken durch „verdrießliches murren" vergrämen würden. Außerdem seien sie gut bei Kräften, könnten daher dem Kranken aufhelfen, „ihm das Bette zurechtelegen" und das „Gemach und was in demselben enthalten ordentlich und auffgepuzet [...] halten" (Panke-Kochinke, 2001, S. 41 f.).

In Österreich war die Situation angesichts unausgebildeter Wärter*innen reformbedürftig. Die Weiterentwicklung der Medizin erforderte geeignetes, ausgebildetes Wartpersonal, um über ausgebildete Hilfskräfte zur Überwachung und Pflege von Patient*innen zu verfügen. Gleichzeitig befürchteten die Ärzte, dass Wärter*innen durch den Erwerb von zu viel medizinischem Wissen eine **zu große Eigenständigkeit** erlangen könnten und dadurch zu **eigennütziger „Quacksalberei" und „Kurpfuscherei" gegen die ärztliche Schulmedizin** übergehen könnten. Um jegliche **Einmischung in ärztliche Tätigkeiten auszuschließen**, wurde den Wärter*innen sogar die Erlaubnis zum Pulsfühlen abgesprochen (Walter, 1991, S. 21). Deren eigentümliche Aufgaben gründeten auf den „sechs nicht natürlichen Dinge(n)" der Diätetik (siehe Kap. 2.2.3.1), wie sie in den antiken Lehren enthalten sind. Die Anwendung von Hausmitteln oder Apothekerarzneien war ihnen strengstens untersagt (Panke-Kochinke, 2001, S. 48).

4.3 Krankenversorgung und Krankenpflege im 18. Jahrhundert

Im angehenden 18. Jh. war der Staat immer mehr bestrebt, eine öffentliche Gesundheitsversorgung aufzubauen, um das Volk mit Präventivmaßnahmen und öffentlicher Gesundheitsbelehrung gesund zu erhalten. Unter den zentralen Begriffen „Medicinische Policey" und „Staatsarzneykunde" sind die Behebung hygienischer Missstände und die soziale Fürsorge zu verstehen.

Die Hospitäler – immer noch ihren alten Traditionen verpflichtet – quollen über, die räumliche Enge und die vielen Hilfesuchenden erschwerten die Arbeitsbedingungen für Pflegende. Zudem herrschten gravierende hygienische Missstände, die Bettwäsche wurde selten und nicht nach jedem Kranken gewechselt, es roch nach Eiter, Schweiß und Exkrementen. Der Leiter der Berliner Charité Anton Horn (1774–1848) beschreibt die Zustände erschreckend:

„Ein widerlicher Geruch, der allen unreinlichen Krankenhäusern eigen ist, war in vielen Fluren und Zimmern verbreitet. In der Nähe des Bettes fanden sich der Gegenstände des Ekels so viele, daß man sich überwinden mußte, der Prüfung einzelner Kranker die gehörige Ruhe und Zeit zu widmen [...] Der Zustand der Leib- und Bettwäsche war höchst ärmlich. Die Kranken wurden mit ihren schmutzigen Hemden, die sie aus der Stadt mitbrachten, in die Krankenzimmer gelegt. Die Lagerstellen, die sie vorfanden, waren oft schon zuvor von anderen benutzt und häufig in dem Grad beschmutzt, daß selbst die an Schmutz gewöhnten Kranken sich ohne Ekel ihnen nicht nähern konnten [...] Die Strohsäcke der Kranken hatten meistens schon [...] so lange als Lagerstellen gedient, daß das Stroh in Häcksel verwandelt und zum Vehikel [...] des Ungeziefers geworden war [...] Alle Utensilien, die den Kranken umgaben, die Tische, die Fensterbänke, die Eßgeschirre, der Fußboden ließen vor Unreinigkeit ihre ursprüngliche Farbe nicht erkennen. Wo man hinsah, wo man hinfaßte, wo man hintrat, überall ein unbeschreiblicher Schmutz." (Horn; zit. nach Sticker, 1960, S. 71)

Um die **Personalknappheit** in den Griff zu bekommen, wurde weiteres Wartpersonal eingestellt. Viele waren ungebildet und hatten keinen guten Leumund, was dazu führte, dass sie ihre Dienste nur mangelhaft versahen. Manchmal war es wohl mehr Aufsicht als Pflege. Pflegeorden waren nur begrenzt verfügbar, die Versorgung in den Hospitälern wurde immer schwieriger. Begüterte Bürger*innen hätten damals zur Behandlung einer Erkrankung niemals ein Krankenhaus aufgesucht. Allerdings ist davon auszugehen, dass die Qualität der Versorgung regional unterschiedlich war.

Eine bedeutende Rolle in der Reform des Gesundheits- und Wohlfahrtswesens spielte **Gerard van Swieten** (1700–1772). Er wurde 1745 von Leiden (Niederlande) nach Wien berufen, um die Rolle des Leibarztes von Kaiserin Maria Theresia zu übernehmen. Unter seinem Einfluss erlebte das Gesundheits- und Wohlfahrtswesen eine Reihe von Verbesserungen. In dieser Zeit entwickelten sich erste Überlegungen, die Trennung von bisher gemeinsam untergebrachten Akutkranken und Hilfesuchenden (alte, chronisch und psychisch kranke, behinderte und obdachlose Menschen, invalide Soldaten, mittellose gebärende Frauen und Findelkinder) voranzutreiben.

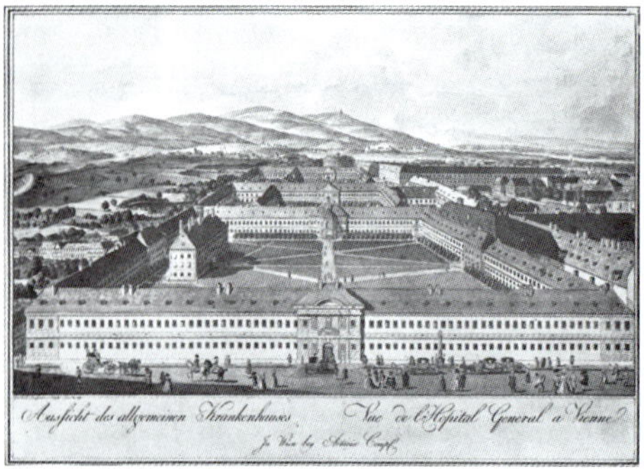

Abb. 6: **Krankenhaus der Neuzeit; Wiener Allgemeines Krankenhaus 1784**

Im Jahr 1783 wurde festgelegt, dass die Errichtung eines **Allgemeinen Krankenhauses** mit der Funktion der Behandlung und Betreuung von Akutkranken auf dem Gelände des Großarmenhauses erfolgen sollte. Die **Umwandlung vom Hospital zum Krankenhaus** begann mit der Übersiedelung der bisherigen Insassen des Großarmenhauses in andere, bereits bestehende Einrichtungen der Stadt Wien sowie mit der Neugestaltung des Areals und war mit der Eröffnung des Wiener Allgemeinen Krankenhauses (AKH) (siehe Abb. 6) abgeschlossen (Wiener Stadt- und Landesarchiv, o. J. c).

4.4 Das neuzeitliche Krankenhaus am Beispiel des Wiener Allgemeinen Krankenhauses

Das Wiener AKH wurde 1784 unter dem Reformer Kaiser Joseph II. (Sohn von Maria Theresia) eröffnet und galt als das größte Krankenhaus der Österreichisch-Ungarischen Monarchie sowie als Vorbild für viele Städte. Es wurde nach dem Modell des Pariser Hôtel-Dieu errichtet und bot eine Vielzahl an Verbesserungen. Mit seiner modernen Struktur verfügte es über **vier medizinische, zwei chirurgische** (erstmals praktizierten Interne und Chirurgie parallel) und **eine venerische Abteilung** (venerische Krankheit = Geschlechtskrankheit) sowie über ein **Siechenhaus**, ein **Gebärhaus** und ein **Findelhaus**.

Das dem AKH angegliederte Wiener Gebärhaus stand ursprünglich **unverheirateten, mittellosen schwangeren Frauen** zur Verfügung, wo sie zum Schutz vor „Schande und Not" ihr Kind zur Welt bringen konnten. Vor dem Hintergrund der eingeschränkten Heiratsmöglichkeiten aufgrund des niedrigen Lebensstandards der Unterschichten hatten Arbeiter*innen, Tagelöhner*innen oder Gesinde vielfach keine eigene Unterkunft (sie wohnten in kleinen Kammern bei ihren Arbeitgeber*innen) und waren nicht in der Lage, Kinder zu ernähren. Existenzängste und Stigmatisierung von Frauen mit unehelichen Neugeborenen nötigten sie zur Abgabe ihres Kindes, z. B. wurde in Wien Ende des 18. Jh. beinahe jedes dritte Kind abgegeben, 1847 jedes zweite. Das Wiener Findelhaus nahm täglich 20 bis 30 Neugeborene auf. Dies entsprach in etwa einem Drittel aller Geburten in Wien. Etwa 97 Prozent der Findelkinder starben bereits im ersten Lebensjahr an mangelnder Hygiene und minderwertiger Ernährung (Buchmann & Buchmann, 2006).

Eine weitere Besonderheit war das weltweit erste **Tollhaus** (Irrenanstalt), das als Rundbau konzipiert und von den Wiener*innen als „**Narrenturm**" oder auch „Gugelhupf" bezeichnet wurde. Davor waren die als „besessen oder verrückt" bezeichneten Menschen nicht als krank betrachtet worden und im alten „Irrengefängnis" am Salzgries, dann im Spanischen Spital und im Sankt Marxer Bürgerspital untergebracht gewesen.

In dem fortschrittlichen fünfstöckigen Turm wurden die Insassen entsprechend ihrer „Klasse" Stockwerken zugeteilt. Die vier Klassen wurden von „brav" bis „böse" unterschieden. Während die „Braven" (die Leisen, Melancholischen) im Erdgeschoss untergebracht waren und sich frei bewegen konnten, wurden die „Bösen" (die Tobenden und Lärmenden) im obersten Stockwerk angekettet. Durch diese Anordnung gab es in den unteren Stockwerken weniger Lärm. Die medizinische Behandlung bestand aus Diäten, Aderlass, Abführmitteln, kalten Güssen, Eiswasserklistieren und Hydrotherapie. Trotz der Auflage für das Wartpersonal, diese Patient*innen nicht zu diskriminieren, gestattete es Schaulustigen gegen Trinkgeld Zutritt.

Im Narrenturm waren bis 1869 „Geisteskranke" untergebracht, anschließend diente er als Lager und von 1920 bis 1971 als Personalwohnung für Krankenschwestern und Ärzt*innen. Seit 1974 ist dort das weltweit größte Pathologisch-anatomische Museum untergebracht (Ehrlich, 2007, S. 189–190; Oremus & Ambichl, 2020).

Das Wiener AKH war architektonisch ein Musterbeispiel mit kleineren Krankenzimmern und Einzelzimmern, auch Belüftung und Heizung waren vorhanden. Bei der Eröffnung bot es Platz für 2000 Patient*innen, die von insgesamt 140 Wärter*innen versorgt wurden (Dorffner, 2000, S. 35). Im Vergleich dazu verfügt das heutigen AKH über 1742 Betten, eine Vielzahl von Ambulanzen (AKH Wien, 2022) und 2696 Pflegepersonen (AKH Wien, 2020).

Zum ersten Mal stand das Krankenhaus unter **medizinischer Leitung.** Ärzte wurden nicht mehr nur als Konsiliare bestellt, sondern waren direkt im Krankenhaus angestellt. Das AKH entwickelte sich immer mehr zu einem Krankenhaus im heutigen Sinne. Die Versorgung Kranker durch fortschrittliche Behandlungsmethoden auf Spezialabteilungen machte das Krankenhaus auch für Adelige und wohlhabende Bürger*innen attraktiv.

Regelmäßige Krankenbeobachtung und die kritische Überprüfung des klinischen Krankheitsverlaufs waren zentrale Elemente. Die Gründung der Wiener Medizinischen Schule (1745) durch Gerard van Swieten (1700–1772) und Anton de Haen (1704–1776) setzte den enormen Aufschwung des Wiener Gesundheitswesens fort. Die neue naturwissenschaftliche Orientierung der Medizin und die Einführung des klinischen Unterrichts ergänzten die theoretische Lehre an der Medizinischen Universität (Eckart, 2013, S. 154 f.).

Verbesserungen der öffentlichen Gesundheitspflege und der sozialen Missstände sind **Johann Peter Frank** (1745–1821), dem Berater Kaiser Josephs II., zuzuschreiben. Frank sah die hygienischen Missstände als Ursache für Krankheiten und die hohe Kindersterblichkeit an. Er vertrat die Überzeugung, dass Krankheit mit Armut, schlechten Hygienemaßnahmen, unzureichenden Arbeits- und Wohnverhältnissen, mangelhafter Ernährung, Alkoholmissbrauch, Unwissenheit und Aberglaube in engem Zusammenhang stünde (Eckart, 2013, S. 159 f.; Wolff & Wolff, 2002, S. 52).

Johann Peter Frank
schuf mit seinem Werk „System einer vollständigen medicinischen Policey" eine Grundlage für den öffentlichen Gesundheitsdienst.

4.5 Das Wartpersonal im Krankenhaus

Das Wartpersonal war der medizinischen Entwicklung nicht gefolgt und bestand vorwiegend aus **ungebildeten Wärter*innen**, die für die haushaltsnahe Sorge der Kranken zuständig waren. Der Wartdienst stellte im Gegensatz zur Medizin keine begehrenswerte Tätigkeit dar und galt als wenig attraktiv. Daher bestritten vorwiegend ehemalige Dienstbot*innen, Witwen und andere Menschen aus der sozialen Unterschicht ihren Unterhalt mit dieser Beschäftigung. Verstärkt wurde der Mangel an geeignetem Wartpersonal durch die **Aufhebung katholischer Pflegeorden** im Zuge der Französischen Revolution (1789–1799) und der Aufklärung. Zwar hatten Geistliche ebenfalls keine fachliche Ausbildung, doch folgten sie einer christlich-religiösen Intention mit einem hohen moralisch-ethischen Ideal, der Pflege als unbezahlbarer Liebesdienst am Nächsten. Der Klinikarzt mit seinen naturwissenschaftlichen Medizinkenntnissen hingegen zog sich immer mehr vom Krankenbett zurück, um sich der Erforschung und Entwicklung neuer Behandlungsmethoden zu widmen (Dorffner, 2000, S. 23, S. 36).

Die Forderung nach ausgebildetem ärztlichem Hilfspersonal für die kontinuierliche Krankenbeobachtung und Pflege wurde immer lauter. Viele Ärzte entwickelten Vorschläge, um die Ausbildung des Wartpersonals voranzutreiben (Wolff & Wolff, 2002, S. 52).

Die fachgerechte Vermittlung für die berufliche Ausübung der Krankenpflege war unterschiedlich ausgeprägt. Wolff und Kastner (2002, S. 48 f.) unterscheiden rückblickend **drei Ausbildungsniveaus**, die durchaus auch parallel anzutreffen waren. Auf dem niedrigsten Niveau fand eine bloße Belehrung über Aufgaben und Pflichten durch mündliche und schriftliche Instruktion statt. Auf dem zweiten Niveau wurde mit systematisch aufgebauten Lehrbüchern gearbeitet, die z. B. auch einem Hospitalvorsteher zur Verfügung standen, der sie an das Personal weitergeben konnte. Das dritte und höchste Niveau schließlich stellte die Ausbildung an einer Pflegeschule dar; diese Variante kam erst viel später zur Umsetzung.

Die Aufgaben des ersten Niveaus (Anlernen) bezogen sich – neben hauswirtschaftlichen Tätigkeiten – auf die Sorge um die Grundbedürfnisse der Kranken (Waschen und Kleiden, Essensverabreichung, Lagern usw.), auf die Berücksichtigung psychischer Bedürfnisse (Beruhigung und Trost spenden) sowie auf die Ausführung ärztlicher Anordnungen wie Medikamentenverabreichung, Krankenbeobachtung und Report an den Arzt. Das lediglich Anlernen war nicht unproblematisch, etwa in Bezug auf Medikamentenverwechslungen (Walter, 2004b, S. 35).

Die Patient*innen konnten durch die Gabe von Trinkgeldern bessere Pflege und Betreuung „erkaufen“, wodurch es zu Konflikten mit den ärztlichen Diätvorschriften kam. Folglich geriet der Berufsstand in Misskredit. Diese „Trinkgeldwirtschaft“ war schwer in den Griff zu bekommen (Dorffner, 2000, S. 43; Seidl & Walter, 1998, S. 225).

Die Arbeit war anstrengend und wurde **schlecht entlohnt**. Der ohnehin geringe Lohn wurde noch weiter geschmälert durch die Notwendigkeit, neben nur einem zugestandenen Essen in 24 Stunden weitere Mahlzeiten zuzukaufen. Zudem war das Wartpersonal verpflichtet, zerbrochenes oder verlorenes Inventar zu ersetzen (Dorffner, 2000, S. 73). Diese Umstände führten zu **Bestechlichkeit**.

Mittels **Strafmaßnahmen** wurde versucht, die Wärter*innen zu disziplinieren. Vergehen wie unerlaubtes nächtliches Fernbleiben oder rohes Benehmen gegenüber den Kranken durften bestraft werden. Laut einem Hofkanzleidekret der niederösterreichischen Landesregierung aus 1814 für die Übertretung häuslicher Vorschriften durch Wärtersleute war auch eine Bestrafung durch körperliche Züchtigung festgelegt: Stockstreiche bei Männern und Rutenstreiche bei Frauen. Geringere Vergehen wurden mit Zurechtweisungen geahndet, gröbere mit Hausarrest oder Entlassung. So wurde z. B. eine Wärterin wegen „unerlaubten Zutragens von Brodwecken“ (Walter, 2004a, S. 146) mit einem zweimonatigen Hausarrest bestraft, zeitweilige Entlassung beispielsweise war die Strafe für rohes Benehmen gegenüber Patient*innen oder für unerlaubtes nächtliches Fernbleiben. Mit fristloser Entlassung musste bei einem strafrechtlichen Tatbestand wie beispielsweise Diebstahl gerechnet werden. Die sogenannten Strafprotokolle für Wärtersleute liefern jedoch keinen Hinweis auf die tatsächliche Anwendung von Züchtigungen; Hausarrest dagegen wurde häufig verhängt (Walter, 2004a, S. 143, S. 146 f.; Walter, 2004b, S. 35–42).

Der Wartdienst sah **ständige Verfügbarkeit** in den Krankenzimmern vor. Durch die Forderung, im Krankenhaus zu wohnen, war die ständige Dienstbereitschaft gesichert.

Aufgrund mangelnder Hygiene waren Wärter*innen der großen Gefahr ausgesetzt, sich während einer der zahlreichen Epidemien mit Cholera, Fleckfieber, Typhus oder Tuberkulose anzustecken. Ebenso verbreitet waren Rückenleiden durch fehlende ergonomische Arbeitsweise (Walter, 2004b, S. 38 f.).

Eine eigene **Dienstkleidung** dürfte, so Walter (2004a, S. 166), zu dieser Zeit nicht üblich gewesen sein. Zum Schutz ihrer Privatkleidung banden sich die Wärter*innen Hand- und Leintücher um. Erst 1849 war das Tragen einer Dienstkleidung zum Schutz und des Weiteren zur Abgrenzung von Ärzten, Patient*innen und Besucher*innen vorgesehen.

In der **Krankenhaushierarchie** waren die Wärter*innen den Ärzten und der Verwaltung unterstellt; die sogenannten Oberkrankenpfleger waren Verwaltungsbeamte und keineswegs in der Hierarchie aufgestiegene Wärter. Dies bedeutete auch, dass das Wartpersonal in fachlicher und berufspolitischer Hinsicht keine standeseigene Vertretung hatte.

Das Wärtertum war vor allem in Wien von großer Bedeutung; in den Bundesländern waren die katholischen Ordensgemeinschaften (Barmherzige Brüder und Elisabethinen, später auch die Barmherzigen Schwestern) stärker vertreten (Walter, 2004b, S. 27, S. 39).

Viele Wärter*innen, die aus niedrigen sozialen Schichten kamen, konnten – wie für die damalige Zeit nicht ungewöhnlich – weder lesen noch schreiben. Diese Annahme geht aus den Instruktionen von 1823 hervor, in denen darauf hingewiesen wird, dass das Wartpersonal die Vorschrift genau zu lesen oder sich vorlesen zu lassen habe (Walter, 2004b, S. 41 f.).

Ein erster Ansatz zur Ausbildung der Wärter*innen am Wiener Allgemeinen Krankenhaus waren die „außerordentlichen Vorlesungen über den Krankenwärterdienst“, initiiert vom Wiener Arzt **Maximilian Florian Schmidt (1784–1846)** im Jahr 1812. Die Vorlesungen mit praktischen Übungen, die sonntags an der Universität Wien stattfanden, waren freiwillig – die Umwandlung in eine verpflichtende Vorlesung konnte er nicht durchsetzen. Die freiwilligen Vorlesungen wurden entgegen seinen Erwartungen vom Wartpersonal kaum wahrgenommen, was bei genauer Betrachtung der Arbeitsbedingungen nicht weiter verwundert. Was blieb, war die Einsicht, dass Veränderungen dringend nötig waren.

Diese Lehrveranstaltungen richteten sich in erster Linie an Krankenwärter*innen, aber auch an angehende Ärzte und Hebammen sowie sonstige Interessierte.

1823 wurden die „Verhaltungs-Vorschriften für die Wärtersleute im Allgemeinen Krankenhause, in der Irrenanstalt und im Gebärhause zu Wien“ verfasst. Darin waren **Verhaltensregeln** festgelegt, z. B. höflich und nicht verschwenderisch zu sein, Ärzten und Kanzleibeamten mit geziemender Achtung zu begegnen, sich stets angepasst, ruhig und nüchtern zu verhalten, Lärm, Zank, Spiele und Raufereien zu vermeiden, mit Ungeziefer behaftete Patientenkleidungsstücke umgehend aus dem Krankenzimmer zu entfernen, darüber zu wachen, dass sich die Kranken ruhig und sittsam verhielten, nicht zu lärmen und im Innenbereich keinen „Tobak [zu] schmauchen“. Weiters inkludierte die Verordnung pflegerische Anleitungen wie die Obsorge von Reinlichkeit, Krankenbeobachtung und Meldepflicht bei Vorfällen sowie die Pflicht, Arztanordnungen Folge zu leisten (Dorffner, 2000, S. 42–46).

Die Bemühungen von **Franz Anton Mai (1742–1814)** sind dem zweiten Ausbildungsniveau zuzuordnen. Mai war Arzt und Hebammenlehrer aus Heidelberg und erkannte, dass eine schlechte Wartung nicht nur Hindernis für eine rasche Genesung, sondern häufig auch Todesursache sein konnte (Sticker, 1960, S. 62). Er wollte Missstände beheben, die durch schlecht ausgebildete Wärter*innen entstanden. Er gründete bereits 1781 in Mannheim die **erste deutsche „öffentliche Schule zur Erziehung wohlunterrichteter Krankenwärter“**. Für die dreimonatige Ausbildung, die mit einer Prüfung vor einer Kommission abschloss, verfasste er ein Lehrbuch mit dem Titel „Unterricht für Krankenwärter zum Gebrauch öffentlicher Vorlesung“. Die Inhalte waren „leicht fassliche Grundsätze aus der Naturlehre, Diätetik und Vorsagungslehre“.

Mit der „Vorsagungslehre“ war die Krankenbeobachtung durch das Wartpersonal gemeint, das „mit allen seinen fünf Sinnen Schildwache am Krankenbett des Kranken zu stehen hat“ (Seidler & Leven, 2003).

Die Bedeutung, die Mai einer Ausbildung zusprach, beschrieb er 1782 in seinem Ausbildungskonzept für „Wartweiber und Krankenwärter“ (Mai, 1782; zit. nach Panke-Kochinke, 2001, S. 50). Zudem empfahl er, an die bei der öffentlichen Prüfung ausgezeichneten Personen geprägte Medaillen zu verteilen (Wolff & Kastner, 2002, S. 57), sozusagen als Ehrendekoration. Die Preisverleihung durfte jedoch nicht in der Aula der Universität stattfinden, da ein „unakademischer Gegenstand wie die Krankenpflege“ diesem Ort nicht würdig war. Der Versuch von Mai, die Wärterausbildung an die Universität zu verlegen und auch Frauen auszubilden, scheiterte aufgrund von Protesten des ärztlichen Kollegiums, das die Pflege als Konkurrenz zur Medizin befürchtete. Darüber hinaus passte es nicht in das Bild einer männlich dominierten Gesellschaft, Frauen ein Studium zu ermöglichen. Die Schule wurde daher 1806 wieder geschlossen (Seidler & Leven, 2003, S. 171; Walter, 2000b, S. 21).

Mai hatte vorausblickend erkannt, dass es kaum mehr möglich war, den Bedarf an Pflegepersonal über geistliche Schwestern abzudecken. Er hielt es für unabdingbar, gut ausgebildete und bezahlte Arbeitskräfte einzusetzen, doch teilte man seine Ansicht nicht und seine Bemühungen wurden nicht anerkannt. Die beschriebenen Umstände und Arbeitssituation der Wärter*innen bestanden bis weit in die späte Neuzeit hinein.

Zusätzlich stand Männern eine gewisse Karrieremöglichkeit offen: Sie erhielten die Option, zum „Diener der Wiener Krankenanstalten“ aufzusteigen und konnten sich ab 1902 „kaiserlich-königliche Diener“ mit definitiver Anstellung nennen.

Im selben Zeitraum kam es zunehmend zu einer **Verweiblichung** des Berufs. Im Jahre 1784 war etwa die Hälfte des Wartpersonals männlich; nach und nach wurden die Wärter durch Wärterinnen abgelöst. Die Kranken wurden nicht mehr in Orientierung an der Ordenspflege geschlechterspezifisch gepflegt, sondern vorwiegend von Frauen (Walter, 1991, S. 37). Ab dem Jahr 1796 wurde auch weibliches Wartpersonal auf Männerstationen eingesetzt. Männer fanden in besser bezahlten Bereichen leichter eine Anstellung als Frauen. Um 1858 betrug der Männeranteil nur noch ein Zehntel und besetzte vorwiegend Stellen der „Irrenanstalt“ und der sogenannten „Ausschlagabteilung“ (Walter, 2004a, S. 73). Die Hauptursache für den Rückgang der Wärteranstellung bestand darin, dass Frauenarbeit grundsätzlich geringer entlohnt wurde. Männer hingegen, die als Ernährer der Familien galten, forderten einen höheren Lohn. Der inzwischen geringen Anzahl von Wärtern im Wiener AKH wurde dieser Forderung ab 1854 stattgegeben. Dennoch setzte sich die Verweiblichung des Wartpersonals mit den der Frau zugeschriebenen Eigenschaften wie Reinlichkeitssinn, Fleiß, Mäßigkeit und Geduld fort. Der Direktor des AKH, Johann Peter Frank, erhöhte die Anzahl von Krankenwärterinnen in Anstellung, weil er sie für die hauswirtschaftlichen und fürsorglichen Tätigkeiten für besser geeignet hielt, auch waren sie seltener alkoholisiert als die männliche Kollegenschaft (Walter, 2004a, S. 74–76).

Im Jahr 1910 waren im Personalstand der k.k. Krankenanstalten neben 962 Frauen nur noch 15 Männer tätig (Dorffner, 1998, S. 107).

4.6 Pflege durch Ordensgemeinschaften

In Österreich waren im 18. Jh. zwei Ordensgemeinschaften in der Pflege tätig: der Männerorden **Barmherzige Brüder**, der nur Männer pflegte, und der Frauenorden, die **Elisabethinen** bzw. Elisabethinerinnen, der ausschließlich Frauen pflegte. In den 1820er-Jahren kamen die Barmherzigen Schwestern dazu, deren Zahl rasch wuchs. Die Ordensschwestern waren meist in Ordensspitälern mit eigener Verwaltung eingesetzt, oft aber auch in anderen Einrichtungen, wobei es durchaus vorkam, dass sie gemeinsam mit Wärter*innen im selben Krankenhaus arbeiteten (Walter, 2004a, S. 29, 32 f.; Walter, 2004b, S. 27).

Die **Französische Revolution** hatte durch den gewaltsamen Prozess der Verdrängung des Christentums dazu beigetragen, dass sich die Anzahl der katholischen Pflegegemeinschaften stark reduzierte. Napoleon I. ließ nach der Revolution die römisch-katholische Kirche wieder zu, um weitere Konflikte mit ihr zu vermeiden. Weibliche Ordensgemeinschaften sowie der Gedanke der christlichen Nächstenliebe breiteten sich rasch wieder aus. Die Auswahl der Schwestern erfolgte gezielter, um sich vom Wartpersonal mit seinem schlechten Ruf zu distanzieren. Auch ihnen fehlte eine theoretische Ausbildung, sie wurden von erfahrenen Mitschwestern angeleitet.

Im Jahr 1836 überwog in Österreich die Anzahl der weltlichen Pflegenden jene der geistlichen um das Fünffache, in Wien um das Neunfache. Gegen Ende des Jahrhunderts hatten die Pflegeorden das Wartpersonal zahlenmäßig bereits überholt und waren zur ernsthaften Konkurrenz geworden (siehe Kap. 5.3, Reformbestrebungen). Im Jahr 1911 waren die geistlichen gegenüber den weltlichen Pflegepersonen in doppelt so hoher Anzahl vertreten (Walter 2000b, S. 27; 2004b, S. 26 f.). Geistliche Schwestern waren in Österreich vereinzelt noch bis zum Ende des 20. Jh. in öffentlich-rechtlichen Krankenanstalten tätig.

Vertiefung des Lernstoffes

Zum Wiederholen

- Johannes von Gott und seine Leistungen für die Pflege
- Vinzent*innerinnen/Barmherzige Schwestern
- Louise de Marillac und die „Grauen Schwestern"
- Mutterhaussystem
- Vorläufiger Mutterhausvertrag der Grauen Schwestern
- Hospitalwesen der Frühen Neuzeit und Pflege
- Neuerungen und Besonderheiten des neueröffneten Wiener AKH
- Situation des Wartpersonals im AKH Wien
- Arbeitsbedingungen und Tätigkeitsfelder des Wartpersonals, Verhaltensvorschriften und Disziplinierungsmaßnahmen
- Ausbildungsbestrebungen für den Wartdienst und deren Scheitern
- Stellenwert der Ordensgemeinschaften

Zum Nachlesen

Möller, Ute & Hesselbarth, Ulrike (1998): Die geschichtliche Entwicklung der Krankenpflege: Hintergründe, Analysen, Perspektiven (2., durchges. Aufl). Hagen: Kunz.
Dieser Band stellt eine umfassende historische Bearbeitung der Pflege in allen Epochen in der Neuzeit zur Verfügung.

Panke-Kochinke, Birgit (^{5}2018): Die Geschichte der Krankenpflege (1679–2000). Ein Quellenbuch. Frankfurt/Main: Mabuse.
Briefe, Verordnungen, Buchauszüge … kurze Texte – chronologisch geordnet –, die Geschichte lebendig werden lassen.

Walter, Ilsemarie (1991): Krankenpflege als Beruf: Aspekte beruflicher Sozialisation und Identität, dargestellt anhand einer empirischen Untersuchung. Wien: Maudrich.
Walter untersuchte in ihrer Dissertation die historische Entwicklung der Krankenpflege als Beruf, wobei sie sich auf die Faktoren konzentrierte, die die berufliche Sozialisation und Identität von Pflegekräften geprägt haben.

5 Späte Neuzeit

Als Späte Neuzeit wird die Zeit von etwa 1800 bis zum Ersten Weltkrieg bezeichnet, sie steht für Umbruch und Veränderung.

Nachfolgend einige Begriffe in alphabetischer Reihenfolge, die untrennbar mit der Späten Neuzeit verbunden sind:

Alternativmedizin • Asepsis • Bürgerliche Revolution • Choleraepidemien • Dampfschiff • Eisenbahn • Emanzipationsbewegung • Evolutionstheorie • Frauenwahlrecht • Ignaz Semmelweis • Krankenpflegeschulen • Krankenversicherung • Krimkrieg • Marxismus • Märzrevolution • Moderner Parlamentarismus • Napoleonische Kriege • Narkose • Nationalismus • Robert Koch • Sozialismus • Stethoskop • Telegrafie • Theodor Billroth • Wiener Kongress • Wilhelm Conrad Röntgen

Die zunehmend einsetzende Industrialisierung zog viele Menschen in die Großstädte. Schlechte Arbeits- und Lebensbedingungen, Kinderarbeit, katastrophale hygienische Missstände, Infektionskrankheiten, eine hohe Säuglings- und Kindersterblichkeit, Trunksucht und Prostitution prägten diese Epoche. Zur Verbesserung der Situation führte der Staat im Hinblick auf die Seuchen- und Epidemiebekämpfung (Cholera, Syphilis, Typhus etc.) Hygienegesetze und Sozialversicherungen ein.

An den Universitäten entwickelte sich die **naturwissenschaftlich orientierte Medizin**. Sie suchte nach Ursache-Wirkungs-Zusammenhängen von Krankheitsbildern und verdrängte endgültig die naturphilosophischen Ansätze der Humoralpathologie. Wissenschaftliche Hygiene und Bakteriologie, Einflüsse aus der Biologie und der Darwinismus bestimmten die folgenden Jahrhunderte.

Patient*innen wurden zum Objekt des medizinischen Fortschritts. Die Pflege sollte den menschlichen und fürsorglichen Teil kompensieren und war zuständig für Krankenbeobachtung und Nachsorge. Der medizinische Fortschritt und die zunehmende Spezialisierung verlangten nach qualifiziertem Pflege- bzw. **ärztlichem Hilfspersonal**. Diverse Ausbildungsbestrebungen nahmen Formen an: In Deutschland, England und Österreich entstanden Ausbildungsstätten für Pfleger*innen.

Im deutschsprachigen Raum war Agnes Karll (1868–1927) eine Vorreiterin für die Durchsetzung der gesellschaftlichen Anerkennung der **Pflege als Beruf** und gründete die erste Berufsorganisation (BO).

Nach dem Studium dieses Kapitels sollten Sie ...

- das Frauenbild der Pflege und ihre gesellschaftliche Anerkennung im 19. und 20. Jh. diskutieren können;
- die verinnerlichte unkritische, dienende Haltung der Pfleger*innen gegenüber den Ärzten verstehen und in Gegenüberstellung des Rollenbildes der Pfleger*innen in den USA und Großbritannien diskutieren können;
- Pionier*innen und ihre Leistungen für die Entwicklung der Pflege als Profession darstellen und über deren Leben und Werk Auskunft geben können;

- die Gründung sowie Organisation des Roten Kreuzes und dessen Bedeutung für die Pflege erläutern können;
- die Situation der Pflege in der Späten Neuzeit sowie die daraus resultierenden Ausbildungsreformen darstellen können;
- das Berufsbild der Pflege zu Beginn des 20. Jh. kennen und vor dem Hintergrund gegenwärtiger Vorstellungen diskutieren können.

5.1 Bürgerliche Moral und die Verweiblichung der Pflege

Zu allen Zeiten waren auch Männer in der Pflege tätig. Im gesamten 19. Jh. gab es Diskussionen darüber, ob für die Krankenpflege Männer oder Frauen besser geeignet seien; sie wurden zugunsten der Frauen entschieden (Bischoff, 1994, S. 17, S. 30 f.).

Während die Aufgaben des Wartdienstes bisher vorwiegend auf Reinigungsarbeiten und die Verpflegung der Patient*innen beschränkt gewesen waren, erweiterte sich das Tätigkeitsfeld der Wärter*innen zunehmend zur Rolle als **Helfer*innen des Arztes** (Dorffner, 2000, S. 37). Die Ärzte waren auf die Krankenpflege angewiesen, um ihre medizinischen Ziele zu erreichen. Sie benötigten die qualifizierte Hilfe der Wärter*innen, aber auch ihre menschliche Zuwendung, Wärme und Anteilnahme den Patient*innen gegenüber. Die fürsorgliche Betreuung war ein wichtiger Beitrag zum Heilerfolg, aber die Krankenpflege wurde nicht als gleichwertig zur ärztlichen Tätigkeit angesehen. Sie galt als weiblich-emotionale Ergänzung zur männlich-rationalen Medizin (Bischoff, 1994, S. 97 f.). Für diese Ansprüche eignete sich in perfekter Weise die bürgerliche Frau als gebildete, untergeordnete Hilfskraft. Die Minderwertigkeit und Unterordnung der Frau unter den Mann war stark durch die christliche Tradition und die Überhöhung einer patriarchalen Gesellschaftsstruktur geprägt (Nowotny et al., 1975, S. 6).

Mit fragwürdigen Methoden versuchte Möbius seine These abzusichern, indem er Männer und Frauen mit unterschiedlichem Bildungsniveau verglich. Seine Ergebnisse wurden später widerlegt (Bischoff, 1994, S. 136).

Die Frau wurde als emotionaler, fürsorglicher und weniger intelligent als der Mann angesehen. Dieser pseudowissenschaftlich untermauerte Mythos diente dazu, die Frau von angesehenen gesellschaftlichen und beruflichen Positionen auszuschließen. Diese Sichtweise versuchte der Mediziner **Paul Julius Möbius** (1853–1907) wissenschaftlich zu belegen. In seinem Buch **„Vom physiologischen Schwachsinn des Weibes"** behauptete Möbius, dass Frauen aufgrund ihres kleineren Schädelumfangs und der damit verbundenen geringeren Gehirnmasse instinktgesteuert und unfähig zu rationalem Denken seien. Er gestand ihnen aber mehr manuelles Geschick zu (Möbius, 1905, S. 14–17).

Die Forderungen der Frauen nach Zulassung zum Medizinstudium, um zumindest in der Frauenheilkunde tätig zu werden, wehrten die Ärzte mit heftigen Protesten ab. Trotz ihrer einsichtigen, wohlüberlegten Argumente hatten Frauen in der männerdomminierten Wissenschaft keine Chance (Bischoff, 1994, S. 132). Die akademisch gebildete Frau widersprach dem traditionellen Rollenbild als Hausfrau und Mutter (Seidl, 1991, S. 60).

Mit den „typisch weiblichen" Eigenschaften bot die Frau die ideale Voraussetzung für die Krankenpflege und war damit außer Konkurrenz für das Medizinstudium. Neben fürsorglichen Charaktereigenschaften für hauswirtschaftliche Aufgaben und die anfallenden Pflegetätigkeiten erforderte der Pflegeberuf eine gute Beobachtungs- und eine rasche Auffassungsgabe. Der Berliner Arzt **Martin Mendelsohn** betonte in seiner Habilitation mit dem Titel „Krankenpflege und spezifische Therapie", dass Krankenpflege mehr sei als die Übernahme der Tätigkeiten, die der bettlägerige und hilflose Mensch selbst nicht leisten könne. Sie müsse den Kranken „während der 23 3/4 Stunden des Tages, an welchen der

Arzt nicht bei ihm ist", versorgen (Mendelsohn, 1895; zit. nach Panke-Kochinke, 2001, S. 87). Dazu zählten auch sämtliche ärztliche Verordnungen, exakte Krankenbeobachtung und seelische Betreuung. Es läge im Interesse des Arztes, zuverlässige, gehorsame und unselbstständige Pflegerinnen zur Seite zu haben. „Daher kann der Pflege auch immer nur die thatsächliche Ausführung der Maßnahmen des Arztes, nie ein selbstständiges Handeln zukommen" (Mendelsohn, 1895; zit. nach Panke-Kochinke, 2001, S. 87). Weiter unterschied Mendelsohn „drei differente Disciplinen: Die **Krankenversorgung**, die **Krankenwartung** und die **Hypurgie**". Die Hypurgie wurde als wissenschaftlich-therapeutische Disziplin dargestellt und mit der Pharmakologie, der Hydrotherapie und anderen Heilmethoden verglichen. Unter dem Begriff „Hypurgie" („Wissenschaft und Kunst von der Verwendung der unterstützenden Hilfsmittel") wurden verschiedene Bereiche der Krankenpflege als medizinische Disziplin dargestellt. Dazu zählten u. a. die Lagerung der Kranken, die Umgebung im Krankenzimmer, Maßnahmen zur Schlafförderung, Ernährung, Gespräche mit den Kranken und die Berücksichtigung ihrer Gewohnheiten. Diese Bereiche der Krankenpflege wurden jedoch von Medizinern und nicht von den Pflegenden selbst aufgegriffen und beforscht. Pflegepersonen war das wissenschaftliche Hinterfragen ihrer Aufgaben aufgrund der fehlenden Zugangsmöglichkeiten zur Universität nicht möglich. Bis zur selbständigen Anwendung von Pflegeforschung durch Pflegende sollte es im deutschsprachigen Raum noch mindestens 100 Jahre dauern (Walter, 1991, S. 115 f.).

Mit der Übernahme der fürsorglichen Patientenbetreuung am Krankenbett durch die Pflege konnte sich der Arzt verstärkt der Forschung widmen und den einzigen Patientenkontakt auf die Visite reduzieren, die ebenso von der Pflegerin vorbereitet, unterstützend begleitet und durch die anschließende Ausführung der ärztlichen Anordnungen nachbereitet wurde (Dorffner, 2000, S. 25).

Durch die fortschrittliche medizinische Entwicklung entstand ein **steigender Bedarf an Pflegepersonal**, das einerseits qualifiziert genug war, vorhandene Defizite zu kompensieren, und sich andererseits zu gehorsamer Unterordnung bereitfand. Die Krankenpflege erforderte volle persönliche Hingabe und immerwährende Verfügbarkeit. Diese hohen ideellen Werte wurden als unbezahlbar dargestellt und wären, so hieß es, mit materiellen Gütern nicht aufzuwiegen. Angemessene Bezahlung war daher keineswegs angedacht (Seidl, 1991, S. 83), denn Krankenpflege stelle eine Tätigkeit dar, die man nur um ihrer selbst willen durchführen könne und müsse (Walter, 1991, S. 129).

Bezahlung wurde sogar als verderblich angesehen. Das Gehalt einer Wärterin in Wien lag unter dem Dienstbotengehalt (Seidl, 1991, S. 104).

Diesem **Rollenverständnis der Frau** des deutschsprachigen Raums widersprach der Kampf um Gleichheit in den Vereinigten Staaten wie auch in England, wo die Abhängigkeit der Frau als Unrecht verurteilt wurde. Der englische Philosoph John Stuart Mill (1806–1873) und Harriet Taylor Mill (1807–1858) kritisierten in ihrem Essay „Die Unterwerfung der Frauen" („The Subjection of Women", 1869) die Unterwerfung und Selbstaufgabe der Frau und sahen in der Erziehung zur unselbständigen, abhängigen Frau eine Behinderung der gesellschaftlichen Entwicklung, da selbsterfahrener sozialer Druck häufig an Schwächere weitergegeben werde, daher, wie Walter (2001) anmerkt, auch an Patient*innen.

Frauen erhoben „den Anspruch auf eine ebenso gute Ausbildung und in denselben Wissensbereichen, wie sie dem Mann offenstehen" (Mill & Mill, 1869, S. 30).

Dieser fortschrittliche Denkansatz hatte einen positiven Einfluss auf die (beruflichen) Emanzipationsbestrebungen und in der Folge auch auf die Professionalisierung der Pflege im englischsprachigen Raum. Dort erlangte diese bereits zu Beginn des 20. Jh. den Status einer wissenschaftlichen Disziplin neben der Medizin.

5.2 Pflege als Beruf – Ausbildungsbestrebungen

Die Nachfrage nach ausgebildetem Personal war also ungebrochen, aber die angespannte finanzielle Situation der Krankenhäuser erlaubte keine Verbesserung durch eine Ausbildung. Das Ansehen des Wartpersonals in der Öffentlichkeit und beim Ärztestand war miserabel. Der Berliner Arzt **Johann Friedrich Dieffenbach** (1792–1847), **Begründer der deutschen Krankenwarteschule an der Berliner Charité** (1832) und Autor des Lehrbuches „Anleitung zur Krankenwartung“, das für die zunächst fünfmonatige und später dreimonatige Krankenpflegeausbildung verwendet wurde, beschrieb darin die Situation ziemlich drastisch:

> *„Es ist ein wahrer Jammer anzusehen, welche Menschen man als Krankenwärter und Wärterinnen anstellt. Jeder Alte, Versoffene, Triefäugige, Blinde, Taube, Lahme, Krumme, Abgelebte, jeder, der zu nichts in der Welt mehr taugt, ist dennoch nach Meinung der Leute zum Wärter gut genug. Menschen, die ein unehrliches Gewerbe getrieben haben, Faulenzer, Taugenichtse, alle die scheinen vielen noch außerordentlich brauchbar als Krankenwärter. So ist denn dieser schöne, edle Beruf in Verruf gekommen. Man suche Krankenwärter und welcher Auswurf der Menschheit sammelt sich da und wie wenig ehrbare, brave, tüchtige Menschen […].“ (Dieffenbach; zit. nach Möller & Hesselbarth, 1998, S. 57)*

Die **Zweite Wiener Medizinschule** mit ihren medizinischen Fortschritten, etwa durch neue Operationsmethoden (z. B. Theodor Billroth, 1829–1894), Antisepsis und Asepsis (Ignaz Semmelweis, 1818–1865), die Geburtshilfe, diagnostische Methoden wie Stethoskop, Röntgenuntersuchung u. v. m., führte zu einer Verbesserung der Heilungschancen sowie einer Verringerung der Sterblichkeitsrate und war von internationaler Bedeutung (Eckart, 2013, S. 178 f.). Die verstärkte Orientierung an medizinischer Wissenschaft und Forschung verlangte immer mehr nach qualifiziertem Hilfspersonal für die Betreuung der Patient*innen. Reformen im Pflegebereich waren also längst notwendig geworden. Pflegepersonal war nach wie vor nicht in ausreichender Zahl vorhanden, vor allem fehlte es an ausgebildeten Pflegerinnen.

In Ländern wie England oder den USA wurde der Fokus bereits auf die Professionalisierung des Pflegeberufes gelegt, gefördert durch die Pionierleistung von Florence Nightingale und die aufkeimende Haltung der Gleichberechtigung gegenüber Frauen. Pflegeausbildungen wurden auf diese Weise immer wichtiger, wenn die Krankenhäuser ihren Auftrag erfüllen sollten.

In Deutschland wurde im 19. Jh. das Lohnwärtertum zunehmend abgelöst durch die evangelischen Diakonissen, die katholischen Ordensgemeinschaften, die weltlichen Mutterhausverbände und die freien, ungebundenen Schwestern. Die Ausbildungen waren immer noch sehr unterschiedlich. Auch von einem gemeinsamen Berufsverständnis war die Pflege noch weit entfernt. In Österreich dagegen gab es kaum evangelische Diakonissen, und auch das Mutterhaussystem hat sich nicht durchgesetzt. Während in öffentlichen Krankenhäusern in Wien nach wie vor Wärter*innen tätig waren, übernahmen in den Bundesländern vorwiegend geistliche Schwestern die Pflege.

5.2.1 Theodor und Friederike Fliedner – Ausbildung der Diakonissen

Der evangelische Pfarrer **Theodor Fliedner** (1800–1864) und seine Frau **Friederike** gründeten 1836 die erste Ausbildungsstätte für Pflegerinnen in Deutschland. Die **Diakonissenanstalt in Kaiserswerth** war ein Meilenstein in der Entwicklung der Krankenpflege.

Fliedners Anliegen war es, aus der Krankenpflege einen Beruf mit Ausbildung zu schaffen und ihr Ansehen in der Gesellschaft zu heben. Er verknüpfte dabei mehrere frühere Ansätze miteinander:

- das System des Mutterhauses nach dem Vorbild der Barmherzigen Schwestern;
- Unterricht durch Ärzte;
- den Vereinsgedanken nach dem Vorbild der „Vaterländischen Frauenvereine";
- die Anlehnung an die frühchristliche Diakonie.

Die praktische Ausbildung der Diakonissen fand am Krankenbett unter Anleitung einer erfahrenen Diakonisse statt. Die theoretische Ausbildung beinhaltete Anatomie, Arzneimittelkunde, Grundlagen der Pflege sowie Hygiene. Fliedner war der Ansicht, dass eine gute Ausbildung für die Pflegerinnen wichtig sei, ein Zuviel aber schädlich sein könne. Er hatte Sorge, dass die Diakonissen dann die Autorität des Arztes sowie des Seelsorgers untergraben könnten.

Die Diakonissen waren in vielen Institutionen tätig, darunter Krankenhäuser, Schulen, Gefängnisse und Waisenhäuser. Das Mutterhaus war für sie in allen Belangen zuständig und bot ihnen auch ein Zuhause. Friederike Fliedner war es ein Anliegen, auch weltliche Schwestern auszubilden.

Die Fliedners legten den Grundstein für eine Ausbildung in der Pflege und förderten die Anerkennung der Krankenpflege als Beruf (Möller & Hesselbarth, 1998, S. 70–75). Sie hatten eine Institution geschaffen, in der unverheiratete bürgerliche Frauen eine Arbeitsmöglichkeit und Versorgung im Alter fanden.

5.2.2 Florence Nightingale – die Nightingale-Schulen

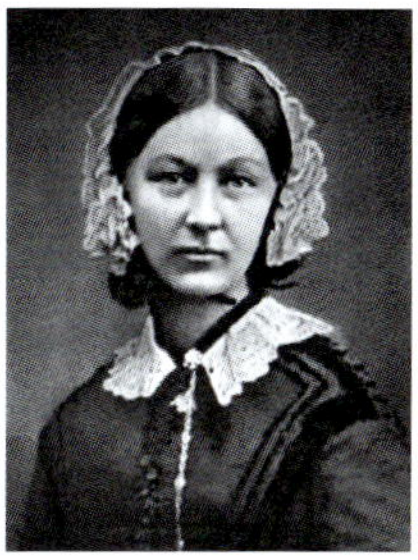

Abb. 7: **Florence Nightingale** (1820–1910)

Florence Nightingale (1820–1910; siehe Abb. 7) gilt als die Pionierin der professionellen Krankenpflege. Sie wurde in Florenz geboren, wo ihre wohlhabenden Eltern aus England auf Reisen waren. Nightingale war eine lernbegierige und religiöse junge Frau, die schon früh den Wunsch hatte, Krankenschwester zu werden. Da auch in England das Pflegepersonal als nicht gebildet, grobschlächtig und häufig betrunken galt und vorwiegend aus ehemaligen Dienstbot*innen, Witwen und Personen aus der gesellschaftlichen Unterschicht bestand, lehnten ihre Eltern diesen Wunsch ab. Der Beruf war für eine junge Dame ihres Standes unschicklich (Vasold, 2003, S. 9).

Nightingale ließ sich aber nicht von ihrem Weg abbringen und machte sich mit der Tätigkeit der Krankenpflege vertraut. Sie las viel über Pflege und unternahm Reisen zu evangelischen und katholischen Pflegegemeinschaften. Die Arbeit der Diakonissen unter Theodor Fliedner beeindruckte sie tief. In ihrem dreimonatigen Aufenthalt in Kaiserswerth erlernte Nightingale pflegerische Tätigkeiten wie Wundversorgung, Herstellen von Medikamenten und Assistieren bei Operationen. In Paris vertiefte sie ihre Kenntnisse in den Pflegemethoden. 1853 konnte sie endlich ihre Fähigkeiten unter Beweis stellen: Sie übernahm die Leitung über das Institute for the Care of Sick Gentlewomen in Distressed Circumstances (Pflegeheim für Gouvernanten) und arbeitete anschließend mit cholerakranken Menschen im Middlesex-Hospital in London. Kurz darauf begann der **Krimkrieg**, und in den Lazaretten der englischen Soldaten herrschten gravierende Missstände.

Krimkrieg (1853–1856)
Vordergründig durch religiöse Motive ausgelöster Konflikt zwischen Russland und einer Allianz zwischen Großbritannien, Frankreich, der Türkei und Piemont-Sardinien

Als Nightingale beauftragt wurde, nach Skutari (heute Üsküdar, ein Vorort Istanbuls) zu reisen, um im britischen Militärkrankenhaus zu arbeiten, machte sie sich 1854 gemeinsam mit 38 Krankenschwestern voller Enthusiasmus auf den Weg. Dort hatte sie mit vielen Problemen zu kämpfen: Organisation und Versorgungslage waren denkbar schlecht. Die hygienischen Zustände waren derart katastrophal, dass die meisten Soldaten nicht im Kampf, sondern an Infektionen

Die Ärzte des Lazaretts standen Nightingale zunächst nicht wohlwollend gegenüber. All das hielt sie aber nicht davon ab, unermüdlich für eine Verbesserung zu kämpfen.

starben. Ihre Arbeit hatte großen Erfolg. Die Sterblichkeitsrate unter den Soldaten sank deutlich. Da sie auch nachts nach verwundeten und kranken Soldaten sah, erhielt sie den Beinamen **„The Lady with the lamp“** (Vasold, 2003, S. 256).

Knapp zwei Jahre später, nach Kriegsende, beschrieb und analysierte Nightingale in einem 800-seitigen Bericht ihre Erfahrungen und die Zustände im Krieg, worin sie die Daten für das Kriegsministerium darstellte. Anschließend arbeitete sie als **Beraterin des britischen Gesundheitswesens** an ihren Reformideen weiter. Nightingale **verfasste Bücher**, in denen sie sich mit der Bauweise von Hospitälern, dem Gesundheitswesen und vor allem mit Hygienemaßnahmen befasste. In dem Band „Notes on Nursing“ („Bemerkungen zur Krankenpflege“), der sich nicht nur an Pflegende, sondern an alle Frauen Englands richtete, sind zahlreiche Hygienehinweise zu finden.

Nightingale war überzeugt davon, dass theoretisches Wissen und das Erlernen praktischer Fertigkeiten die Voraussetzung für gute Pflege seien. 1860 gründete sie die „**Nightingale Training School of Nurses at St. Thomas Hospital**“. Die finanziellen Mittel dafür stammten aus einem Fonds, der ihr zu Ehren gegründet worden war. Aus den Bewerberinnen wählte sie persönlich diejenigen aus, die ihr am fähigsten erschienen. Aus sittlichen Gründen lebten die Krankenpflegeschülerinnen im Internat unter der Obhut der „Heimschwester“. **Der Krankenpflegeberuf in England** war von Anbeginn ein **anerkannter, erlernbarer Beruf ohne Machteinfluss der Kirche und der Ärzte**. Die Krankenpflegeschule wurde nicht, wie in Deutschland und Österreich üblich, von einem Arzt, sondern von einer Pflegeperson (Oberin) geleitet. Ebenso erfolgte die **dreijährige theoretische und praktische Ausbildung durch erfahrene Pflegerinnen**.

Die ideale Krankenpflegerin war nach Nightingales Meinung diejenige, die mit dieser Tätigkeit ihrer Berufung folgte, darin also auch eine Liebestätigkeit am Nächsten sah. Sie sollte einen nüchternen, ehrbaren Charakter besitzen und verständig, genau und schnell beobachten können. Nightingale sah in der Krankenpflege eine **verantwortungsvolle Aufgabe** und erwartete die hingebungsvolle Ausübung derselben. 1893 wurde in den USA für die Krankenpflege das **„Florence-Nightingale-Gelübde“** (siehe Abschnitt Ethik, Kap. 3.2 Berufsethik) verfasst, das national und international große Verbreitung und als Parallele zum Eid des Hippokrates Anerkennung fand. Es wurde noch viele weitere Jahre von Absolventinnen zur Diplomierung abgelegt. Dieses Gelübde (siehe Ethikteil, Kap. 3) gilt als Vorläufer des ICN-Ethikkodex für Pflegefachpersonen.

Vor allem in den Kolonialländern Englands, in den USA und Skandinavien fand Nightingales Schulmodell Nachahmer*innen. Es hatte großen Einfluss auf die Professionalisierung des Berufes und eröffnete vielen Frauen den Weg, eine öffentlich anerkannte und qualifizierte Ausbildung zu erhalten. In Österreich und Deutschland konnte sich diese von der Kirche und Medizin unabhängige Ausbildungsform vorerst nicht durchsetzen (Metzger et al., 1998, S. 56 f.). Nightingale war es gelungen, aus der Krankenpflege einen Beruf zu machen, der beherrscht und nicht instinktiv ausgeübt werden kann.

Florence Nightingale blieb, solange es ihr möglich war, aktiv, obwohl sie selbst krank wurde und einige Schicksalsschläge hinnehmen musste. Fast blind und geistig verwirrt, starb sie am 13. August 1910. Ihr Grab befindet sich auf dem Friedhof St. Margaret's East Wellow in London (Vasold, 2003, S. 256). Jedes Jahr wird an ihrem Geburtstag am **12. Mai der Internationale Tag der Krankenpflege** begangen.

5.2.3 Das Rote Kreuz und seine Bedeutung für die Krankenpflege

Henry Dunant (1828–1910; siehe Abb. 8), Sohn einer wohlhabenden Genfer Familie, war Zeuge der **Schlacht von Solferino** (1859). Erschüttert von den vielen Verwundeten, organisierte er eine Hilfsaktion. In seinem Buch „Erinnerungen an Solferino“ (1862) schlug er die Gründung neutraler Hilfsgesellschaften vor, die sich um Verwundete in Kriegszeiten kümmern sollten (Möller & Hesselbarth, 1998, S. 80). Dadurch initiierte er die Gründung des Internationalen Komitees vom Roten Kreuz (IKRK). Das IKRK entwickelte die Genfer Konventionen, die den Schutz von Verwundeten und Zivilist*innen in Kriegszeiten gewährleisten.

Schlacht von Solferino
Die Truppen des Königreichs Piemont-Sardinien sowie dessen Verbündeter Frankreich unter Napoleon III. hatten gemeinsam mit 118 600 Soldaten gegen die 110 000 Mann des Kaisertums Österreich gekämpft (Sardinischer Krieg). Auf einer 24 Kilometer langen Front lagen noch Tausende verwundete Soldaten, doch niemand leistete Hilfe.

In der Ersten Genfer Konvention (1864) unterzeichneten zwölf Staaten eine Vereinbarung, in der den Lazaretten sowie dem militärischen und zivilen Hilfspersonal Neutralität zugesichert wurde. Als Symbol wurde ein rotes Kreuz auf weißem Grund (die Umkehr der Schweizer Flagge) gewählt. Dieses Symbol, als Armschleife getragen, ermöglichte es, die Retter von den Kämpfern zu unterscheiden (DRK, 2019b). Österreich trat dieser Konvention zwei Jahre später bei (DRK, 2019b).

Das Rote Kreuz hatte für die Krankenpflege eine große Bedeutung. 1860 entstand die **erste Schwesternschaft** des späteren Deutschen Roten Kreuzes (DRK). Sie diente der Ausbildung und dem Einsatz von Schwestern in Kriegs- und Friedenszeiten. Als erste Einrichtung wurde eine Pflegestation geschaffen. Die Schwestern bezogen ein festes Gehalt, trugen eine einheitliche Tracht und lebten unter einem Dach. Als eine Art weltlicher Orden organisierte die Schwesternschaft das berufliche wie das persönliche Leben der unverheirateten Frauen in Form eines Mutterhauses (Rüller, 1999, S. 14).

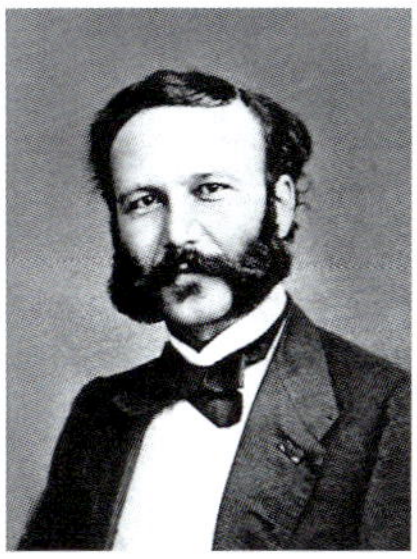

Abb. 8: **Henry Dunant** (1828–1910), Friedensnobelpreis 1901

Nach diesem Vorbild entstanden bis 1910 mehr als 30 Schwesternschaften vom Roten Kreuz im Deutschen Reich. Einige waren an Universitätskliniken angeschlossen, andere errichteten eigene Krankenhäuser (DRK, 2019a).

Anders als bei den kirchlichen Pflegegemeinschaften war nicht die religiöse Motivation die treibende Kraft, sondern Idealismus und Nationalpatriotismus galten als vorrangige Triebfedern der **Kriegskrankenpflege**, aber auch die Forderung der Frauen nach Gleichberechtigung. Mitte des 19. Jh. finden sich die **Anfänge der modernen internationalen Frauenrechtsbewegung**, in der später auch Agnes Karll eine bedeutende Rolle spielte. Dabei ging es um Kämpfe für politische und bürgerliche Rechte wie das Wahlrecht für Frauen sowie das Recht auf Bildung und Erwerbstätigkeit.

In **Deutschland** haben die **Rotkreuzschwesternschaften noch heute einen hohen Stellenwert** als Fachkräfte in den unterschiedlichen Gesundheits- und Pflegeberufen (Altenpfleger*innen, Gesundheits- und Krankenpfleger*innen, operationstechnische Assistent*innen und Hebammen). Das Rote Kreuz gehört zu den größten Ausbildungsinstitutionen Deutschlands im Gesundheitswesen. Es betreibt etliche Krankenhäuser und diverse Gesundheits- und Pflegeeinrichtungen, auch bei humanitären Auslandseinsätzen in Krisen- und Katastrophengebieten sind Rotkreuzschwestern tätig.

Die Rotkreuzgesellschaften verbreiteten sich rasch. Rund um den Globus entstanden Rotkreuzschwesternschaften, aber nur in Deutschland orientierten sie sich am Mutterhaussystem (DRK, 2019a).

In Österreich waren die Rotkreuzschwestern nie so stark vertreten, es existierte lediglich von 1913 bis 1934 eine Krankenpflegeschule der österreichischen Gesellschaft vom Roten Kreuz in Wien (Walter, 1991, S. 65; Walter, 2000b, S. 24 f.; Wiener Stadt- und Landesarchiv, o. J. c).

Eine etwas frühere Aktivität des Österreichischen Roten Kreuzes (ÖRK) auf dem Sektor der Krankenpflege bestand im Jahr 1912: Der Rudolfinerverein ging eine bis heute bestehende Kooperation mit dem ÖRK ein (Rudolfiner-Verein – Rotes Kreuz, 2016). Aufgrund der bestehenden Zusammenarbeit wurde nach dem „Anschluss" Österreichs entschieden, das Rudolfinerhaus – das Krankenhaus des Rudolfinervereins – in ein Krankenhaus des Deutschen Roten Kreuzes umzuwandeln. Die „Schwesternschaft der Rudolfinerinnen" veränderte sich zur „DRK-Billrothschwesternschaft" (Walter, 2020, S. 89).

Heute besteht im Zusammenhang mit dem ÖRK neben der Kooperation mit dem Campus Rudolfinerhaus nur das Ausbildungszentrum (ABZ) des Wiener Roten Kreuzes. Das ABZ wurde 2020 vom Anbieter diverser Fortbildungskurse für den Erste-Hilfe- und Pflegebereich zur Gesundheits- und Krankenpflegeschule erweitert und bietet auch Ausbildungen für die Pflegeassistenz und Pflegefachassistenz an (Rotes Kreuz Wien ABZ, 2021, S. 25–27).

5.2.4 Agnes Karll – die freiberuflich Pflegenden und die Berufsorganisation

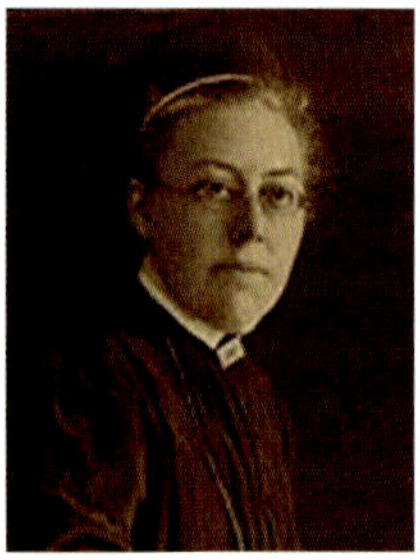

Abb. 9: **Agnes Karll** (1868–1927)

Nur ein Teil der Pflegekräfte konnte in Deutschland als erwerbstätig eingestuft werden, der Großteil arbeitete um Gottes Lohn oder ehrenamtlich. Die **freiberuflich Pflegenden**, die ohne Bindung an ein Mutterhaus arbeiteten, standen erst in ihren Anfängen. Sie besaßen nicht den Schutz, den Mutterhäuser boten (Steppe, 2013, S. 42). Zudem hatten die sogenannten **freien oder auch wilden Schwestern** einen äußerst zweifelhaften Ruf. Sie waren vielen Diskriminierungen ausgesetzt, insbesondere dem Verdacht unsittlicher Berufsmotivation. Es wurde ihnen sogar unterstellt, ihren Beruf „nur zum Vergnügen" auszuüben und unter dem

> *„Deckmantel der Barmherzigkeit zu verrichten, obwohl es sich in Wahrheit um unsittliche Dienste handle. Den weltlichen Schwestern sei der ganze männliche Körper schrankenlos freigegeben, von dieser Lizenz machen sie den ausgiebigsten Gebrauch. Man ging sogar so weit zu behaupten, dies fällt sofort auf, da diese Schwestern einen eigenartig lüsternen und oft verlebten Gesichtsausdruck hätten und eine gewisse Koketterie im Benehmen" (Möller & Hesselbarth, 1998, S. 96).*

Die **Arbeitsbedingungen** dieser Schwestern waren katastrophal mit **Arbeitszeiten** von bis zu 36 Stunden, gefolgt von 12 Stunden Ruhe (Seidl, 1991, S. 98). Die Bezahlung entsprach keineswegs der Arbeitsleistung (Möller & Hesselbarth, 1994, S. 104).

In der Krankenschwester sahen die Ärzte eine Gehilfin, die ihnen zu Gehorsam verpflichtet war – eine Ansicht, die auch von Pflegenden geteilt wurde: „Wir Krankenschwestern sind nur Dienerinnen der Ärzte und werden nie etwas anderes sein, und wir sollten gute Dienerinnen sein, glücklich in unserer Abhängigkeit, die mit dazu beiträgt, große Taten zu vollbringen." (Hospital, 1906; zit. nach Möller & Hesselbarth, 1998, S. 68)

Agnes Karll (1868–1927; siehe Abb. 9) wurde in Embsen (Deutschland) geboren. 1887 trat sie ins Clementinenhaus ein, einem Mutterhaus des Deutschen Roten Kreuzes in Hannover. Zu dieser Zeit machte sie Bekanntschaft mit der Frauenbewegung. Im Clementinenhaus erlebte Karll Ungerechtigkeiten wie den Jähzorn ihrer Oberin und war mit den herrschenden Bedingungen oft nicht einverstanden. Letztlich trat sie 1891 aus dem Mutterhaus aus und wurde als freiberuflich Pflegende tätig.

Während ihrer freiberuflichen Tätigkeit lernte Karll immer mehr Personen kennen, die sich für die Pflege als anerkannten Beruf einsetzten. In Deutschland gilt sie als Vorkämpferin der freiberuflichen Krankenpflege ohne Bindung an ein Mutterhaus. Im Gegensatz zu den Mutterhausschwestern waren die freien Schwestern im Krankheitsfall nicht abgesichert.

Während ihrer Tätigkeit als freie Schwester in Berlin begleitete sie eine Patientin nach Amerika und lernte auf diese Weise eine andere Welt und Freiheit kennen. Ihr Wunsch, die Krankenpflege zu reformieren, wuchs ständig, und so gründete sie 1903 die **Berufsorganisation der Krankenpflegerinnen Deutschlands (BOKD)**. Im Rahmen der Gründungsversammlung sprach sich Karll für die Berufsbezeichnung **„Schwester"** aus. Sie sah darin die „schwesterliche Zugehörigkeit zueinander" (Dorschner, 1999, S. 14). Eine Mitstreiterin Karlls, Maria Cauer, wollte für die Schwestern hingegen den Beamtenstatus, ähnlich wie Lehrerinnen ihn hatten, und die Anrede „Frau". In den Nightingale-Schulen wurden die Pflegenden mit „Miss" angesprochen.

Die BOKD wurde während der Gewaltherrschaft des Dritten Reiches aufgelöst und entstand nach dem Zweiten Weltkrieg neu als **Agnes-Karll-Verband**. 1973 entstand daraus der **DBfK (Deutscher Berufsverband für Krankenpflegeberufe)**. Wesentliche Ziele des Berufsverbandes waren eine staatlich geregelte Ausbildung, die mit einer Prüfung abschloss und dazu berechtigte, ein staatlich geschütztes Abzeichen zu tragen, die soziale Absicherung der Pflegekräfte bei Krankheit und Alter sowie geregelte Arbeitszeiten (Seidl, 2003, S. 11).

Die freien oder wilden Schwestern wurden auch außerhalb Deutschlands zum Symbol für den Fortschritt. Von Diakonissen und Rotkreuzschwestern erhielt Agnes Karll nur wenig Unterstützung (Panke-Kochinke, 2001, S. 177 f.). Karlls Arbeit erreichte 1904 einen Höhepunkt, als sich die BOKD mit Berufsvereinigungen aus England, Irland und den USA zum Weltbund der Krankenpflege, dem **International Council of Nursing (ICN)**, zusammenschloss, deren Präsidentin sie bis 1912 stellte.

In den Aufbaujahren nach dem Krieg erkrankte Karll an Krebs und starb am 12. Februar 1927. Sie wurde als deutsche Florence Nightingale bezeichnet (Rübenstahl, 1994, S. 125).

Download:
Reformbestrebungen der Pflege in öffentlichen Krankenanstalten in Wien

5.3 Pflegeausbildung in Österreich

Bisherige Reformversuche brachten kaum Verbesserungen für die Pflege. Die Ärzte am Wiener AKH sahen dringenden Handlungsbedarf. Sie forderten fachlich und menschlich kompetentes Hilfspersonal.

5.3.1 Die Rudolfinerinnen – erste österreichische Krankenpflegeschule am Rudolfinerhaus

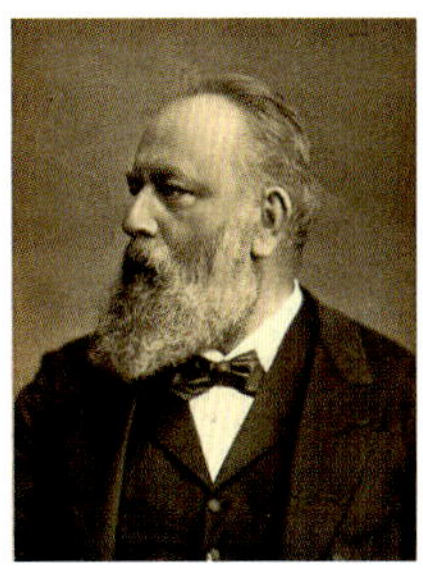

Theodor Billroth (1829–1894)

Die **erste österreichische Krankenpflegeschule** wurde 1882 am Wiener Privatspital **Rudolfinerhaus** gegründet. Die Initiative ging von dem Chirurgen **Theodor Billroth** aus. Er arbeitete als Chirurg in Lazaretten und Krankenhäusern mehrerer europäischer Länder und wusste, wie es um die Pflege stand. Umso wichtiger war es ihm, sich für **gut ausgebildetes, weltliches Pflegepersonal** zu engagieren (Dorffner, 2000, S. 64). Bewusst setzte Billroth diesen ersten Schritt nicht im Allgemeinen Krankenhaus, in dem er tätig war. Dort konnte er das Scheitern des Reformversuches seines Kollegen Theodor Helm mitverfolgen und erkannte, dass Reformen in einem kleinen Betrieb leichter umsetzbar waren (Dorffner, 2000, S. 65).

Billroth verfolgte bei der Gründung der Pflegerinnenschule hauptsächlich medizinische Interessen. Er wollte gebildete und fürsorgliche Pflegerinnen, die von Ärzten fachgerecht zu deren Hilfskräften ausgebildet und erzogen wurden (Dorffner, 2000, S. 62–65).

In die Rudolfinerinnenschule wurden nur unverheiratete Frauen mit guter Vorbildung aufgenommen (Dorffner, 2000, S. 62–65). Die Ausbildung dauerte drei Jahre, der Unterricht umfasste Theorie und Praxis gleichermaßen. Nach bestandener Prüfung am Ende des ersten Jahres erhielten die Pflegerinnen eine Brosche, nach dem zweiten Jahr ihr Diplom und nach dem dritten das „Rudolfiner-Diplom". Nach fünfjähriger Dienstzeit wurden sie in den Kreis der Rudolfinerinnen, den Rudolfinerinnenverein, aufgenommen, und es wurde ihnen eine Anstellung auf Lebenszeit zugesichert. Die Rudolfinerinnen galten als äußert qualifiziert; ihr guter Ruf setzte neue Maßstäbe für die Pflege. Die Reform der Krankenpflege war ins Rollen gekommen, gesetzliche Grundlagen waren jedoch noch ausständig (Dorffner, 2000, S. 66 f.).

Die Pflegeschule wurde als einzige in Österreich in Form eines Mutterhaussystems geführt. Das nach dem Vorbild der Diakonissen übernommene weltliche Mutterhaussystem sollte das Ansehen des Pflegeberufes in der Bevölkerung heben. Weil die Struktur der Schule jener konfessioneller Orden mit Schwestern, die sich der Krankenpflege widmeten, ähnlich war, wurde beschlossen, die Pflegerinnen im Rudolfinerhaus als **Schwestern** zu bezeichnen (Dorffner, 2000, S. 67). Hoher Stellenwert kam der Erziehung zu Sittlichkeit, Fürsorge und Fleiß zu, jedoch ohne religiöse Grundlage. Zusätzlich war die ständige Verfügbarkeit der Pflegerinnen von Bedeutung, die durch die Verpflichtung, im Mutterhaus zu wohnen, gegeben war. Die Pflegerinnen waren sowohl für die Kriegspflege als auch für akut auftretende Engpässe im Rudolfinerhaus jederzeit verfügbar. Auch ihre Freizeit verbrachten sie vorwiegend auf den Krankenstationen. Für die Arbeitszeit gab es keine Regelung (Kleibel, 1996, S. 160–168).

Die Rudolfinerinnen waren in vielen Aspekten gut versorgt. Schwestern, die sich für die Ehe entschieden, mussten den Verband verlassen. Durch dieses „Berufszölibat" wurden die Schwestern an den Beruf gebunden und ihre Arbeitskraft stand nur dem Krankenhaus zur Verfügung. Diese Form konnte sich bis nach 1945 erhalten und blieb auch noch darüber hinaus einige Jahrzehnte in modifizierter Form aufrecht, u. a. wurde das Heiraten erlaubt (Seidl & Walter, 2014, S. 17–21; Dorffner, 2000, S. 67).

Während in den öffentlichen Fondskrankenanstalten verschiedene Ausbildungsreformen zur Verbesserung der Pflegesituation versucht wurden, lief im Rudolfinerhaus der bisherige Ausbildungsmodus weiter, bis 1914 durch die „Verordnung des Ministers des Inneren" eine einheitliche gesetzliche Grundlage geschaffen wurde (Dorffner, 2000, S. 67).

5.3.2 Das Pflegerinnen-Institut am AKH

Das Pflegerinneninstitut befand sich in der Spitalgasse 23 (später Areal der „Neuen Kliniken des AKHs Wien", Universitätsfrauenkliniken).

Der Krankenhausleiter Viktor Mucha verfolgte das Ziel, als Alternative zu den Kursen ein Pflegerinnen-Institut nach dem Vorbild des Rudolfinerhauses einzurichten, um für die Wiener Fondskrankenanstalten tüchtige, geschulte und weltliche Krankenpflegerinnen auszubilden. Trotz des finanziellen Engpasses gelang es 1904, 28 Pflegeschülerinnen aufzunehmen. Sie sollten in einem „gemeinschaftlichen Haushalt" leben und eine einheitliche Tracht mit blauen Waschkleidern, Schürzen und Hauben tragen – daher der Name **„Blaue Schwestern"**.

Die Ausbildung war für ein Ausbildungs- und ein Probejahr geplant. Nach sechs Monaten erhielten die „Probeschülerinnen" ein Taschengeld. Der Versuch, weitere Einrichtungen zu eröffnen, scheiterte, obwohl die Personalsituation weiterhin schlecht war (Mayr, 1954, S. 8). Die ausgebildeten „Blauen Schwestern" bewährten sich hervorragend. Die Ordensschwestern hatten jedoch Sorge, durch die ausgebildeten Pflegerinnen an Ansehen zu verlieren, und misstrauische Ärzte fürchteten nach wie vor zu viel Eigeninitiative oder gar „Kurpfuscherei". Andererseits waren die Ärzte auf qualifiziertes Personal angewiesen, denn nachlässige Krankenversorgung konnte auf sie zurückfallen. Die Lösung dieses Dilemmas bestand in der Heranbildung gut ausgebildeter Hilfskräfte, die sich den Ärzten unterordneten und ihren Anordnungen bedingungslos folgten (Prüfer, 1997, S. 25–29). Die Schule orientierte sich zwar am Mutterhaussystem, da die Zöglinge „im gemeinsamen Haushalt" lebten, erlangte aber diesbezüglich nie denselben Status wie das Rudolfinerhaus. Die Etablierung des Pflegerinnen-Institutes schritt trotz der Erfolge nur zögerlich voran und gelang nie endgültig. Es blieb provisorisch, 1919 wurde es aufgelöst (Dorffner, 2000, S. 85–89, 96–97; Walter, 2000b, S. 23)

Download:
Kurse für die Krankenpflege am Wiener AKH

5.3.3 Erste öffentliche Krankenpflegeschule am Wiener AKH

Die Krankenpflegeschule des Wiener k.k. Krankenanstaltenfonds am AKH Wien wurde **1913** als **erste staatliche Krankenpflegeschule Österreichs** eröffnet (Mayr, 1954, S. 11). Die Leitung der Schule wurde dem ärztlichen Direktor Eduard Meder (1862–1937) übertragen, zur Oberin wurde Gräfin Helene von Sternberg (1879–1966) bestellt.

Es gab klare Aufnahmebedingungen, und erst nach zwei Monaten erfolgte eine definitive Aufnahme in die Schule. Der theoretische Unterricht wurde von Spitalsärzten erteilt und war streng medizinorientiert. Die **Lehrschwestern** hatten den Auftrag, die **Lehrinhalte** der pädagogisch nicht ausgebildeten Ärzte zu **rekapitulieren** und bezüglich Krankenpflege zu modifizieren. Auch sie hatten keine spezielle Ausbildung zur Lehrschwester. Nach dem ersten Lehrjahr (ausschließlich Theorie) war eine Prüfung abzulegen, um das Probejahr (ausschließlich Praktika auf diversen Abteilungen) anzutreten. Die zweijährige Ausbildung schloss mit dem Diplom ab.

Die Krankenpflegeschule wurde internatsmäßig geführt, die Wohnpflicht wurde bis 1997 beibehalten (mit Ausnahme der psychiatrischen Ausbildung und genehmigter Ausnahmefälle in der allgemeinen und der Kinder- und Jugendlichenausbildung), da die Wohnform „Internat" die gewünschte **Erziehung zur dienenden Arztgehilfin** unterstützte. Eine Verpflichtung von mindestens drei Jahren, nach der Ausbildung an einem Wiener Fondskrankenhaus zu arbeiten, ersparte den Schülerinnen die Ausbildungskosten von 70 Kronen (Dorffner, 2000, S. 122–124; Walter, 2000b, S. 26 f.).

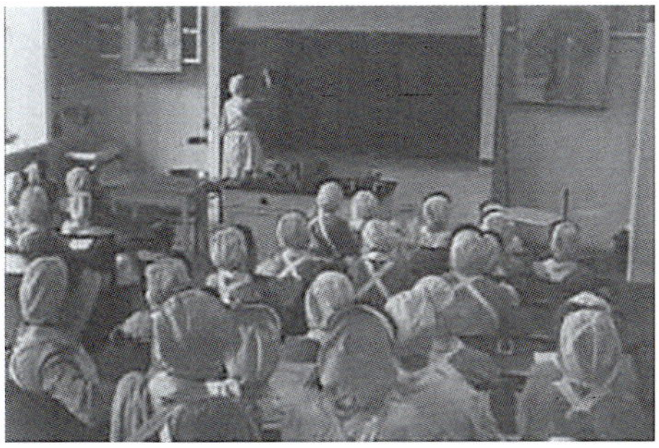

Abb. 10: **Pflegerinnenschule im AKH**

5.3.4 Erste einheitliche Ausbildungsverordnung Österreichs

Motiviert durch den drohenden Krieg kam die längst fällige „Verordnung des Ministers des Inneren vom 25. Juni 1914, betreffend die berufsmäßige Krankenpflege“ (RGBl. Nr. 139/1914) zustande. Das Gesetz wurde nur wenige Tage vor dem Attentat auf den österreichisch-ungarischen Thronfolger Erzherzog Franz Ferdinand und seine Gemahlin Sophie Chotek in Sarajewo verabschiedet – jenes Ereignis, welches als Auslöser des Ersten Weltkrieg gilt, der mit einem erhöhten Bedarf an qualifiziertem Pflegepersonal einhergehen sollte.

Die Aufnahmebedingungen für die Schule waren: Österreichische Staatsbürgerschaft, Vollendung des 18. Lebensjahres, Unbescholtenheit, körperliche und geistige Eignung sowie erfolgreiche Absolvierung der Bürgerschule oder einer anderen entsprechenden Ausbildung. Bewerberinnen durften außerdem keine unmündigen Kinder oder einen eigenen Haushalt zu versorgen haben (§ 4, Abs. 6).

Mit dieser Verordnung gelang ein entscheidender Schritt für die Pflege als Beruf: Sie erhielt **erstmals eine einheitliche gesetzliche Grundlage** und war zu einem **Beruf mit geregelter Ausbildung geworden**. Bis zu diesem Zeitpunkt war die Pflege lediglich durch Verordnungen und Dienstvorschriften der diversen Krankenanstalten individuell geregelt (Achleitner, 2011, S. 10). Für die Verordnung wurden die bestehenden Ausbildungskriterien der Wiener Allgemeinen Krankenpflegeschule übernommen und um ein Gelöbnis ergänzt, das den Einsatz im Kriegsfall und bei Epidemien durch eine mindestens dreijährige Verpflichtung sicherte (Dorffner, 2000, S. 139, S. 159).

Weiters wurde festgelegt, dass die Schulen an Krankenanstalten anzuschließen waren und der Unterricht in Theorie und Praxis zu erfolgen hatte. Vorstand der Schule war der leitende Arzt der Krankenanstalt, die **Schuloberin war dem Leiter unterstellt**. Ihr oblag die Beaufsichtigung und Beurteilung des Verhaltens der Schülerinnen sowie die Internatsaufsicht. Die Ausbildungs- und Prüfungsmodalitäten waren allein den Ärzten überlassen. Die Oberin war lediglich berechtigt, den Prüfungen beizuwohnen (Dorffner & Kozon, 2004, S. 46–49).

Die Aufnahme von „Personen männlichen Geschlechts“ war erlaubt (§ 16). Obwohl es sich längst um einen deklarierten Frauenberuf handelte, waren auf einzelnen Abteilungen Männer unabkömmlich (z. B. in der Psychiatrie). Dennoch absolvierte erst 1920 der erste Pfleger diese Ausbildung (Walter, 2000b).

Unterrichtsfächer

- Lehre vom Bau des menschlichen Körpers
- Lehre von der Tätigkeit der Organe
- Grundzüge der allgemeinen Lehre von Krankheiten
- Allgemeine Hygiene und Spitalshygiene, Bekämpfung von Infektionskrankheiten
- Allgemeine Krankenpflegetechnik
- Praktische Unterweisung in der Pflege innerer Krankheiten, chirurgischer Krankheiten, in der Pflege von Säuglingen und Wöchnerinnen, von kranken Kindern sowie Infektions-, Haut- und Geisteskrankheiten
- Administrativer Spitalsdienst
- Wichtige Sanitätsvorschriften
- Grundzüge der sozialen Fürsorge

(RGBl 1914/139, 1914)

Im Gegensatz zum Medizinstudium war es üblich, die **Eignung** der Bewerber*innen für diesen Beruf zu überprüfen. Im Vordergrund standen dabei Charaktereigenschaften (absolute Pflichttreue, Fleiß, Geduld, Aufopferungsbereitschaft etc.) und moralische Aspekte (Wachter, 2010, S. 24). Die Dauer der Ausbildung war mit zwei Jahren festgelegt und endete mit einem Diplom zur Berechtigung zur Ausübung der Krankenpflege.

Nach zwei Jahren waren eine theoretische und eine praktische Diplomprüfung abzulegen und die nunmehr **„Diplomierte Krankenpflegerin“** bzw. der **„Diplomierte Krankenpfleger“** erhielt mit dem Diplom die Berechtigung zur Ausübung der Krankenpflege. Diese Regelung galt für weltliche und ebenso für geistliche Pflegerinnen. Die freiwillige **Ablegung eines Gelöbnisses** für den Einsatz im Kriegsfalle und bei Epidemien bescherte den Pflegenden zusätzlich eine **Ehrendekoration** in Form einer Brosche, die allerdings bei Verfehlungen wieder aberkannt werden konnte (Dorffner, 2000, S. 225; Dorffner & Kozon, 2004, S. 55; Walter, 2000b, S. 26 f.).

Nach Abschluss der Ausbildung bestand eine **Meldepflicht** bei der zuständigen Bezirksbehörde. Diese Registrierung bot den Behörden die Möglichkeit, im Kriegs- und Krisenfall verfügbares Pflegepersonal rasch zu rekrutieren (Dorffner & Kozon, 2004, S. 59–60).

Für das Wartpersonal gab es **Übergangsbestimmungen und einjährige Ergänzungskurse**, um das Diplom zu erwerben. Die Bezeichnung „Wärter*in“ war damit ausgelaufen. Solche Ergänzungs- bzw. Fortbildungskurse wurden bis 1928 abgehalten (Walter, 2000b, S. 24 f.; Dorffner & Kozon, 2004, 65).

5.3.5 Das Berufsbild der Krankenpflege zu Beginn des 20. Jahrhunderts

Das Berufsbild der Krankenpflege gründete auf der Weiblichkeitsideologie des 19. Jh. und hat die Krankenpflege als medizinischen Hilfsberuf bis zum Gesundheits- und Krankenpflegesetz 1997 geprägt.

Die Berufsideologie folgte zunächst der Idealvorstellung von der Frau mit ihren „angeborenen" mütterlichen und selbstlos dienenden Eigenschaften sowie der Vorstellung, die Krankenpflege nur um ihrer selbst willen zu leisten. Unter diesem Druck war es schwer, angemessene Gehaltsforderungen zu stellen oder adäquate Arbeitsbedingungen einzufordern. Entschädigung sollte die Pflegerin durch die Dankbarkeit der Patient*innen und die Nähe zum angesehenen Arztberuf erlangen (Fürstler, 2008, S. 55).

Das Besondere an der Krankenpflege bestand darin, dass ihre Ausübung scheinbar eine Berufung für diese Tätigkeit voraussetzte. Diese Überzeugung vertraten auch die Pflegenden selbst, die geprägt waren durch autoritäre Erziehungs- und Sozialisationsmaßnahmen in Form von strengem Internatsleben und autoritärer Ausbildung. Gute Krankenpflege, so lautete die Vorstellung, forderte neben fachlichen Kenntnissen hohe ethische Grundsätze, die mit absoluter Hingabe bis hin zur Selbstaufgabe verinnerlicht werden mussten.

„Unser schöner Beruf fordert den Einsatz der ganzen Persönlichkeit und ist allein deshalb der vornehmste aller menschlichen Berufe", heißt es in den „Mitteilungen des Verbandes der diplomierten Krankenpflegerinnen Österreichs" (1/1935; zit. nach Walter, 1991, S. 128).

Weiterhin blieb der **Gehorsam gegenüber der Autorität des Arztes** Teil der Ausbildung („pflichttreu"), die interdisziplinäre Zusammenarbeit bestand vorwiegend in der Zuarbeit und Unterstützung des Arztes in seiner Tätigkeit. In der Pflegezeitschrift „Veronika" publizierte Oberin Anne Marie Gräfin Neipperg 1925 unter dem Titel „Die Schwester und ihre Vorgesetzten" zum Verhältnis zwischen Ärzten und Krankenschwestern. Demnach arbeite der Arzt mit den Schwestern „wie der Feldherr mit seinen Truppen. Ohne Feldherr sind die Truppen ziellos, ohne Truppen die Arbeit des Feldherrn erfolglos". Sie betont den Gehorsam als das bindende Glied zwischen den beiden: „[D]ie Schwester hat sich der Eigenart ihres Arztes, nicht dieser der Eigenart der Schwester anzupassen" (Prüfer, 1997, S. 109).

Die **Visite** war der Höhepunkt des Tages und meist der einzige Kontakt zwischen Arzt und Patient*innen. Hierfür wurden die Patient*innen schon sehr früh geweckt, sodass rechtzeitig zur Visite alle sauber und gepflegt, sittsam und still im Bett lagen (Seidl, 1996, S. 66). Die ärztlichen Anordnungen mussten auch gegen den Willen der Patient*innen durchgesetzt werden.

Unter dem Druck der hohen Anforderungen und der Angst vor Fahrlässigkeit ist es nicht weiter verwunderlich, wenn die Pflegerinnen auch den Patient*innen bedingungslosen Gehorsam abverlangten und sie als Unmündige behandelten (Walter, 1991, S. 155).

Neipperg schreibt: „Bei erfahrenen Schwestern liegt die Gefahr nahe, dem jungen Arzt gegenüber die Unterordnung zu vergessen und selbständig vorzugehen. Das ist nicht richtig, denn der jüngste Arzt bleibt der Vorgesetzte, auch der älteren Schwester. Er hat die wissenschaftliche Grundlage, die Theorie, die ihr fehlt und die keine Praxis ersetzt." (Neipperg; zit. nach Prüfer, 1997, S. 109)

Die **harten Arbeitsbedingungen** und die Überlastung (u. a. durch fehlende ergonomische Arbeitstechniken und Hilfsmittel, mangelnde Hygienemaßnahmen und fast keine Möglichkeit, Krankheiten auszukurieren) verursachten eine entsprechend **hohe Krankheitsrate** mit Kreuz- und Rückenschmerzen, Herzmuskelerkrankungen und schwersten Depressionen bis hin zu gesteigerter Selbstmordrate. Die durchschnittliche Verweildauer im Pflegeberuf betrug 8,6 Jahre, nach zehn Berufsjahren waren die Schwestern bereits invalide (Albert, 1998, S. 93).

Großer Wert wurde auch auf das korrekte Tragen der **Schwesterntracht** gelegt. Mit der Amtstracht sollten Würde und Ansehen der geschulten Pflegerin zum Ausdruck gebracht, Autorität verliehen und Vertrauen vermittelt werden. Darüber hinaus sollte die Schwesterntracht das Gemeinschaftsgefühl stärken und

Diese Sichtweise vertrat schon 1877 der Arzt Mayer: „Eine Pflegerin […], die mit dem Verbandszeug oder Krankenthermometer umgehen lernen soll, muß zuvor mit dem Besen und Wischtuch bescheid wissen […]" (zit. nach Seidl, 1991, S. 65 f.).

gleichzeitig durch Farben und Formen verschiedene **hierarchische Ebenen** unterscheiden. Unterschiedlich gefaltete Hauben, Broschen, Medaillen und sonstige Abzeichen verfolgten einen ebensolchen Zweck (Walter, 1991, S. 145 f.).

Ebenso wurden weiterhin auch hauswirtschaftliche Tätigkeiten erwartet („reinlich" und „ordentlich"). Es ging also einerseits um eine gute Qualifikation, die hauswirtschaftliche Tätigkeiten verpflichtend inkludierte – ein Umstand, der sich sehr lange gehalten hat –, andererseits ging es um die Erziehung zur gehorsamen und pflichttreuen Pflegerin. Dies sollte während der Zeit des Nationalsozialismus noch eine zusätzliche Bedeutung erfahren.

Vertiefung des Lernstoffes

Zum Wiederholen

- Verweiblichung der Pflege und Berufsbild zu Beginn des 20. Jhdt.
- Theodor und Friederike Fliedner und die Diakonissen
- Florence Nightingale
- Henry Dunant, Rotes Kreuz und die Bedeutung für die Pflege
- Bedeutung der Wiener Medizinische Schule für die Pflege
- Theodor Billroth und die erste Krankenpflegeschule Österreichs
- Rudolfinnerinnen und Mutterhaussystem
- Agnes Karll, Berufsorganisation der Krankenpflegerinnen Deutschlands (BO)
- Bezeichnung und gesellschaftliches Bild der „freien" Schwestern
- Erste öffentliche Krankenpflegeschule Österreichs
- Verordnung von 1914: Bedeutung und Auswirkungen

Zum Nachlesen

Dorffner, Gabriele, Bolognese-Leuchtenmüller, Birgit & Seidl, Elisabeth (2000): „… Ein edler und hoher Beruf": Zur Professionalisierung der österreichischen Krankenpflege. Strasshof, Wien: Vier-Viertel.
Eine interessante Forschungsarbeit zur österreichischen Pflege in der Neuzeit.

Nightingale, Florence (2016): Bemerkungen zur Krankenpflege. Die „Notes on Nursing", übersetzt und kommentiert von Christoph Schwenkhardt und Susanne Schulze-Jaschok. 3. Aufl. Frankfurt/Main: Mabuse.
Manches in diesem Buch hat auch heute noch Gültigkeit – was, dürfen Sie selbst herausfinden!

Seidl, Elisabeth & Walter, Ilsemarie (1998): Rückblick für die Zukunft: Beiträge zur historischen Pflegeforschung, Band 5. Wien: Maudrich.
Forschungsbeiträge des 3. Internationalen Kongresses zur Geschichte der Pflege in der Neuzeit.

Walter, Ilsemarie (2004): Pflege als Beruf oder aus Nächstenliebe. Die Wärterinnen und Wärter in Österreichs Krankenhäusern im „langen 19. Jahrhundert". Frankfurt/Main: Mabuse.
Berufsalltag, Rahmenbedingungen und Wege zum Pflegeberuf werden aufgezeigt – vor allem als Teil der österreichischen Pflegegeschichte eine empfehlenswerte Lektüre.

6 Kriegskrankenpflege

Das Kriegsgeschehen hat die Krankenpflege stark betroffen. Der Ausbruch des Ersten Weltkriegs und der Einsatz von Pflegenden an der Front führten zu einer Stagnation jeglicher beruflicher Weiterentwicklung. Die Zeit nach dem Ersten Weltkrieg brachte trotz der schwierigen wirtschaftlichen Situation einige vielversprechende Ansätze zur Weiterentwicklung und zur internationalen Zusammenarbeit in der Pflege hervor. Arbeitslosigkeit und Not bis hin zur Verarmung hatten auch für den Pflegebereich gravierende Auswirkungen, dennoch gab es Pflegepersonen, die sich engagiert für einen Fortschritt der Pflege einsetzten. Diese Bemühungen fanden jedoch durch die nahenden politischen Ereignisse schon bald ein jähes Ende.

In diesem Abschnitt wird die Krankenpflege im Lichte der beiden Weltkriege und der Zwischenkriegszeit betrachtet, insbesondere ihre Rolle in der Volksgesundheitspflege und ihre Mittäterschaft bei den Verbrechen gegen die Menschlichkeit im Nationalsozialismus.

Nachfolgend einige Begriffe in alphabetischer Reihenfolge, die untrennbar mit der ersten Hälfte des 20. Jahrhunderts verbunden sind:

Adolf Hitler • Elektroenzephalographie • Elektrokardiographie • Endoskopie • Engelbert Dollfuß • Erster Weltkrieg • Euthanasieprogramme • Frauenstudium • Holocaust • Humanversuche • Karl Landsteiner • Karl Popper • Nationalsozialismus • NSDAP-Gründung • Radio • Sozialdarwinistische Rassenhygiene • Sigmund Freud • Tuberkulosebekämpfung • Weimarer Republik • Weltwirtschaftskrise • Winston Churchill • Zweiter Weltkrieg

Nach dem Studium dieses Kapitels sollten Sie ...

- den dargestellten Einsatz an der Front und die erfahrene Realität der Pfleger*innen darstellen können;
- die Situation der Pflegenden in der Zwischenkriegszeit erläutern können;
- die Ziele der Neuorganisation der Pflege durch die Nationalsozialist*innen verstehen können;
- die Bedeutung der Berufsgruppe der Pflegenden für die Nationalsozialist*innen verstehen können;
- die Propagandamaßnahmen zur Rekrutierung junger Schwestern erläutern können;
- die Zugangsvoraussetzungen zur Pflegeausbildung und Ausbildungsziele erläutern können;
- die Aufgabengebiete der Schwestern erläutern können;
- den Begriff Euthanasie definieren und dessen Bedeutung in der NS-Zeit erklären können;
- die Euthanasieprogramme erklären und die Mitwirkung der Pflegenden beschreiben können.
- Argumente der angeklagten Pflegepersonen in späteren Gerichtsprozessen darlegen können;

- mögliche Motive (mitfühlender) Pflegepersonen, unschuldige Menschen zu töten, diskutieren können;
- mögliche Gründe dafür, die Tötungsaufträge und Misshandlungen nicht als Verbrechen erkannt zu haben, diskutieren können;
- die Konsequenzen der Verurteilung von Pfleger*innen diskutieren können;
- Widerstandskämpfer*innen und ihre Motivation erläutern und diskutieren können.

6.1 Erster Weltkrieg und Zwischenkriegszeit

Der Ausbruch des Ersten Weltkrieges verzögerte die weitere Entwicklung der Pflege in Österreich. Zu Beginn des Krieges meldeten sich in Deutschland viele ausgebildete Schwestern freiwillig zur Kriegskrankenpflege. Das deutsche Kriegsministerium hielt den Bedarf jedoch für gedeckt. Dies veranlasste Agnes Karll, mit ihren BO-Schwestern (Krankenschwestern, die Mitglieder der Berufsorganisation Krankenpflege waren) für die österreichische Kriegskrankenpflege tätig zu werden, wo ein gravierender Mangel an geschultem Personal herrschte. In der Zeit von 1914 bis 1916 wirkten ca. **1700 BO-Schwestern** auf dem österreichisch-ungarischen Staatsgebiet im „Seuchenschutz". Weitere Unterstützung leisteten auch Schwestern aus der Schweiz (Sticker, 1984, S. 223).

Aufgrund einer patriotischen Gesinnung meldeten sich neben diplomierten Krankenpflegerinnen auch viele Hilfsschwestern für die Kriegskrankenpflege. Sie wurden allerdings nur dann in die Kriegskrankenpflege übernommen, wenn sie freiwillig auf die Bezahlung verzichteten. Der Krieg sorgte dafür, dass der Beruf zu einer öffentlichen Aufgabe wurde.

Die Abstellung von Pflegerinnen an die Front hatte verheerende Folgen für die verbliebenen Pflegekräfte in den Krankenanstalten. Die vermehrten körperlichen Strapazen der Arbeit und schlechte Wohnverhältnisse führten beim Pflegepersonal zum Anstieg von Tuberkuloseerkrankungen. Dadurch konnte die Pflege in den Krankenanstalten kaum noch aufrechterhalten werden.

Die Kriegskrankenpflegerin des Ersten Weltkriegs war eine ambivalente Figur. Sie wurde einerseits als Heldin gefeiert, andererseits aber auch negativ konnotiert. Der Psychologe Wilhelm Stekel z. B. beschrieb sie als „verliebt in die Pose der Liebesspenden" und damit als narzisstischen Typ. „Krankhafte Schaulust" wurde ihr vorgeworfen, und sie wurde auch als „Todesengel" bezeichnet (Stekel; zit. nach Salm-Reifferscheidt, 2010, S. 22 f.). Diese negativen Bewertungen spiegelten die gesellschaftlichen Vorurteile gegenüber Frauen wider, die in der Kriegszeit neue Rollen übernahmen.

Wegen des eklatanten Mangels an Pflegerinnen errichtete das Rote Kreuz die **„Zentralstelle für Krankenpflegerinnen" (Z. f. K.)**. Alle Krankenhäuser wurden angewiesen, Pflegerinnen abzustellen. War eine Schwester ins Verzeichnis der Z. f. K. aufgenommen worden, konnte sie jederzeit für den Kriegseinsatz abgezogen werden.

Mit der Einberufung wurden Kriegskrankenpflegerinnen in den Dienst der Heeresverwaltung überstellt. Sie erhielten Urlaub ohne Bezüge und die Zusage, nach dem Krieg wieder eingestellt zu werden. Das Taggeld betrug vier Kronen, Reisekosten und Verpflegung wurden übernommen (Fürstler & Malina, 2004, S. 77; Salm-Reifferscheidt, 2010, S. 35).

Krone und Heller
Österreichische Währung von 1892 bis 1925. Laut Österreichischem Staatsarchiv konnte man im Jahr 1914 für eine Krone drei Kilogramm Brot erwerben.

Der Erste Weltkrieg und die leere Staatskasse wirkten sich auch auf die heimischen Pflegeeinrichtungen aus. So wurde beispielsweise die **Verpflegung** im Versorgungsheim Lainz (Pflegeheim) in Wien schon wenige Monate nach Kriegsbeginn reduziert. Zuerst wurden die bereits üblichen zwei fleischlosen Tage in der Woche auf drei, später auf vier erhöht; aufgrund von Milchmangel wurde nur noch schwarzer Kaffee angeboten, Semmeln wurden durch Brot ersetzt. Generell kam es mit Fortbestehen des Krieges zu immer weiteren Reduktionen, und die Qualität der verwendeten Lebensmittel verschlechterte sich zunehmend. Die karge Versorgung der Pfleglinge hatte eine Verschlechterung ihres Gesundheitszustandes zur Folge. Dies ließ sich gegen Ende des Krieges anhand einer um ca. **30% erhöhten Sterberate** beobachten (Gamper, 2005, S. 129–132).

Hinter der Kriegsfront versorgten Krankenschwestern in den Lazaretten Verwundete, assistierten bei Operationen und arbeiteten in Seuchenlazaretten. Zudem zählten Kochen, Putzen, Waschen und sogar der Anbau von Gemüse zu ihren Aufgaben. Phasen des Nichtstuns und des Wartens wechselten mit Zeiten höchster Arbeitsbelastung. Die Arbeit an sich wurde trotz der hohen Anforderungen als befriedigend, aber auch als erschreckend und brutal erlebt, oft an der Grenze zum Erträglichen (Panke-Kochinke & Schaidhammer-Placke, 2002, S. 149).

Nach dem Krieg kam es zur **Gründung neuer Krankenpflegeschulen** in Wien, Innsbruck und Graz. Ab 1920 wurde das Eintrittsalter von 18 auf 20 Jahre und die Ausbildungsdauer in Wien auf drei Jahre angehoben, in den Bundesländern blieb es bei zwei Jahren. 1932 umfasste die theoretische Ausbildung insgesamt 472 Stunden, davon waren 315 Stunden medizinische Fächer, 112 Stunden allgemeine Fächer und 45 Stunden Pflegefächer (Walter, 2003, S. 35). Die Anforderungen an eine „gute Schwester" blieben unverändert.

Im Jahr 1936 existierten in Österreich acht Krankenpflegeschulen, fünf davon in Wien. Dabei wurde berücksichtigt, dass die (weltlichen) Schülerinnen in einem Internat leben konnten.

Nach dem Ende des Ersten Weltkrieges herrschten in Österreich unfassbare Armut und Not. **Kriegsheimkehrerinnen** fanden nach der Heimkehr nicht die erhoffte Verbesserung vor. Erschöpft und oft auch ausgeraubt kamen sie an, mit geringer Aussicht auf die vor dem Krieg versprochene Wiederanstellung in einer Zivilkrankenanstalt. Auch die vielen unausgebildeten zurückkehrenden Kriegskrankenpflegerinnen hatten kaum Chancen auf eine Anstellung. Die anhaltenden wirtschaftlichen Probleme und verstärkten Sparmaßnahmen führten in den Jahren 1922 und 1923 in den Wiener Spitälern zu Entlassungen von Pflegepersonal, Abteilungen wurden geschlossen. Durch die außerordentlichen Preiserhöhungen und die steigende Arbeitslosigkeit gerieten viele weltliche Pflegepersonen in Armut (Fürstler & Malina, 2004, S. 78). Während die Ordensschwestern weiter durch die Klöster versorgt wurden, waren weltliche Pflegende mit der **Existenzfrage** konfrontiert. Dadurch flammten wieder verstärkt Existenzkämpfe zwischen den beiden unabhängig voneinander existierenden weltlichen und geistlichen Pflegerinnen auf (Walter, 1991, S. 32).

Als positiver Schritt dieser Zeit ist die Gründung des „Verbandes diplomierter Krankenpflegerinnen Österreichs" anzuführen. Als Vorläufer des heutigen „Österreichischen Gesundheits- und Krankenpflegeverbandes (ÖGKV)" wurde er rasch in den „Weltbund der Krankenschwestern (ICN)" (siehe Kap. 7.7.3.2) aufgenommen. Mit dem Anschluss Österreichs an Deutschland im März 1938 erfolgte die Anpassung an das deutsche System. Der Aufschwung der Pflege vor dem Ersten Weltkrieg und in der Zwischenkriegszeit, der sich im Bemühen um eine Pflegeausbildung und in Ansätzen zu beruflicher Organisation (z. B. Berufsverband) zeigte, wurde durch den Zweiten Weltkrieg unterbrochen (Seymer, 1936).

Zudem wurden fast alle jüdischen Pflegerinnen entlassen und verfolgt. Einige jüdische Studentinnen emigrierten nach Großbritannien und absolvierten dort eine Ausbildung zur State Registered Nurse, darunter auch Lisbeth Hockey und Annie Altschul. Sie unterstützten später in den 1980er-Jahren die Etablierung der Pflegewissenschaft in Österreich (siehe dazu Kap. 7.7.1).

6.2 Krankenpflege im Nationalsozialismus

In der Zeit nach dem Ersten Weltkrieg gab es in Deutschland deutlich mehr weltliche Pflegende als geistliche; Gewerkschaften entstanden, und es wurde versucht, geregelte Arbeitszeiten einzuführen, Dienstverträge zu erstellen und die Ausbildung zu reformieren (Steppe, 2013, S. 50–54).

Mit Hitlers Wahl 1933 begann eine **Neuorganisierung der deutschen Krankenpflege**, die sich mit dem „Anschluss" Österreichs an Deutschland 1938 auch auf Österreich auswirkte. Der Krankenpflege wurde ein besonderer Stellenwert zuteil, um die nationalsozialistischen Ziele umzusetzen, insbesondere mit der sogenannten **Volksgesundheitspflege** und durch den **Einsatz an der Front**.

6.2.1 Organisation der Krankenpflege im Nationalsozialismus

Eine umfassende Neuordnung der zersplitterten Krankenpflegeverbände (siehe Abb. 11) sollte im Wesentlichen zwei Ziele erreichen:

- die **Vereinheitlichung** und organisatorische Straffung der vielen verschiedenen Berufsverbände unter nationalsozialistischer Führung;
- die inhaltliche **„Gleichschaltung"**, d. h. die möglichst weitgehende Durchdringung der pflegerischen Berufsauffassung mit der nationalsozialistischen Weltanschauung.

Zur Zeit des „Anschlusses" Österreichs an Deutschland bestanden fünf große Schwesternverbände, die dem **„Fachausschuss für Schwesternwesen in der Arbeitsgemeinschaft freie Wohlfahrtspflege"** unterstellt waren.

Fachausschuss für Schwesternwesen in der Arbeitsgemeinschaft freie Wohlfahrtspflege ab 1936				
Reichsgemeinschaft der freien Caritasschwestern (davor bis 1937 Katholischer Schwesternverband geistlicher Orden)	Diakoniegemeinschaft	DRK-Schwesternschaft	Reichsbund freier Schwestern und Pflegerinnen (Blaue Schwestern)	NS-Schwesternschaft (Braune Schwestern)
			NS-Reichsbund deutscher Schwestern, ab 1942	

Abb. 11: **Organisation der Krankenpflege ab 1936** (nach Steppe, 2013, S. 69–71)

Im Sinne der Gleichschaltung gab es diese Schwesternverbände ab 1938 durch das **„Gesetz der Ordnung der Krankenpflege"** auch im als „Ostmark" bezeichneten Österreich. Die „freien" Schwestern (Blauen Schwestern) und die „NS-Schwesternschaft (Braune Schwestern)" wurden 1942 vereint im **„NS-Reichsbund deutscher Schwestern"** (Fürstler & Malina, 2004, S. 124–126; Steppe, 2013, S. 68; Walter, 2001, S. 151).

Der Einsatz von NS-Schwestern in der Gemeindekrankenpflege als deren Haupteinsatzgebiet sollte konfessionelle Pflegekräfte aus dieser Funktion hinausdrängen, der Personalmangel machte den Verzicht auf konfessionelle Schwesternschaften jedoch unmöglich. Die Gleichschaltung der Strukturen war problematisch, denn es galt, Verbände mit weit auseinanderklaffender Weltanschauung zu koordinieren (Schweikardt, 2011, S. 556 f.; Steppe, 2013, S. 71 f.).

Die **NS-Schwesternschaft** war nach Gaida (2008, S. 19) eine pseudoreligiöse Gruppierung, die durch den „Glauben an den Führer", die „Volksgemeinschaft" und die „Rassenlehre" gekennzeichnet war. Mit dem „neuen" Schwesterntyp der NS-Schwesternschaft sollte für die Umsetzung der Ziele der NSDAP eine pflegerische „Elite" geschaffen werden. Als rein weibliche Elite – Pendant zum männlichen Soldaten – war sie nach nationalsozialistischem Gedankengut ausgebildet, politisch aktiv, nicht jüdisch und nicht konfessionell gebunden (Gaida, 2008, S. 22 f.).

Die **Rotkreuzschwesternschaft** musste in Österreich erst gegründet werden. Hierfür wurden 90 Schwestern und 40 Schülerinnen des Rudolfinerhauses (Wien) in das Deutsche Rote Kreuz überführt (Fürstler & Malina, 2004, S. 124 f.).

Die Reichsfrauenführerin und glühende Nationalsozialistin **Gertrud Scholtz-Klink** (1902–1999) war bestrebt, Frauenvereine unter der Hakenkreuzfahne zu vereinen. In einer Rede forderte sie, „aus der guten Masse der deutschen Frauen dem Führer einen Apparat zu bilden, ein Instrument, das auf jeden Wink bereitsteht und die Dinge tut, die […] zu tun sind" (Scholtz-Klink, 1939).

Die neue Zeitschrift „Die deutsche Schwester" sollte die Vereinheitlichung der Pflege durch die Förderung ideologischer Einflussnahme auf die Disziplinierung der praktisch tätigen Schwestern und Pfleger vorantreiben. Dazu wurden sogenannte „Verhaltensregeln" veröffentlicht. Bestehende Fachzeitschriften wurden eingestellt (Steppe, 2013, S. 87–89).

6.2.2 Ideologisierung und Propagandamaßnahmen

Nach der Zielsetzung der Nationalsozialistischen Volkswohlfahrt (NSV) wurde die Wohlfahrtspflege nicht mehr bestimmt durch das Wohl des*der Einzelnen, sondern durch das Wohl der Gemeinschaft. Das Unterstützungsangebot orientierte sich an der „Würdigkeit der Unterstützten" gemäß ihrer Leistung für die Gesellschaft (Klee, 2001, S. 49; Steppe, 2013, S. 67).

Der Schwesterndienst an der Volksgemeinschaft wurde im Nationalsozialismus stark ideologisiert. Er sollte nicht mehr der mitfühlenden Betreuung schwacher Menschen dienen, sondern der Erhaltung und Wiederherstellung des „deutschen Erbgutes" sowie der Erhaltung und Steigerung der Arbeitskraft. Kriegs- und Arbeitsinvalide waren die einzigen Ausnahmen von diesem Anspruch auf Pflege (Steppe, 2013, S. 101 f.).

Die **ideologische Indoktrinierung** der nationalsozialistischen Schwester konnte nicht nur ungehindert stattfinden, sondern wurde auch bereitwillig angenommen, da bereits Vorbildung und Sozialisation der Schwestern auf unterwürfiges Gehorchen ausgerichtet waren. Diese fachlich gut ausgebildeten Krankenpflegerinnen waren nach wie vor der Medizin streng untergeordnet und besaßen keinen eigenständigen Tätigkeitsbereich. Uneinlösbare berufsethische Ideale wie Aufopferung, Hingabe, Gehorsam und strikte Pflichterfüllung führten zu einer Entfremdung der eigenen Person, da sie die Verleugnung eigener Werte und Bedürfnisse erforderten.

Um die Verinnerlichung nationalsozialistischer Werte zu sichern, wurden in den Unterrichtsfächern einschlägige Inhalte (Erb- und Rassenpflege, Mendel'sche Gesetze usw.) und ein „Selektionsmodell" vermittelt. Demnach galten Menschen, die keine „Leistung" für den nationalsozialistischen Staat erbringen konnten, als asozial und konnten einer „Sonderbehandlung" (Synonym für Tötung) zugeführt werden (Weisbrod-Frey, 2013, S. 106 f.).

Für die bereits im Beruf tätigen Krankenschwestern wurden neben den einschlägigen Publikationen in Pflegezeitschriften auch **ideologische Aufschulungskurse** mit rassistischen Inhalten abgehalten, die für NS-Schwestern ebenso wie für konfessionelle Schwestern galten. Darüber hinaus wurde als Höhepunkt der Schulung eine Vereidigung mit lobenden Worten zur hohen Bedeutung der Schwestern für den Staat gesprochen (Gaida, 2008, S. 32 f.).

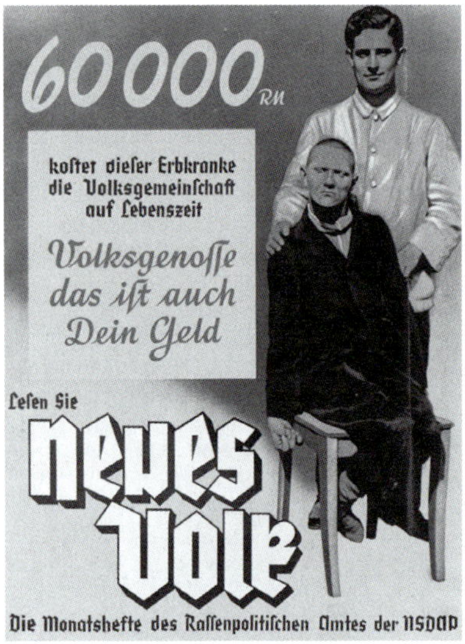
60000 RM
kostet dieser Erbkranke die Volksgemeinschaft auf Lebenszeit
Volksgenosse das ist auch Dein Geld
Lesen Sie
neues Volk
Die Monatshefte des Rassenpolitischen Amtes der NSDAP

Abb. 12: **Propaganda-Plakat des Rassepolitischen Amts der NSDAP gegen Behinderte**

In Deutschland wurde 1936 mit einem auf die Kriegsvorbereitung ausgerichteten Vierjahresplan begonnen, um die **Zahl der Krankenschwestern** zu erhöhen. Aufgrund eines geschätzten Mangels an über 70 000 Krankenschwestern und dem zu erwartenden Bedarf an der Front wurde das geringe gesellschaftliche Ansehen des Pflegeberufes bewusst enorm aufgewertet, „ideologisch überhöht und politisch instrumentalisiert" (Gaida, 2008, S. 12). Schwester zu sein, wurde regelrecht heroisiert. **Propagandamaßnahmen** sollten die Wertschätzung der Krankenschwestern durch das nationalsozialistische Regime sichtbar machen, indem sie sich am nationalsozialistischen Rollenbild der Frau orientierten. Demnach war die spezifische, die „weiblichste" Aufgabe der Frau die Mutterschaft, in ihren Händen lag die Verantwortung zur Reinhaltung der Rasse. Die deutsche Mutter stand im Mittelpunkt einer Bevölkerungspolitik, die auf Auslese und „Aufnordung" (Arisierung, Erhöhung des nordischen Anteils im Erbgut) ausgerichtet war.

In der Krankenpflege sollte die deutsche Frau ihrer „Mutterrolle" Ausdruck verleihen und zahlreiche junge Frauen ansprechen. So war beispielsweise auf einem Werbeplakat für die Krankenpflege zu lesen: „Neben der Aufgabe als Mutter hat die Frau keine schönere und weiblichere Betätigung als im Beruf der Schwester" (Steppe, 2013, S. 77).

Die **ideologische Aufwertung der Krankenpflege** war **bewusst gesteuert**, weil sie unverzichtbar war für die nationalsozialistische Politik. Als Zeichen der Aufwertung wurden auch hohe Positionen in den Schwesternorganisationen mit Schwestern besetzt. Dies war ein Novum, das den Eindruck von Eigenständigkeit vermitteln sollte. Tatsächlich blieb die Krankenpflege dem Staat und der Medizin in allen fachlichen Belangen strikt unterstellt. Viele Schwestern begrüßten die Neuorganisation der Pflege. Sie sahen darin eine positive und zukunftsweisende Entwicklung, sodass allein in Wien und Umgebung über 5000 junge Frauen als Bewerberinnen nach den schweren Zeiten der Arbeitslosigkeit darin eine vielversprechende Chance sahen (Fürstler & Malina, 2004, S. 87).

Das Bild der Krankenschwester wandelte sich von der in christlicher Nächstenliebe agierenden Krankenschwester hin zur pflichtgetreuen, opferbereiten und mütterlichen Heldin. Der neue Schwesterntyp war konfessionslos, und die dem nationalsozialistischen Zeitgeist folgende Krankenschwester verdrängte zunehmend die Schwestern kirchlicher Organisationen. Die Unparteilichkeit konfessionell gebundener Schwestern machte die **Ordensschwester** zum **negativen Gegenbild der NS-Schwester**, indem ihr Gleichgültigkeit gegenüber dem Staat unterstellt wurde (Gaida, 2008, S. 24).

6.2.3 Krankenpflegeausbildung im Nationalsozialismus

Der „Anschluss" Österreichs an Deutschland 1938 führte in der Pflegeausbildung und der Berufsausübung zu gravierenden Veränderungen. Auf den ersten Blick schien die Umstrukturierung für den Pflegeberuf eine starke Verbesserung zu bringen. Die Umstellung verlief ohne Schwierigkeiten, denn die strenge hierarchische Struktur war den Pflegerinnen vertraut.

Mit dem „Gesetz zur Ordnung der Krankenpflege" und den drei ergänzenden Verordnungen erfolgte auch eine einheitliche Neuregelung der Krankenpflegeausbildung, allerdings nicht in die zukunftsweisende Richtung der Akademisierung. Mit dem im September 1938 erlassenen und im Dezember 1938 auch in Österreich übernommenen Gesetz wurde die Verantwortung des Staates für die **Erhaltung und Förderung der Volksgesundheit** als Deckmantel zur Durchsetzung nationalsozialistischer Ziele begründet.

In Deutschland wurde damit die preußische Ausbildungsverordnung von 1921 und in Österreich die „Verordnung des Ministers des Inneren, die berufsmäßige Krankenpflege betreffend von 1914" außer Kraft gesetzt.

Die einheitlichen Krankenpflegeschulen standen nun unter staatlicher Überwachung und Kontrolle der Nationalsozialist*innen. Auch Krankenhäuser konfessioneller Schwesternschaften waren verpflichtet, NS-Schülerinnen auszubilden (Walter, 1991, S. 67). Die Leitung von Krankenpflegeschulen wurde weiterhin ausschließlich Ärzt*innen übertragen, die nach nationalsozialistischen Vorstellungen zuverlässig waren und deutsches oder „artverwandtes" Blut nachwiesen (Weisbrod-Frey, 2013, S. 96–98).

Durch strenge Aufnahmekriterien für die Krankenpflegeausbildung sollte der Beruf mehr Ansehen in der Gesellschaft erlangen und attraktiver werden. Nur die Besten sollten den Titel „deutsche Schwester" tragen dürfen. Es wurden ein **Ariernachweis** (Nachweis deutschen oder „artverwandten" Blutes), **politische Zuverlässigkeit** (Bescheinigung von der Parteidienststelle der NSDAP), **guter Leumund** sowie der Nachweis einjähriger hauswirtschaftlicher Tätigkeit in einer Familie, Anstalt oder Schule eingefordert. Zudem wurden abgeschlossene Volksschulbildung, die Vollendung des 18. Lebensjahres und gesundheitliche Eignung durch ein ärztliches Attest vorausgesetzt (Weißbrod-Frey, 2013, S. 95 f.). Jüdischen Bewerberinnen und politisch Linken blieb der Zugang zur Ausbildung verwehrt. Das Hauswirtschaftspraktikum galt als erforderlich, damit Pflegerinnen die erkrankte oder durch Pflege überlastete Hausfrau beraten und unterstützen konnten. Zudem diente es zur Vorbereitung auf die Mutterrolle nach nationalsozialistischem Vorbild (Weißbrod-Frey, 2013, S. 95 f.; Wolff & Wolff, 2008, S. 230).

Wie bisher galten Ärzt*innen als Vorgesetzte der Pflegerinnen, wie dies im „Hand- und Lehrbuch der Krankenpflege" auch in den Auflagen dieser Zeit hervorgehoben wurde: „Die Krankenschwestern sind dem Arzt unterstellt." (Weisbrod-Frey, 2013, S. 102)

Unterrichtsfächer wie Berufsehre und Berufskunde, weltanschauliche Schulung und sittliche Grundlagen (dahinter verbarg sich die Erziehung im Sinne des „nationalsozialistischen Volkskörpers" durch Selbstüberwindung und großes „sittliches Pflichtbewusstsein"), Erb- und Rassenpflege waren in der Ausführungsverordnung an oberster Stelle angeführt. Im Fach „Erb- und Rassenpflege" wurde die Übertragbarkeit der Mendel'schen Gesetze auf den Menschen vermittelt und auf die Bedrohung der „deutschen Elite" durch die Vermischung mit Juden, Roma und Sinti sowie Erbkranken nachdrücklich hingewiesen. Der zukünftigen Krankenschwester wurde als dringlicher Auftrag die **Mithilfe zur Reinhaltung der Rasse** suggeriert, um das deutsche Volk vor dem Aussterben zu schützen, das vermittelte Gedankengut war an der Bewahrung der deutschen Kultur und ihrer Leistungsfähigkeit ausgerichtet. Es ging dabei um die Verinnerlichung der nationalsozialistischen Grundsätze der Erb- und Rassenpflege, damit die Schwester ideologisch auf ihre künftig wichtige Rolle vorbereitet und in der Krankenbeobachtung die entsprechende Auslese von „wertem und unwertem Leben" gesichert war.

Für die „Erbpflege" wurde die Bevölkerung in vier Gruppen eingeteilt:

1. die „erblich minderwertige" Bevölkerungsschicht (die negative Auslese);
2. die „tragbare" Bevölkerungsschicht;
3. die Durchschnittsbevölkerung;
4. die „erblich wertvolle" Bevölkerungsschicht (die positive Auslese).
   (Reichsausschuß, Krankenpflegelehrbuch, 1943, S. 15)

Die ideologische Einflussnahme erfolgte über die Lehrmittel. Laut § 8 der Ausführungsverordnung war dem theoretischen Unterricht das **„amtliche Krankenpflegelehrbuch"** zugrunde zu legen, um die Anforderungen an die Krankenpflege als Dienst an der Volksgemeinschaft im nationalsozialistischen Geiste zu sichern (Weißbrod-Frey, 2013, S. 98–106). Das Krankenpflegelehrbuch (1943) lehrte:

> *„Jede Rasse ist für sich etwas Vollkommenes. Die Vermischung mit artfremden Rassen dagegen ergibt uneinheitlichen und unvollkommenen Nachwuchs. Derartige Mischlinge nennt man Bastarde. In den gesetzlichen Bestimmungen unterscheidet man zwischen artfremden Rassen und Rassen, deren Angehörige deutschen oder artverwandten Blutes sind. Zu den Rassen deutschen oder artverwandten Blutes rechnen wir zunächst die nordische Rasse, die körperlich gekennzeichnet ist durch langen, schmalen Schädel, Hochwuchs, blondes Haar und blaue Augen." (Reichsausschuß, Krankenpflegelehrbuch, 1934, S. 5)*

Der Leibeserziehung wurde im Nationalsozialismus ebenfalls hoher Stellenwert eingeräumt. Hitler plädierte in „Mein Kampf" dafür, dass „ein Ausgleich zwischen geistigem Unterricht und körperlicher Ertüchtigung" geschaffen werden müsse (Hitler, 1943, S. 277) und körperliche Ertüchtigung ebenso wichtig sei wie die Aneignung von Wissen. So wurde auch in der Krankenpflegeausbildung großer Wert auf Körperschulung gelegt, denn nicht nur der Geist, auch der Körper sollte in der Ausbildung von den nationalsozialistischen Idealen durchdrungen werden. Selbst die Freizeit der Pflegerinnen war strikt geplant und diente dem Ziel, die Gemeinschaft zu stärken (Zanders, NS-Gauvertrauensschwester; zit. nach Weißbrod-Frey, 2013, S. 99 f.).

In der Praxis schlug sich die Ausbildungsverkürzung zu einem großen Teil in sogenannten „Nachschulungslehrgängen" nieder. Demgemäß erhielten junge Frauen die Berufsberechtigung unter minimalen Voraussetzungen mithilfe von Abend- und Wochenendkursen über wenige Monate bzw. Wochen (Fürstler, 2008, S. 144 f.).

Die **Ausbildungsdauer** wurde von zwei bzw. in Wien von drei auf eineinhalb Jahre verkürzt, um rasch eine ausreichende Zahl ausgebildeter Krankenschwestern zu sichern. Dies erforderte gravierende Kürzungen bei den Lehrinhalten, die Pflege bei Geistes- und Nervenkranken wurde gänzlich gestrichen (Fürstler & Malina, 2004, S. 107). Am Ende der Ausbildung stand der Eid mit der Verpflichtung, Adolf Hitler treu und gehorsam zur Verfügung zu stehen:

> *„Ich schwöre Adolf Hitler, meinem Führer, unverbrüchliche Treue und Gehorsam. Ich verpflichte mich, an jedem Platz, an den ich gestellt werde, meine Berufsaufgaben als nationalsozialistische Schwester treu und gewissenhaft im Dienste der Volksgemeinschaft zu erfüllen, so wahr mir Gott helfe." (Bundesarchiv Koblenz, NS 37/1039)*

Zum Abschluss der Ausbildung erhielten die Absolventinnen einen „Ausweis über die Erlaubnis zur berufsmäßigen Ausübung der Krankenpflege" und mussten sich in die „Zentralkartei des deutschen Schwesterndienstes für Österreich" eintragen lassen.

6.2.4 Aufgaben der Schwester im Nationalsozialismus

Die Krankenpflege hatte den Auftrag, an der Umsetzung gesundheitspolitischer Ziele mitzuarbeiten, d. h. Arbeitsfähigkeit, Wehrfähigkeit und Reproduktionsfähigkeit der Bevölkerung sowie die Einsparung von Gesundheitskosten sicherzustellen. Hierfür wurde ihr **Aufgabenbereich erweitert**. Die nationalsozialistischen Schwestern waren nicht nur in der Krankenhauspflege tätig, sondern arbeiteten auch in Heil- und Pflegeanstalten, Mutter-Kind-Heimen, Lazaretten,

Konzentrationslagern und „Euthanasieanstalten" sowie Arbeitslagern (Einrichtungen für „Asoziale"), vorwiegend aber in der „Volksgesundheitspflege und nachgehenden Fürsorge", entsprechend der nationalsozialistischen Ideologie von „Volksgesundheit".

Juli 1933	Gesetz zur Verhütung von erbkrankem Nachwuchs
September 1935	Ehegesundheitsgesetz
Ab Februar 1939	Kindereuthanasie
Ab August 1939	Meldepflicht für Hebammen und Ärzte über „missgestaltete Kinder"
Ab Oktober 1939	Ermächtigung zum Gnadentod - Erwachsenen-Euthanasie
April 1940	Aktion T4 (Vergasung von über 70 000 Menschen)
August 1941	Offizieller „Euthanasie-Stopp" (Beendigung Aktion T4)
Ab 1941	Menschenversuche in Konzentrationslagern
Ab 1941	„Wilde Euthanasie"

Tab. 1: **Zeittafel bedeutender rassenideologischer Ereignisse im Nationalsozialismus**

6.2.4.1 Volksgesundheitspflege

Die **„Volksgesundheitspflege und nachgehende Fürsorge"** (Gemeindepflege) wurde von der NS-Schwesternschaft aufgebaut und war ihr Haupteinsatzgebiet, weil die Nationalsozialist*innen darin die größte **Einflussmöglichkeit auf die Bevölkerung** verorteten. Die erweiterten Aufgabenbereiche wurden als Aufwertung des Schwesternberufes angesehen. Die NS-Schwestern wurden zu einem bedeutenden Faktor in der nationalsozialistischen Gesundheitspolitik, indem sie in fast allen Gliederungen der Partei vertreten waren (Steppe, 2013, S. 79).

Im Rahmen der Volksgesundheitspflege übernahm die Fürsorge- und Gemeindeschwester eigenständig die Aufgaben der Aufsicht, Beratung und Erziehung zur „Gesunderhaltung" der Bevölkerung. Sie unterstütze die gesunde deutsche Familie, die im Nationalsozialismus einen hohen Stellenwert besaß. Dazu gehörten Ratschläge zur Kindererziehung, zum Haltbarmachen von Lebensmitteln oder zum Sparen sowie Aushilfe mit Kochrezepten.

Am 1. Jänner 1934 trat das **„Gesetz zur Verhütung erbkranken Nachwuchses"** in Kraft. Weitere „Gesetze zur Erhaltung der Volksgesundheit" und der „Reinhaltung der Rasse" folgten. Das Vorgehen wurde durch Propaganda in Presse, Film und Schulen vermittelt. Die Konsequenzen daraus waren neben Zwangssterilisationen das Verbot der Mischehe („Blutschutzgesetz") und die „Vernichtung unwerten Lebens". Die Nationalsozialist*innen argumentierten diese Vorgehensweise mit der Rassenhygiene und mit Einsparungen, die durch den Wegfall der „Ballastexistenzen" zu erzielen seien und die dem Volk – oder besser der Kriegswirtschaft – zugutekämen.

Die Nähe der Schwestern zur Bevölkerung garantierte der nationalsozialistischen Regierung direkten Zugriff auf alle relevanten Informationen zur „Volksgesundheit". Sie nahmen eine Art **Schlüsselstellung bei der Durchsetzung nationalsozialistischer Ziele** ein, etwa bei der „Erb- und Rassenpflege" und der Selektion zwischen „wertem und unwertem Leben" in der allgemeinen Bevölkerung. Sie waren zu enger Zusammenarbeit mit allen Stellen des Gesundheits- und Wohlfahrtswesens sowie allen Dienststellen der Partei verpflichtet und hatten ihren Vorgesetzten Erbkrankheiten, Missbildungen und „Verhaltensabnormitäten“, Arbeitsscheu, Prostitution, schweren Alkoholismus etc. zu melden (Fürstler & Malina, 2004, S. 128). Deshalb wurden für diese Tätigkeiten braune Schwestern eingesetzt, die verlässlich „nicht Kranke, sondern den Nationalsozialismus pflegten“ (Klee, 2001, S. 50).

6.2.4.2 Krankenhauspflege

Die Krankenhauspflege wurde von Schwestern der verschiedensten Verbände ausgeübt und stellte auch das Einsatzgebiet der Pfleger dar, die vorwiegend in der Psychiatrie tätig waren. Als „Hilfsdienste der Ärzteschaft“ führten sie menschenunwürdige Anordnungen durch. Krankenschwestern und -pfleger wirkten mit bei grausamen Menschenversuchen wie der Applikation von Krankheitserregern (z. B. Tuberkelbazillen) oder dem Einflößen von Medikamenten für medizinische Versuche. Sie ließen Patient*innen verhungern und dokumentierten die permanente Gewichtsabnahme und die damit einhergehenden Symptome wie Hungerödeme, bis sie die Opfer schließlich in die Pathologie abtransportierten (Fürstler & Malina, 2004, S. 26).

Schwestern wirkten bei den Zwangssterilisationen insofern mit, als sie die Mädchen und Frauen für die Operation vorbereiteten, dabei instrumentierten und auf den Stationen weiterversorgten (Fürstler & Malina, 2004, S. 25, S. 27).

Mit dem „Gesetz zur Verhütung erbkranken Nachwuchses“, das im Jänner 1934 in Kraft trat (in der „Ostmark“ mit Jänner 1940), wurden in diversen Krankenanstalten **Zwangssterilisationen und Zwangsabtreibungen** durchgeführt (Dahl, 1998, S. 18 f.; RGBL. I, S. 529).

6.2.4.3 Krankenpflegerische Versorgung des Parteiapparates

Für die pflegerische Versorgung des Parteiapparates wurden ausschließlich NS-Schwestern eingesetzt. Die ausnahmslose Einbindung in den Parteiapparat gewährte eine lückenlose Information über bedeutende Vorkommnisse. Zu ihrem Einsatzgebiet zählten u. a. die Lebensbornheime, die Jungendorganisationen wie Hitler-Jugend (HJ) oder Bund Deutscher Mädel (BDM), Waffen-SS (Schutzstaffel), Lazarette, Arbeits- und Konzentrationslager.

Lebensbornheime
Von der SS betriebene Heime für unverheiratete schwangere Frauen und junge Mütter, die von den Nationalsozialist*innen als „arisch“ bezeichnete Kinder erwarteten. Die Heime sollten dazu beitragen, die Geburtenrate der „arischen Rasse“ zu erhöhen und die Kinder gemäß dem Rassenhygieneprogramm zu erziehen.

6.2.4.4 Kriegskrankenpflege

Die Kriegskrankenpflege war **Monopol des Deutschen Roten Kreuzes (DRK)**. Während der Vorbereitungen für den Kriegseinsatz erklärte sich das DRK schnell bereit, fehlendes Personal zur Verfügung zu stellen. Ohne diese Unterstützung wäre die deutsche Wehrmacht nicht in der Lage gewesen, die medizinische Versorgung an der Front sicherzustellen. Das DRK war zwar an die Genfer Konvention gebunden und musste zumindest nach außen neutral sein, Tatsache aber war, dass es genauso wie alle anderen Vereinigungen gleichgeschaltet wurde. Das DRK mobilisierte alle Kräfte und schulte Schwestern und Hilfsschwestern für den Bedarfsfall.

Die Kriegskrankenschwester stellte ein **ideologisches Modell** dar. Genährt durch Propaganda, war sie der Inbegriff der deutschen Frau in ideologischer Übereinstimmung mit dem Staat. Sie stand dem deutschen Soldaten als Kameradin und Helferin zur Seite, gemeinsam dienten sie der Volksgemeinschaft. Sie sollte selbstlos, diszipliniert und jederzeit bereit sein, freudig überall ihre Pflicht zu erfüllen. Mütterlich sollte sich die Krankenschwester um die Verwundeten kümmern, teilnehmen an Freude und Schmerz, geleitetet von der Bereitschaft, zu helfen und zu dienen. Die Schwester sollte auch die Soldaten zu neuer Kampfbereitschaft anspornen. Sie galt als untadelig, und in ihrer Rolle als Schwester war sie sexuell tabu (Panke-Kochinke & Schaidhammer-Placke, 2004, S. 126).

Diese Heroisierung der Schwestern führte dazu, dass viele es kaum erwarten konnten, einberufen zu werden. Die Realität sah dann oft völlig anders aus: In den Lazaretten herrschten vielfach unmenschliche Bedingungen, der Lazarettdienst forderte alles von den Schwestern, Urlaub oder Rückkehr in die Heimat waren aufgrund des Schwesternmangels kaum möglich. Viele ließen ihr Leben oder ihre Gesundheit.

6.2.5 Beteiligung an den Verbrechen gegen die Menschlichkeit

Die Beteiligung an allen Phasen der „Euthanasie" wird von vielen Autor*innen als dunkelstes Kapitel der Pflege beschrieben. In ihrer Mitarbeit bei Euthanasie-Programmen wurden die Pfleger*innen durch den verinnerlichten Gehorsam gegenüber dem Staat und der Medizin zu Kompliz*innen der nationalsozialistischen Rassenpolitik. Einzelne versuchten, Patient*innen zu retten, indem sie die Angehörigen baten, die Pfleglinge aus der Klinik nach Hause zu holen, oder indem sie falsche Angaben zur Arbeitsfähigkeit machten (Langer-Ostravsky, 2001, S. 19 f.).

Der Begriff Euthanasie

(von altgriech. *euthanasía* – guter Tod) wurde von den Nationalsozialist*innen zweckentfremdet verwendet.

Im Wesentlichen sind **zwei Mordphasen** zu unterscheiden: die zentral organisierte Tötung durch Gas in sechs ausgewählten und dafür umgebauten Mordanstalten und die sogenannte „wilde Euthanasie". Im Rahmen der wilden Euthanasie wurden die Tötungen dezentral durch Ärzt*innen in den entsprechenden Fachabteilungen veranlasst. Den Beginn dieser Tötungsmaschinerie stellte die **Kinder-Euthanasie** dar, die durchgehend bis zum Kriegsende umgesetzt wurde.

Unter dem Vorwand der wissenschaftlichen Klärung der angeborenen Missbildungen und der geistigen Unterentwicklung sollten zunächst Kinder erfasst werden, die zu Hause von ihren Eltern betreut wurden. Die beauftragten Gutachter entschieden dann anhand der ausgefüllten Meldebögen über das weitere Vorgehen. Ein „positives" Gutachten bedeutete, dass das Kind in einer dafür eingerichteten „Kinderfachabteilung" zu „behandeln", d. h. zu töten war. Damit die Ermordung der Kinder möglichst unauffällig vor sich ging, erhielten sie u. a. sedierende Medikamente und wurden durch Nahrungsentzug massiv geschwächt, sodass sie an Infektionen erkrankten (z. B. Lungenentzündung) und bald darauf verstarben. Dieser Aktion fielen mindestens 5000 Kinder zum Opfer (Dahl, 1998, S. 26–32).

Wie viele Kinder tatsächlich getötet wurden, lässt sich nur vermuten, da viele Beweise zu Kriegsende und auch noch danach vernichtet wurden (Dahl, 1998, S. 10, 109).

Aus der Anstalt „Am Spiegelgrund" in Wien ist bekannt, dass die damals eingewiesenen Kinder auch für Versuchszwecke instrumentalisiert wurden, indem beispielsweise Impfstoffe wie die Tuberkulose-Schutzimpfung an den zuvor mit Tuberkelbazillen absichtlich infizierten Kindern getestet wurden. Diese Versuche hatten schwere gesundheitliche Folgen und nahmen bei einigen einen letalen Ausgang (Dahl, 1998, S. 109).

Kurz nach Beginn der Kinder-Euthanasie wurden auch Jugendliche erfasst, und bald darauf begann die **Erwachsenen-Euthanasie** an Menschen mit geistiger und körperlicher Behinderung. Diese lief in zwei Mordphasen ab:

Die Einweisung in eine Kinderfachabteilung betraf nicht nur behinderte Kinder, sondern war ebenso für „nicht angepasste" Kinder und Jugendliche vorgesehen.

6.2.5.1 Die erste Mordphase – „Aktion T4"

Hitler beauftragte 1939 einen Reichsleiter und einen Arzt mit der Durchführung der „**Aktion T4**", benannt nach dem Sitz der Organisation in der Tiergartenstraße 4 in Berlin. Die Aktion T4 bezeichnet die erste Phase der Euthanasie und dauerte bis 1941. Sie machte Heil- und Pflegeanstalten zu Mordstätten.

„Ich klage an", ein eigener Propagandafilm, sollte die Menschen von Bedeutung und Notwendigkeit der Euthanasie überzeugen und den Tod schwerkranker Menschen als wünschenswert erscheinen lassen.

NS-Ärzt*innen erhielten 1939 von Hitler die Befugnis, nach menschlichem Ermessen „unheilbar Kranken" bei kritischer Beurteilung ihres Krankheitszustandes unter absoluter Geheimhaltung den **„Gnadentod"** zu gewähren. Zudem sollte der volkswirtschaftliche Nutzen in Orientierung an der Schrift des deutschen Psychiaters Alfred Hoche und des Juristen Binding „Freigabe der Vernichtung lebensunwerten Lebens" von 1920 dargestellt werden:

> *„Wenn wir die Zahl der in Deutschland zurzeit gleichzeitig vorhandenen, in Anstaltspflege befindlichen Idioten zusammenrechnen, so kommen wir schätzungsweise etwa auf eine Gesamtzahl von 20–30 000. Nehmen wir für den Einzelfall eine durchschnittliche Lebensdauer von fünfzig Jahren, so ist leicht zu ermessen, welches ungeheure Kapital in Form von Nahrungsmitteln, Kleidung und Heizung dem Nationalvermögen für einen unproduktiven Zweck entzogen wird. [...] es ist eine peinliche Vorstellung, daß ganze Generationen von Pflegern neben diesen leeren Menschenhülsen dahinaltern [...]." (Binding & Hoche, 1920 Abs. 54f.)*

Die Opfer kamen entweder mit der Bahn oder mit Bussen von anderen Anstalten (u. a. aus Wien vom „Spiegelgrund"), einige wurden zur Tarnung für kurze Zeit in der Zwischenstation Landesheil- und Pflegeanstalt Linz-Niedernhart untergebracht (Kepplinger, 2019, S. 20).

Es ging also nicht mehr um den kranken Menschen als Individuum, sondern um eine Kostenreduktion durch die vom NS-Regime gesetzte Definition von „lebensunwertem Leben" und dessen Vernichtung. Im Rahmen der Aktion T4 wurden Menschen mit psychischen oder physischen Behinderungen (z. B. Schizophrenie, Epilepsie, senile Erkrankungen, Lues, „Schwachsinn", Enzephalitis und anderen neurologischen Endzuständen) aufgrund der Schwere der Behinderung, der Dauer des Aufenthalts in der Anstalt oder der Staatsangehörigkeit ausgewählt. Sie wurden in Tötungsanstalten (z. B. Schloss Hartheim) deportiert und dort in Gaskammern ermordet (Dahl, 1998, S. 22 f.; Fürstler, 2008, S. 149 f.).

Die „Landesanstalt" Schloss Hartheim (in Alkoven bei Linz) wurde 1940 in eine Tötungsanstalt mit Gaskammer und Krematoriumofen umgebaut (Kepplinger, 2019, S. 17).

Das ärztliche Personal kam zum Teil auf Anordnung der Zentraldienststelle aus Berlin und aus anderen Tötungsanstalten. Das Pflegepersonal und die übrigen Angestellten wie Bürokräfte, Handwerker, Busfahrer, Fotografen und Brenner wurden aus Österreich rekrutiert (Kepplinger, 2019, S. 19).

Die angestellten Pfleger waren als „Brenner" tätig, wie es in der Landesanstalt Hartheim der Fall war (Fürstler & Malina, 2004, S. 231).

Die **Aufgaben des Pflegepersonals** bestanden in der Vorbereitung zum Abtransport, dem Richten und Auflisten der persönlichen Gegenstände, der Hilfe beim An- und Auskleiden der Patient*innen, der Begleitung bei Deportationen und bei Bedarf in der Ruhigstellung durch Medikamente oder Fixierung, der Unterstützung bei der Vorführung vor dem Arzt in den Tötungsanstalten, der Kennzeichnung der Patient*innen mittels Pflaster oder direkt auf der Haut (z. B. für die Entnahme der Goldzähne oder des Gehirns für Forschungszwecke nach dem Tod), der Begleitung bis zur Gaskammer und Entgegennahme der persönlichen bzw. anstaltseigenen Gegenstände der Patient*innen, bevor der Arzt den Gashahn aufdrehte und die Patient*innen ermordet wurden (Kepplinger, 2019, S. 21; Steppe, 2013, S. 158).

Die Dienstanweisungen zum Massenmord trugen die meisten Angestellten ohne Aufbegehren mit; sie wurden in gewisser Weise zur „Routine", von der niemand unberührt blieb in dem Sinne, dass die engen Räumlichkeiten sowie die Anordnungen selbst das Ausweichen und Wegschauen geradezu unmöglich machten.

Das Paradoxe an Schloss Hartheim war die **Verwobenheit des Massenmordes mit dem Alltagsleben des Personals** (Pfleger*innen, Brenner, Küchenangestellte, Büroangestellte u.a.), das großteils im selben Gebäude in den oberen Stockwerken wohnte. Ablenkung fand das Personal an den Wochenenden durch die gemeinsamen Ausflüge, wie beispielsweise ins Kino nach Linz mit einem der Transport-Omnibusse, die während der Woche die Tötungsopfer in die Anstalt brachten. Damit die vorgetäuschte Normalität nicht brüchig wurde, erhielten vor allem die Brenner eine tägliche Sonderration Schnaps (Kepplinger, 2019, S. 26). Sie waren in ihren zwölfstündigen Schichtdiensten u.a. damit beauftragt, die getöteten, ineinander verkeilten Opfer aus den Gaskammern herauszuschaffen, deren Goldzähne herauszubrechen und die mit Exkrementen verunreinigten Gaskammern zu reinigen. Speziell gekennzeichnete Leichen mussten sie in die Prosektur zur Organ- bzw. Präparatentnahme transportieren. Nach der Verbrennung der Leichen befüllten sie für die Angehörigen die Urnen mit Asche aus der gesamten Aschenmenge und verteilten die überschüssige Asche im ehemaligen Schlossgarten oder warfen sie in die Donau. Die Urnen und Habseligkeiten der Opfer wurden den Angehörigen mit einer Nachricht über den plötzlichen Tod und einer fiktiven Sterbediagnose zugeschickt (Kepplinger, 2019, S. 20–23).

Auch Liebesbeziehungen entstanden und führten in mehreren Fällen zu Hochzeiten, die wiederum Anlass gaben, vor Ort berauschende Feste zu feiern.

6.2.5.2 Zweite Mordphase – „wilde Euthanasie“

Die Ankunft zahlreicher Omnibusse mit Menschen an den „Mordanstalten“ führte zu Misstrauen und löste Proteste in der Bevölkerung aus. Im August 1941 reagierte Hitler auf eine Predigt und eine Flugzettelaktion des Münsteraner Bischofs Clemens August Graf von Galen, in der dieser die Tötungen offen anprangerte, und beendete offiziell die „Aktion T4“. Tatsächlich gingen die **Tötungen dezentral** direkt in den Anstalten weiter, die Auswahl trafen nun die ärztlichen Leiter der jeweiligen Anstalten selbst. Die benötigten Tötungsmedikamente wurden weiterhin über die T4-Zentrale in Berlin bereitgestellt. Diese Phase der Euthanasie diente zum einen der Räumung der Anstalten, um Platz für Verwundete zu schaffen, zum anderen der Beseitigung „lebensunwerten Lebens“ (Langer-Ostrawsky, 2001, S. 20).

Zu diesen Anstalten zählten u.a. die psychiatrische Landesheilanstalt Messeritz-Obrawalde, die „Wiener städtische Nervenklinik für Kinder am Spiegelgrund“ und die „Heil- und Siechenanstalt Klagenfurt“.

Pflegende waren an diesen Verbrechen in unterschiedlichem Ausmaß beteiligt. Sie kamen vorwiegend aus dem kleinbürgerlichen Milieu, wiesen wenig Schulbildung auf und waren vor der Pflegeausbildung hauswirtschaftlich oder handwerklich tätig gewesen. Eine Mitgliedschaft bei der NSDAP lag nicht in allen Fällen vor. Für viele waren die Pflegeposten „krisensichere“ Arbeitsstellen (Steppe, 2013, S. 155–157; Fürstler & Malina, 2004, S. 206). Die Anordnung zur Tötung wurde meist während der Visite getroffen, zum Teil entschieden die Schwestern mit, indem sie beauftragt waren, „lästige“ Patient*innen zu melden. Entsprechend den ärztlichen Anweisungen wurden die zur Tötung vorgesehenen Patient*innen vom Pflegepersonal in eigens dafür vorgesehene Zimmer gebracht. Dort erhielten sie die vorbereiteten Medikamente, und immer häufiger wurden auch Nahrungsentzug und die Verabreichung von Luftinjektionen zur Ermordung herangezogen. Diese Tätigkeiten wurden vom Pflegepersonal selbständig durchgeführt. Es gehörte auch zu dessen Aufgaben, die Sterbenden weiter zu betreuen und nach deren Ableben den Abtransport der Leichen zu organisieren (Steppe, 2013, S. 161–166).

Das Pflegepersonal war also direkt an den Tötungen beteiligt und somit willfähriges Werkzeug der NS-Vernichtungsmaschinerie. In den späteren Prozessen zeigte sich, dass die Pflegenden überzeugt waren, aus „humanitären“ Gründen gehandelt zu haben und pflichtbewusst „ihren Aufgaben“ nachgekommen zu sein, indem sie die Ermordeten bis zum Schluss versorgten und den Anordnungen der Ärzt*innen ohne Widerspruch Folge leisteten. Einige Schwestern sahen es als ihre „schwesterliche Pflicht" an, die Kranken auf ihrem letzten Weg gut zu versorgen, andere taten gefühllos ihren Dienst.

Vor dem Hintergrund von Platz- und Kosteneinsparungen wurden Ärzt*innen und Pflegepersonal auf diese Weise frei für die Tätigkeit in Militärlazaretten, die in den „freigemachten" Anstalten eingerichtet wurden (z. B. Mauer-Öhling, Gugging) (Langer-Ostravsky, 2001, S. 19 f.).

6.2.6 Die NS-(Euthanasie-)Prozesse der Verbrechen

Die Ermittlungsarbeit von Polizei und Staatsanwaltschaften im Zuge der Gerichtsverfahren nach 1945 bezeugt die Beteiligung der Pflege an Medizinverbrechen. Die folgenden Ausschnitte aus dem Obrawalde-Prozess und den Prozessen der Verbrechen am Spiegelgrund sollen verdeutlichen, wozu pflichtbewusste und aufopferungsbereite Pflegepersonen fähig waren, ohne sich dabei bis zuletzt schuldig zu fühlen. Weitere Prozesse rund um Verbrechen gegen die Menschlichkeit, an denen Pflegepersonen beteiligt waren, können in diesem Rahmen nicht einbezogen werden.

6.2.6.1 Meseritz-Obrawalde (Deutschland)

Die Heil- und Pflegeanstalt Obrawalde in Pommern (heute Polen) wurde im Nationalsozialismus als Tötungsanstalt genutzt. Im Prozess gegen die Täterinnen beschrieb Pflegerin Anna G. das Vorgehen bei den Tötungen ausführlich. Sie beteuerte, stets ihren Dienstpflichten und Anordnungen nachgekommen zu sein:

> *„Ich habe es nicht ein einziges Mal erlebt, dass ein Patient eine solche große Menge aufgelösten Medikaments freiwillig zu sich genommen hat. Bei dem Eingeben des aufgelösten Mittels ging ich mit großem Mitgefühl vor. Ich hatte den Patientinnen vorher erzählt, daß sie nur eine kleine Kur mitzumachen hätten. Selbstverständlich habe ich dieses Märchen nur solchen Patientinnen sagen können, die noch genügend klaren Verstand besaßen, um es begreifen zu können. Beim Eingeben nahm ich sie liebevoll in den Arm und streichelte sie dabei" (zit. nach Steppe, 2013, S. 166).*

Ähnlich drückt Pflegeperson M. T. ihre pflichtbewusste Tätigkeit aus:

> *„Durch die langjährige Tätigkeit als Pflegerin, praktisch von meiner Jugend auf, war ich zu unbedingtem Gehorsam erzogen, und Disziplin und Gehorsam waren oberstes Gebot in Pflegerinnenkreisen. Wir alle und so auch ich fassten die Anordnungen der Ärzte, der Oberpflegerinnen und der Stationspflegerinnen als unbedingt zu befolgende Befehle auf und machten uns oder konnten uns auch keine eigene Ansicht über die Rechtmäßigkeit dieser Anordnungen machen." (zit. nach Steppe, 2013, S. 170 f.).*

In diesen Aussagen wird die anerzogene Haltung zu bedingungslosem Gehorsam gegenüber Autoritäten und die unreflektierte Ausübung von Anordnungen deutlich. Ähnlich beschreibt die Situation der nachstehende Fall Anna Katschenka am Spiegelgrund in Wien.

6.2.6.2 Am Spiegelgrund (Wien)

Die Einrichtung „Am Spiegelgrund" wurde 1907 als **„Heil- und Pflegeanstalt der Stadt Wien Am Steinhof"** für Geistes- und Nervenkranke eröffnet. Während des Nationalsozialismus kam es zu mehrmaligen Umbenennungen, um nationalsozialistische Sterilisations- und Vernichtungsdelikte zu verschleiern.

Unter dem Deckmantel der Wissenschaft wurden Am Spiegelgrund 789 Kinder und Jugendliche ermordet und Teile ihrer inneren Organe, darunter 421 Gehirne, für Forschungszwecke entnommen. Die Präparate dienten auch nach dem Krieg der medizinischen Forschung unter dem Arzt Heinrich Gross.

Die Gehirne wurden fast 60 Jahre lang in einem Keller der Anstalt gelagert, bis sie 2002 am Wiener Zentralfriedhof beigesetzt wurden.

In Österreich wurden nur wenige Ärzt*innen und Pfleger*innen gerichtlich verurteilt. Viele Schuldige konnten nicht mehr vor Gericht gestellt werden, weil sie untergetaucht waren oder Selbstmord begangen hatten. Die wissenschaftliche Auseinandersetzung mit der Rolle des Pflegepersonals bei den Verbrechen der NS-Euthanasie begann erst etwa 50 Jahre nach diesen Verbrechen.

Am 9. April 1946 wurde die diplomierte Krankenschwester Anna Katschenka aus der „Wiener Städtischen Nervenklinik für Kinder Am Spiegelgrund" zu einer Zuchthausstrafe verurteilt (Fürstler & Malina, 2004, S. 153, S. 316–319). Nachstehend soll dieser Prozess exemplarisch näher beleuchtet werden.

6.2.6.3 Der Fall Anna Katschenka

Anna Katschenka war eine in die Morde verstrickte Krankenschwester „Am Spiegelgrund", die ermittelt und verurteilt werden konnte. Einige verdächtige Krankenpfleger*innen waren untergetaucht oder rechtfertigten ihr Handeln mit der ärztlichen Autorität, der sie strengstens unterstellt waren. In den Volksgerichtsprozessen nahmen die beschuldigten Ärzte und Katschenka selbst Stellung.

Die Pflegerin Anna Katschenka wurde am 16. Juli 1946 zunächst als Zeugin einvernommen und wegen widersprüchlicher Zeugenaussagen noch im Gerichtssaal verhaftet. Die falschen Aussagen, von den „Todesbeschleunigungen" nichts gewusst sowie derartige Kranke während ihrer Praxis nie gesehen zu haben etc., gestand sie in späteren Vernehmungen ein.

Die Gerichtsverhandlungen

Die Angeklagte Anna Katschenka war seinerzeit wegen Depressionen bei Dr. Jeklius in Behandlung gewesen. Durch die erfolgreiche Behandlung hatte sie Vertrauen zu ihm gewonnen und sich 1941 als Schwester an der Kinderanstalt anstellen lassen, wo sie bis 1945 als Stationsschwester und stellvertretende Oberschwester in einer stark hierarchischen Struktur tätig war.

> *„Einige Tage nach meiner Anstellung am Steinhof ließ mich Dr. Jekelius in seine Ordination rufen, erinnerte mich an meinen Diensteid und an meine Pflicht, das Dienstgeheimnis stets zu wahren und erklärte mir, daß ich niemals über die Vorfälle in der Anstalt sprechen und auch keine unnötigen Fragen stellen dürfte. Er meinte, ich habe nun gesehen, welche armseligen Kinder in der Anstalt seien, denen man absolut nicht mehr helfen könne, und ich habe beobachtet, wie er diese Fälle bearbeitet […]. Dr. Jekelius erklärte mir damals weiter, dass Kinder, denen absolut nicht mehr zu helfen sei, ein Schlafmittel bekommen, damit sie schmerzlos ‚einschlafen'. Später solle ein diesbezügliches Gesetz geschaffen werden, für das man aber vorher Unterlagen sammeln müsse, um das Gesetz der Allgemeinheit mundgerecht zu machen." (Vernehmung der Beschuldigten Katschenka am 24.7.1946; zit. nach Dahl, 1998, S. 39)*

Unter Anordnung der Institutsärzte wirkte Anna Katschenka bei den schweren Verbrechen gegen die Menschlichkeit mit. Dabei war absolute Verschwiegenheit gefordert, um einer Verbreitung der Vorgänge in der Öffentlichkeit vorzubeugen und Protestreaktionen keinen Anlass zu bieten.

Zu den Aufgaben der Pflege äußerte Katschenka:

> *„Wir hatten den Auftrag, die bei uns befindlichen kranken Kinder mit eigenen Meldeformularen an den Reichsausschuss zur wissenschaftlichen Erfassung von erb- und anlagebedingten schweren Leiden nach Berlin zu melden, und es kamen dann von dort die Weisungen, welche Kinder ‚zu behandeln' und welche weiter zu beobachten seien. Vor einer derartigen Meldung hatten wir über jedes einzelne Kind lange Besprechungen. Die Meldung erstattete schließlich der Anstaltsleiter. Kam die Weisung, daß das Kind zu behandeln ist, so hieß das, daß wir es töten sollten." (Vernehmung der Beschuldigten Katschenka am 24.7.1946; zit. nach Dahl, 1998, S.40)*

Die Tötungen fanden vorwiegend in der Anstalt statt, nur wenige Kinder wurden außerhalb von Ärzt*innen oder Hebammen gemeldet und getötet. Kinder mit bestimmten Erkrankungen und Missbildungen (wie „Idiotie", Mongolismus, Little'sche Lähmung, schwere körperliche und Gehirnmissbildungen, besonders in Verbindung von Blindheit und Taubheit) wurden nach Berlin an den Reichsausschuss zur wissenschaftlichen Erfassung von erb- und anlagebedingten schweren Leiden gemeldet. Nach Einlangen einer schriftlichen Ermächtigung bezüglich der Fälle, die „behandelt" werden sollten, gaben die Ärzt*innen die Anweisung zum Töten an das Pflegepersonal weiter.

> *„Die Schwestern, welche dann die eigentliche Durchführung übernahmen, indem sie die Schlafmittel ins Essen beimengten, hatten zu dem Medikamentenschrank Zutritt. Sie wurden von Dr. Illing oder mir verständigt, daß der Bescheid über das Kind X, Y eingelangt sei, und die Schwester wußte dann, was sie zu tun hat." (Vernehmung der Beschuldigten Dr. Türk am 12.3.1946; zit. nach Dahl, 1998, S.42)*

Vermutlich waren keine detaillierten Anweisungen nötig, da die zuständigen Pfleger*innen ohnehin wussten, was zu tun war. Dr. Jekelius erklärte vor Gericht die genaue Vorgehensweise bei den zu tötenden Kindern wie folgt:

> *„Die Art der Todesbeschleunigung erfolgte zunächst durch Luminal, das eingenommen wurde. Das waren an sich keine tödlichen Dosen, da man den Eltern dieser Kinder Gelegenheit bieten wollte, ihre Kinder noch lebend zu sehen und andererseits auch nach außen hin die Sache getarnt wurde, es sollte von diesen Todesbeschleunigungen niemand wissen. Es sollte ein allmählich schlechter werdender Krankheitsverlauf, der zum Tode führte, eintreten. Dann wurden auch noch Injektionen gegeben. Der größte Teil der Kinder wäre auch ohne Todesbeschleunigung zumindest in den nächsten Monaten gestorben." (Vernehmung des Beschuldigten Dr. Illing am 22.10.1945; zit. nach Dahl, 1998, S.41)*

Es ist anzunehmen, dass die Tötung mittels kleiner Barbituratdosen für die Kinder ein qualvolleres Sterben, ein tagelanges Dahinsiechen bedeutete. Tatsächlich starben die Kinder dann meist an Infektionskrankheiten wie Lungen- oder Darmentzündung. Dadurch konnten die Verbrechen verschleiert werden. Es stellt sich jedoch die Frage, welche Persönlichkeit jene Menschen hatten, die hinter derart qualvollen Tötungsmethoden standen.

Zur Person Anna Katschenkas

Politisch war Katschenka zunächst sozialdemokratisch organisiert. Nach dem Anschluss 1938 war sie politisch inaktiv, der NSDAP ist sie niemals beigetreten. Nach dem Krieg 1945 war sie Mitglied der SPÖ. Ihre berufliche Tätigkeit begann im Jahre 1923 als Kinderpflegerin bei der Gemeinde Wien. 1924 trat sie die dreijährige Krankenpflegeausbildung in Lainz an und arbeitete anschließend in Wiener Gemeindespitälern, bis sie 1941 in der „Wiener Städtischen Jugendfürsorgeanstalt Am Steinhof" und ab 1942 als Stationsschwester in der „Städtischen Nervenklinik für Kinder Am Spiegelgrund" ihren Dienst antrat. Sie war dort bis zur Auflösung der Klinik 1945 – zuletzt als stellvertretende Oberschwester – angestellt.

Anna Katschenka wurde am 3. April 1905 als Tochter eines Buchdruckers und Schriftsetzers und seiner Frau geboren. 1929 heiratete sie und wurde ein Jahr später wegen großer Charakterunterschiede wieder geschieden.

Wie einem Gutachten von der ehemaligen Lehrerin und Oberin der Krankenpflegeschule Wien-Lainz, Theodora Kurer-Weiss, zu entnehmen ist, zählte Anna Katschenka zu den besten Schülerinnen. Besonders ihre starken Charaktereigenschaften überragten die Mehrzahl ihrer Kolleginnen (Fürstler & Malina, 2004, S. 310). Weiter bekräftigte Kurer-Weiss: „Als Pflegerin erwies sie sich als gewissenhaft, mitfühlend und verlässlich. Ihre hervorragendste Eigenschaft aber war ihr Sinn für Disciplin [sic!] und ein absoluter Gehorsam." (Gutachten von Theodora Kurer-Weiss vom 23.9.1946; zit. nach Fürstler & Malina, 2004, S. 310)

Die Anklage und das Urteil

Pflegerin Anna Katschenka wurde angeklagt, in der Zeit der nationalsozialistischen Gewaltherrschaft 1942–1945 des Verbrechens des Meuchelmordes nach §§ 134, 135 Zl. 1 Strafgesetz und der Verbrechen der Quälerei und Misshandlungen nach § 3 Kriegsverbrechen 1947 schuldig zu sein. Es wurde ihr u. a. vorgeworfen, die Mitarbeit nicht verweigert zu haben und sich der Rechtswidrigkeit ihrer Handlungsweise bewusst gewesen zu sein. Am 9. April 1948 wurde Krankenschwester Anna Katschenka vom Volksgericht Wien verurteilt, an der Wiener Städtischen Nervenklinik für Kinder am Spiegelgrund „mindestens 24 Pflegebefohlene durch Verabreichung von Giften wie Luminal, Veronal und Opium vorsätzlich getötet zu haben, ohne Mörderin zu sein" (Anklageschrift der Staatsanwaltschaft Wien gegen Anna Katschenka vom 17.2.1948; zit. nach Fürstler & Malina, 2004, S. 316). Die Schwester mengte ausgewählten Patient*innen sukzessive Gift unter die Speisen oder verabreichte es in Form von Tabletten. Wenn der Tod nicht eintrat, griff sie zu tödlichen Injektionen. Damit hatte sie einem rechtswidrigen Befehl gehorcht. Am Ende zeigte Katschenka Reue gegenüber ihren verbrecherischen Taten.

Die Rechtfertigung der Angeklagten, dass sie nur Leiden hatte lindern wollen, hielt das Gericht aufgrund des psychiatrischen Gutachtens für nachvollziehbar:

> *„Es fehlt auch bei der politischen Einstellung der Angeklagten das Moment der politischen Gehäßigkeit, wenngleich nicht verschwiegen werden soll, daß die Angeklagte durch ihr aus Menschlichkeit diktiertes Verhalten den nationalsozialistischen Machthabern in die Hände gearbeitet hat, denn sie half damit, ‚unwertes Leben' aus der Welt zu schaffen." (Urteil des Landesgerichtes für Strafsachen Wien als Volksgericht gegen Anna Katschenka vom 9.4.1948; zit. nach Fürstler & Malina, 2004, S. 317)*

Diese Umstände führten zu einem milderen Urteil. Anna Katschenka wurde letztendlich am 9. April 1948 wegen Totschlags nach § 212 Reichsstrafgesetz zu acht Jahren schwerem Zuchthaus verurteilt, verschärft durch ein hartes Lager vierteljährlich. Das Kriegsverbrechergesetz §3 1947 wurde nicht angewendet (Fürstler & Malina, 2004, S. 316). Tatsächlich aber wurde Katschenka 1951 wieder als diplomierte Krankenschwester im St.-Anna-Kinderspital angestellt (Fürstler & Malina, 2004, S. 32).

6.2.7 Widerstand gegen das NS-Programm

Es bleibt noch zu bemerken, dass es auch Widerstand gegeben hat; manche wurden inhaftiert oder, wie im Falle der Ordens- und Krankenschwester Maria Restituta, getötet.

Maria Restituta (1894–1943) wurde unter dem Namen Helene Kafka in der Nähe von Brünn geboren und wuchs in Wien auf. Nach der Pflichtschulzeit verdingte sie sich einige Jahre als Dienstmädchen und Tabakwarenverkäuferin. 1913 wurde sie Aushilfsschwester in einem Wiener Krankenhaus, lernte dabei die „Franziskanerinnen von der christlichen Liebe Wien" kennen und trat gegen den Willen ihrer Eltern der Kongregation bei. Dort erhielt sie den Namen Schwester Maria Restituta. Nach dem Ersten Weltkrieg arbeitete sie im Operations- und Anästhesiebereich. Wegen ihres resoluten Auftretens wurde sie auch „Schwester Resoluta" gerufen. Ihrem Namen gerecht werdend, machte sie aus ihrer Ablehnung des Nationalsozialismus kein Geheimnis. Sie widersetzte sich Anweisungen, verfasste ein Spottlied über Hitler und wurde, nachdem ein SS-Arzt sie denunziert hatte, von der Gestapo abgeholt und inhaftiert. Sie blieb standhaft und weigerte sich, eine andere Meinung anzunehmen. Sie besaß einen eigenen, starken Willen und übte nicht den „Beruf einer Befehlsempfängerin" aus. Wegen Hochverrats wurde sie zum Tode verurteilt und fünf Monate später auf dem Schafott hingerichtet. Ihren Mithäftlingen blieb sie wegen ihrer Ausstrahlung und ihrem festen Glauben in Erinnerung.

1978 erhielt sie posthum das „Ehrenzeichen für Verdienste um die Befreiung Österreichs". Zwanzig Jahre später wurde sie von Papst Johannes Paul II. seliggesprochen.

Widerstand gegen das NS-Mordprogramm leistete auch die Salzburger Ordensfrau Schwester **Anna Berta von Königsegg** (1883–1948), indem sie im Landeskrankenhaus Salzburg jede direkte Mithilfe bei Zwangssterilisationen untersagte (Fürstler & Malina, 2004, S. 27). 1940 wurde sie von der Gestapo inhaftiert und schließlich des Landes verwiesen.

Der Ybbser Krankenpfleger **Franz Sitter** (1902–1980) weigerte sich, im Schloss Hartheim bei den Tötungsdelikten mitzuwirken und ließ sich in die Heil- und Pflegeanstalt Ybbs zurückversetzen. Drei Monate später wurde er zur Wehrmacht an die Front eingezogen. Auch in der Heil- und Pflegeanstalt Gugging leisteten einige Pflegepersonen Widerstand, indem sie beispielsweise tödliche Medikamente in den Ausguss schütteten.

Eine weitere Widerstandskämpferin war **Maria Stromberger** (1898–1957) aus Klagenfurt. Die gläubige Katholikin und Krankenschwester hatte keine Berührungsängste gegenüber kommunistischen Häftlingen. Sie war Oberschwester im SS-Krankenrevier des KZ Auschwitz und setzte sich für polnische Nationalist*innen und jüdische Gefangene ein. Von den Häftlingen wurde sie als „Engel von Auschwitz" bezeichnet. Stromberger organisierte Nahrungsmittel und Medikamente für kranke Häftlinge, schmuggelte Waffen und lieferte Beweismaterial zur polnischen Widerstandsbewegung. 1945 wurde sie verdächtigt, an den Verbrechen von Auschwitz beteiligt gewesen zu sein. Aufgrund des Aufbegehrens ehemaliger polnischer Häftlinge und durch die Unterstützung des polnischen Ministerpräsidenten wurde sie schließlich freigelassen.

Die in Polen hochgeachtete Krankenschwester starb im Mai 1957 in Bregenz.

In Österreich blieb Maria Stromberger noch lange unbekannt. Erst im Jahr 1995 wurde am Sanatorium Mehrerau (Bregenz), einer ihrer ehemaligen Arbeitsstellen, eine Gedenktafel enthüllt. 2016 wurde sie in ihrer Kärntner Heimat mit einer weiteren Gedenktafel am Kloster Wernberg geehrt (Walser, 2022).

6.2.8 Schlussbemerkung zu den NS-Verbrechen

Alle Täter*innen gehorchten einem „Befehl" und führten schließlich Tötungen und Misshandlungen an Menschen mit der Diagnose „lebensunwert" kritiklos aus. Wenn wir nicht Mitläufer*innen werden wollen, dürfen wir nicht aufhören, selbst zu denken und danach zu handeln, auch wenn dies nicht der bequemste Weg ist. Pflegende müssen sich ihrer Verantwortung stets bewusst sein und ihr Handeln entsprechend der Achtung der Menschenwürde ausrichten. Bezeichnend für den Nationalsozialismus war auch die Distanzierung durch sprachliche Verrohung im Umgang mit vulnerablen Menschen, etwa durch Bezeichnungen wie „Missratene", „Kreaturen", „Untermenschen", „Ballastexistenzen", „nutzlose Esser", „Menschenmaterial", „Lebensunwerte".

Ein Pflegeverständnis, das nicht den individuellen pflegebedürftigen Menschen mit seinen Bedürfnissen in den Mittelpunkt stellt, verliert den Blick für das Wesentliche, nämlich für seine Menschlichkeit. Die Verbrechen im Nationalsozialismus haben uns dies bewiesen. Daher besteht die größte Gefahr darin, unsere Geschichte zu vergessen. Die Geschichte zeigt uns, wie die Autoritätshörigkeit individuelle Bedenken ausblenden kann. Die Verbrechen des Nationalsozialismus sowie die wissenschaftlichen Experimente von Milgram (1961) und die Folgeexperimente haben uns gelehrt, dass sich unter bestimmten Bedingungen Grausamkeiten wiederholen und dass das Böse in der Eigenverantwortung des Menschen zu suchen ist.

Nach dem Krieg wurde versucht, die Verbrechen einer raschen Aufklärung vor Gericht zuzuführen, ein Großteil der Ermittlungen konnte vor 1948 mit harten Urteilen bis hin zur Todesstrafe eingeleitet werden. Bald darauf wurde wieder der Mantel des Vergessens und des Schweigens darübergebreitet. Im Vordergrund standen Amnestie und weniger die Bestrafung der Verbrecher*innen, wodurch eine weitere Auseinandersetzung vorerst als nicht mehr bedeutend angesehen wurde (Fürstler & Malina, 2004, S. 205 f.). Erst in den 1980er-Jahren begann eine neuerliche Aufarbeitung, u. a. wurden die sterblichen Überreste der Opfer am Wiener Zentralfriedhof beigesetzt.

2003 wurde ein Mahnmal für die Opfer vom Spiegelgrund auf diesem Gelände errichtet. Die 772 Lichtstelen des Mahnmals sollen an die 772 ermordeten Kinder und Jugendlichen erinnern.

Vertiefung des Lernstoffes

Zum Wiederholen

- Pfleger*innen im Kriegseinsatz im Ersten Weltkrieg
- Situation der Pflege nach dem Ersten Weltkrieg
- Gesetz zur Ordnung der Krankenpflege und Gleichschaltung
- Bedeutung des Pflegeberufs für die Nationalsozialist*innen
- Bezeichnung „Braune Schwestern"
- Propagandamaßnahmen zur Rekrutierung junger Pfleger*innen, Krankenschwester als „mütterliche Heldin"
- Berufsausbildung: Aufnahmebedingungen, Ausbildungsinhalte und Ziele, Abschluss, Eid, Ehrendekoration
- Einsatzgebiete der Schwestern und Pfleger
- Zwangsterilisation und Mitwirken der Pflegenden
- Mitwirken an Euthanasieprogrammen

- Aktion T4
- Tötungsaufträge im Kontext der „wilden Euthanasie“
- Rechtfertigungsversuche angeklagter Pflegender
- Gerichtsurteile und Konsequenzen
- Widerstandskämpfer*innen

Zum Nachlesen

Fürstler, Gerhard/Malina, Peter (2004): „Ich tat nur meinen Dienst“. Zur Geschichte der Krankenpflege in Österreich in der NS-Zeit. Wien: facultas.
Informationen zu Ausbildung und Gesundheitspolitik in der NS-Zeit sowie Beschreibung der sechs österreichischen (Euthanasie-)NS-Prozesse angeklagter Pflegender machen dieses Buch lesenswert.

Panke-Kochinke, Birgit/Schaidhammer-Placke, Monika (2002): Frontschwestern und Friedensengel. Krankenschwestern im Ersten und Zweiten Weltkrieg. Ein Quellen- und Fotoband. Frankfurt/Main: Mabuse.
Über kurze Texte und Bilder werden Ideologie und Erleben der Kriegskrankenpflege erfahrbar gemacht.

Steppe, Hilde (Hg.) (2013): Krankenpflege im Nationalsozialismus (10., aktual. u. erw. Aufl.). Frankfurt/Main: Mabuse.
Eines der ersten Bücher, die zu diesem Thema erschienen sind; es gilt als Standardwerk. Mit Hilde Steppe begann 1984 in Deutschland die Auseinandersetzung mit dem wohl dunkelsten Kapitel der Pflege.

Steppe, Hilde/Ulmer, Eva-Maria (2013): „Ich war von jeher mit Leib und Seele gerne Pflegerin.“ Frankfurt/Main: Mabuse.
Biografien von Pflegerinnen, die an den „Euthanasie“-Aktionen unmittelbar beteiligt waren.

7 Entwicklung der Krankenpflege nach dem Zweiten Weltkrieg

Die Gleichschaltung durch die gesetzlichen Grundlagen des Nationalsozialismus wurde nach dem Krieg aufgehoben, und sowohl Deutschland (BRD) als auch Österreich existierten wieder als freie, demokratische und selbständige Staaten. Grundsätzlich gab es in beiden Ländern ähnliche Entwicklungen und Themen in der Krankenpflege wie Pflegenotstand, Pflegeskandale und Professionalisierungsbestrebungen der Pflege und die damit verbundenen (gesetzlichen) Veränderungen.

Die jüngste Geschichte ist geprägt von tiefgreifenden Veränderungen. Die beiden Weltkriege des 20. Jahrhunderts veränderten die Weltordnung und führten zu neuen politischen, gesellschaftlichen und kulturellen Strukturen. Auf dem Gebiet der Technik kam es zu einer explosionsartigen Entwicklung, die unser Leben in allen Bereichen revolutionierte. Die Medizin machte ebenfalls enorme Fortschritte, die zu neuen Behandlungsmöglichkeiten für zahlreiche Krankheiten führten.

Damit stiegen auch die Anforderungen an die Pflege rasant an. In Bereichen wie Intensivmedizin, Operationssaal, Endoskopie, Nierenersatztherapie und Chemotherapie sind Pflegekräfte heute für die Sicherheit und Lebensqualität der Patient*innen unverzichtbar. Auch die durchschnittliche Krankenhausverweildauer hat sich verkürzt, andererseits erforderte die steigende Lebenserwartung und die Zunahme chronischer Erkrankungen einen höheren Pflegeaufwand.

Der Einfluss internationaler pflegewissenschaftlicher Entwicklungen und Rollenbilder förderte auch im deutschsprachigen Raum die Professionalisierung und Akademisierung der Pflege. Heute wird einer fundierten Aus- und Fortbildung großer Stellenwert beigemessen, wenngleich noch viel zu tun ist.

Nachfolgend einige Begriffe in alphabetischer Reihenfolge, die untrennbar mit der jüngeren Geschichte verbunden sind:

AIDS • Antibabypille • Apparatemedizin • Bau und Fall der Berliner Mauer • Beatles • BRD/DDR • Corona • Digitalisierung • Drohnen • Euro • Europäische Union • Farbfernsehen • Fitnesswelle • Gesundheitsförderung • Hippie-Welle • Internet • Jahr-2000-Problem • Kabelfernsehen • Kalter Krieg • Körperkult • Millennium • Mondlandung • Palliative Care • Pandemie • Patientenanwaltschaft • Personal Computer • Pflegenotstand • Poliomyelitis • Professionalisierung und Akademisierung der Pflege • Rockmusik • Schulterpolster • Smartphone • Trümmerfrauen • Wiederaufbau

Nach dem Studium dieses Kapitels sollten Sie ...

- die Entwicklungen der Pflege unmittelbar nach dem Kriegsende kennen;
- den Pflegenotstand in seinen Phasen erläutern und über versuchte Maßnahmen diskutieren können;
- die Fakten und Hintergründe über die Pflegekräftemigration im Zeitverlauf kennen und diskutieren können;
- zentrale Inhalte zum Krankenpflegegesetz 1961 kennen;

- die zwei bekanntesten Pflegeskandale Österreichs in ihren Besonderheiten unterscheiden, mögliche fördernde Einflussfaktoren und die durchgeführten Verbesserungsmaßnahmen diskutieren können;
- die zentralen Eckpfeiler des GuKG 1997 und den damit eingeleiteten Umbruch für die Pflege als Profession erklären können;
- die Gesetzesnovelle von 2016 als weiteren Meilenstein der Pflege erläutern und diskutieren können;
- die Professionalisierung und Akademisierung der Pflege auf internationaler und nationaler Basis vergleichend darstellen und mögliche Gründe für die zögerliche Entwicklung hierzulande diskutieren können;
- österreichische Pionierinnen der Pflegewissenschaft nennen und ihre Leistungen erläutern können;
- die politische Vertretung der Pflege und ihre Bedeutung national und international erklären können.

7.1 Die Entwicklung der Pflege nach dem Zweiten Weltkrieg bis in die Gegenwart in Deutschland

Nach Auflösung des Dritten Reichs wurde Deutschland unter den vier Siegermächten in vier Besatzungszonen aufgeteilt und durch die jeweiligen Militärregierungen verwaltet. Die einzelnen **Besatzungsmächte** passten nach dem Krieg u.a. das Gesetz zur Verordnung der Krankenpflege von 1938 an, hatten dazu aber unterschiedliche Vorstellungen und Prioritäten. Einigkeit herrschte lediglich über die Entfernung der nationalsozialistischen Inhalte.

Die Tendenz zur **Verlängerung der Ausbildung** war in allen Besatzungszonen erkennbar. Aufgrund der unterschiedlichen Regelungen blieb das Gesetz von 1938 vorerst mit entsprechenden Adaptierungen bestehen. Lediglich in der russischen Besatzungszone (spätere DDR) wurde die Krankenpflege bereits 1947 neu geregelt.

1957 wurde ein **neues, bundesweites Krankenpflegegesetz** beschlossen, welches die Allgemeine Krankenpflege und Kinderkrankenpflege regelte. Die Ausbildungsdauer wurde einheitlich auf drei Jahren festgelegt. Dem theoretischen und praktischen Unterricht der ersten beiden Jahre folgte ein einjähriges Praktikum. Die Ausbildung endete mit der Ablegung einer mündlichen Prüfung vor einem staatlichen Prüfungsausschuss (Steppe, 2013, S. 217 f.; BGBl. 1957/31 D).

Die Situation verschlechterte sich weiter, als im Jahr 1985 die tarifliche Wochenarbeitszeit von 60 auf 40 Stunden reduziert wurde. Dies führte zu einer weiteren Verringerung der Ressourcen am Arbeitsmarkt und wirkte sich auch im Pflegebereich aus.

1965 wurde die neue Berufsgruppe der **Krankenpflegehilfe** mit den identen Aufgaben der Grundpflege, Vitalzeichenerhebung und Prophylaxe geschaffen (BGBl. 1965/73 D). Ziel war es, durch eine kürzere Ausbildungsdauer dem aufkommenden **Pflegepersonalmangel** entgegenzuwirken. Die Ursachen für diesen Mangel waren das allgemeine Wirtschaftswachstum, das generell zu einer Knappheit von Arbeitskräften am Arbeitsmarkt führte, und die vielen alternativen Möglichkeiten zum Pflegeberuf, der ohnehin für schlechte Bezahlung und unattraktive Arbeitsbedingungen bekannt war. Neben der Einführung des neuen Berufs der Pflegehilfe wurde das Mindestalter für die Berufsausbildung 1972 von bisher 18 auf 17 Jahre herabgesetzt, um den Personalmangel auszugleichen. Zusätzlich wurde zur Unterstützung Pflegepersonal vom Balkan und aus Asien angeworben (Ammende, 2016, S. 2 f.).

1985 wurden in Deutschland die Berufsbezeichnungen erweitert: Die „**Krankenschwester**“ wurde zur „**Gesundheits- und Krankenpflegerin**“, aus dem „**Krankenpfleger**“ wurde der „**Gesundheits- und Krankenpfleger**“. Die neue Bezeichnung sollte das Gesundheitsbewusstsein betonen sowie die zunehmende Eigenständigkeit und Professionalisierung der Pflege hervorheben.

Seit 1. Jänner **2020** ist das **Pflegeberufegesetz** in Kraft. Die bisher eigenständigen Ausbildungen zur Gesundheits- und Krankenpflege, zur Altenpflege und zur Gesundheits- und Kinderkrankenpflege werden nun als generalistische Ausbildung geführt. Der zweijährigen gemeinsamen generalistischen Basis in Theorie und Praxis folgt im dritten Jahr eine Spezialisierung. Die Entscheidung zwischen den Bereichen „**Generalistik Vertiefung**“, „**Kinderkrankenpflege**“ oder „**Altenpflege**“ ist bereits vor Beginn der Ausbildung zu treffen. Die entsprechenden Berufsbezeichnungen lauten nach Abschluss der Ausbildung „**Pflegefachfrau/Pflegefachmann**“ (neutral Pflegefachkraft) bzw. „**Gesundheits- und Kinderkrankenpfleger*in**“ oder „**Altenpfleger*in**“. Auf Hochschulebene ist nur der generalisierte Abschluss möglich (DBfK, 2018; Lapier, 2020). Neu sind auch der Wegfall des Schulgeldes und der Anspruch auf eine monatliche finanzielle Vergütung.

Die Schulleitung muss einen pädagogischen Hochschulabschluss (Master) vorweisen, eine pflegerische Qualifikation ist nicht erforderlich. Lehrtätigkeit setzt einen Hochschulabschluss auf Masterebene voraus.

7.2 Die Entwicklung der Pflege nach dem Zweiten Weltkrieg bis in die Gegenwart in Österreich

Nach dem Krieg in der Zeit von 1945 bis 1949 wurden die aus dem Nationalsozialismus stammenden Vorschriften von 1938 weitergeführt, wobei die nationalsozialistischen Inhalte aus dem Gesetz entfernt wurden. 1949 wurde das neue Bundesgesetz (Nr. 1949/93) das Krankenpflegewesen betreffend verabschiedet.

Wien war durch eine späte Bombardierung im Vergleich zu den deutschen Städten mit verhältnismäßig wenigen, aber trotzdem erheblichen Zerstörungen davongekommen.

7.2.1 Pflegenotstand

Der eher modern wirkende Begriff „Pflegenotstand“ hat bereits eine lange Geschichte, und ein Kapitel darüber würde chronologisch beinahe in jeden anderen Abschnitt dieses Buches passen, da der Zustand des Personalmangels in der Pflege annähernd immer vorhanden war.

Der Mangel an Pflegepersonen vor, während und nach dem Ersten Weltkrieg sowie während des Zweiten Weltkriegs wurde in den jeweiligen Kapiteln dargestellt. Nach dem Zweiten Weltkrieg setzten sich die Überlegungen fort, wie dem Personalmangel in der Pflege beizukommen sei.

Unmittelbar **nach dem Zweiten Weltkrieg** fehlten allein in Wien etwa 1000 Krankenschwestern und -pfleger, ähnlich war das Bild in den Bundesländern (Seidl, 1991, S. 107–109). Weiters führte das Wirtschaftswachstum auch für Frauen zu einem größeren Angebot an Arbeitsmöglichkeiten, was sich wiederum nachteilig auf die Pflegeberufe auswirkte (Ammende, 2016, S. 3).

Diese Notsituation führte dazu, dass wieder unausgebildete Personen als „**ungeprüfte Stationsgehilf*innen**“ angestellt wurden. Häufig waren dies Bediener*innen, die bereits im Krankenhaus beschäftigt waren und befördert wurden (Stenografisches Protokoll der 66. Sitzung des Nationalrates der Republik Österreich, 1973, S. 6241). Infolge des Mangels an ausgebildetem Pflegepersonal wurde das Hilfspersonal schon nach kurzer Zeit mit Aufgaben betraut, für die es weder ausgebildet noch berechtigt war. Dadurch verlor nicht nur die Pflege an Qualität, auch die Motivation zur Absolvierung der Pflegeausbildung sank. In Bezug auf Bezahlung und Aufgabenbereich war der Unterschied zwischen ausgebildetem Pflegepersonal und Hilfspersonal so gering, dass sich die Mühen einer dreijährigen Ausbildung für viele nicht lohnten (Seidl, 1991, S. 68 f.).

In den 1960er-Jahren wurden vonseiten der Politik Überlegungen angestellt, den massiven Personalmangel in der Pflege durch das **Anwerben von Pfleger*innen aus dem Ausland** zu entschärfen. Darauffolgend wurde im Jahr **1964** ein bilaterales Anwerbeabkommen zwischen Österreich und dem damaligen Jugoslawien vereinbart, das bis 1973 jährlich erneuert wurde (Binder-Fritz, 2005, S. 352; Lenhart, 2010, S. 195).

Pflegekräftemigration nach Österreich

Typische Herkunftsländer von in Österreich arbeitenden Pfleger*innen, die ihre Ausbildung nicht in Österreich absolvierten (sortiert nach Anzahl): Deutschland, Philippinen, Slowakei, Polen, Tschechische Republik, Bosnien und Herzegowina, Indien und Kroatien.

Der Weg der „**Pflegekräftemigration**" wurde weitergeführt. In der ersten Hälfte der **1970er**-Jahre wurden viele Pflegepersonen aus den **Philippinen** angeworben. Die größte Welle an Zuwanderung ausländischer Pflegepersonen dürfte es **1990 bis 1995** gegeben haben. Hier gab es Abkommen mit den Regierungen von China, Tunesien und Indien. Mit Pflegepersonen aus China wurden vorwiegend Zweijahresverträge abgeschlossen, die Pfleger*innen mussten nach Ablauf des Vertrages wieder nach China zurückkehren (Binder-Fritz, 2005, S. 355).

Seit der ersten **Osterweiterung** der Europäischen Union im Jahr 2004 dominierten die neu hinzugekommenen Staaten als Herkunftsländer von Pflegekräften (Lenhart, 2010, S. 11, 158).

Heute zeigen uns u. a. die **Fachkräftemangellisten** für Österreich, Deutschland und die Schweiz, dass der Pflegenotstand im Jahr 2022 noch immer ein ungelöstes Problem darstellt (APAWiS, 2022). In allen drei Ländern sind diverse Berufe aus dem Pflegebereich gelistet. Sinn dieser sogenannten „Whitelists" ist es, ausländischen ausgebildeten Fachkräften einen einfacheren Arbeitsmarktzugang im jeweiligen Land zu ermöglichen. Innerhalb der EU bzw. des EWR ist ein freier Zugang zum Arbeitsmarkt ohnehin möglich (WKO, 2022).

Die **Corona-Krise** hat den Pflegemangel noch weiter verschärft (z. B. 9000 Kündigungen in Deutschland) (De Lachapelle, 2022). Prognosen zufolge ist bis zum Jahr 2030 mit einem zusätzlichen Bedarf von etwa **75 000 Pflegepersonen in Österreich** zu rechnen (Rappold & Juraszovich, 2019, S. 43–45). Prognosen in Deutschland gehen von rund 307 000 Pflegekräften aus, die bis zum Jahr 2035 in der stationären Versorgung fehlen könnten (Radtke, 2022).

Diese Schätzungen zeigen, dass dringender Handlungsbedarf vonseiten der Politik, der Berufsverbände, der Gewerkschaften, der Betreiber*innen von Gesundheits- und Pflegeeinrichtungen usw. besteht, um diesen katastrophalen Prognosen gegenzusteuern.

7.2.2 Erstes Krankenpflegegesetz in der Nachkriegszeit (1949)

Das österreichische Bundesgesetz betreffend die Regelung des Krankenpflegewesens (Krankenpflegegesetz) in Österreich sollte auf dem Gebiet der Krankenpflege Ordnung schaffen und die Ausbildung im Krankenpflegewesen wieder auf die Höhe bringen, auf der sie vor dem Jahre 1934 gewesen war.

Dieses Gesetz regelte neben den Berufen **Krankenpflege** und **Säuglings- und Kinderpflege** weitere Berufe, die sich in der Zwischenzeit aus dem Berufsfeld der Krankenpflege heraus entwickelt hatten: **physikalische Heilpflege, Heildiätpflege** und **medizinisch-technische Hilfsdienste** (§ 1, Abs. 1). Die Ausbildung dieser Berufe unterteilte sich in eine gemeinsame zweijährige Grundausbildung und eine einjährige weiterführende Spezialisierung, die an staatlich anerkannten Krankenpflegeschulen (§ 7, Abs. 4) zu absolvieren war. Zu den Berufsaufgaben zählten neben der Hilfeleistung bei ärztlichen Tätigkeiten und der Ausführung ärztlicher Anordnungen die Pflege bei Krankheiten aller Art einschließlich der Wochenpflege und der Pflege geistiger und seelischer Krankheiten (§ 2, Abs. 1).

Die 1950er- und 1960er-Jahre waren noch immer von geringer Eigenständigkeit der Berufsgruppe geprägt. So war in dieser Zeit die Pflege in Österreich und Deutschland nach wie vor ein ärztlicher Hilfsdienst. Der Pflegeberuf war noch weit von Professionalisierungsbestrebungen entfernt, immer noch war die theoretische Ausbildung sehr medizinlastig und Haushaltstätigkeiten zentraler Bestandteil der Pflegepraxis (Seidl & Walter, 2000, S. 40 f.).

Wie schon in der ersten öffentlichen Krankenpflegeschule am Wiener AKH (1913) war es in der Krankenpflegeausbildung in Österreich üblich, dass Lehrschwestern und -pfleger den Unterricht der Ärzt*innen begleiteten, um im Anschluss daran in einer eigenen Unterrichtseinheit den Schüler*innen die Inhalte nochmals zu erklären. Diese Vorgehensweise war jetzt in der „Ersten Krankenpflegeverordnung“ von 1961 gesetzlich verankert (BGBl. 1961/212, § 7, Abs. 1). Ein Grund dafür war zum Teil die geringe Vorbildung der Pflegeschüler*innen, aber auch die mangelnde pädagogische Ausbildung der Ärzt*innen trug ihren Teil dazu bei (Walter, 1991, S. 92 f.).

Heimische Mediziner*innen dagegen sahen den „[…] Unterricht der Schwestern und ihre Fortbildung [als] Vorrecht des Arztes, und jeder Arzt sollte lernen, solchen Unterricht zu erteilen“ (Grois, 1952, S. 89 f.) – also keine großen Änderungen im Vergleich zu Billroths Ansichten aus dem 19. Jh.

7.3 Pflegeskandale

Download: Krankenpflegegesetz 1961

In diesem Abschnitt werden wenig ehrenhafte Ereignisse – Pflegeskandale aus der jüngeren Pflegegeschichte – betrachtet. Sie müssen thematisiert, analysiert und diskutiert werden, um Auszubildende und Mitarbeiter*innen im Gesundheitswesen zu informieren und zu sensibilisieren. Die Förderung eines Problembewusstseins fördert die Wahrnehmung von Warnzeichen und unsensiblem Umgang mit vulnerablen Menschen. Um Gewalt und Tötungen vorzubeugen, ist es unumgänglich, sich mit diesem Phänomen in Krankenhäusern und Pflegeeinrichtungen auseinanderzusetzen (Beine, 2011, S. 11–13; Schreiner, 2001, S. 51).

Exemplarisch für Pflegeskandale mit Tötungsdelikten wird im Anschluss der Pflegeskandal im Krankenhaus Lainz in Wien näher betrachtet.

7.3.1 Tötungsdelikte – Pflegeskandal Lainz I (1989)

Im **April 1989** gelangten Informationen über schockierende Vorkommnisse aus dem **Krankenhaus Lainz** (Wien) an die Öffentlichkeit. Auf der Station D der 1. Medizinischen Abteilung sollten **vier Stationsgehilfinnen zahlreiche ältere Patient*innen ermordet** haben.

Bereits ein Jahr davor, im April 1988, hatte eine nicht beteiligte Mitarbeiterin dieser Station ihrem damaligen Freund, einem Arzt, der ebenfalls an der 1. Medizinischen Abteilung tätig war, erzählt, dass „widerspenstige Patient*innen“ der Station D mittels nichtverordneter Medikamente wie Rohypnol®, Valium® und Dominal® (beruhigend und schlaffördernd) ruhiggestellt wurden, dabei wären auch schon viele Patient*innen ums Leben gekommen. Diese Information ging an den medizinischen Leiter der Abteilung weiter, der Anzeige bei der Polizei erstattete. Nachdem bei einem verdächtigen Todesfall einige Tage später die Befunde der gerichtsmedizinischen Obduktion unauffällig geblieben waren, wurden die Ermittlungen eingestellt.

Etwa ein Jahr später fiel einer Ärztin auf Station D ein Patient auf, der komatös in seinem Bett lag. Eine Blutuntersuchung brachte rasch Klarheit über die

Ursache. Es wurde eine starke Unterzuckerung festgestellt; die entsprechende Therapie verlief erfolgreich und der Patient war bald wieder bei Bewusstsein. Es bestand der Verdacht, dass der niedrige Blutzuckerspiegel die Folge einer nicht verordneten Insulininjektion, verabreicht durch eine Pflegeperson, gewesen war, da der Patient nicht zuckerkrank war und ein derart niedriger Wert anders nicht erklärbar gewesen wäre. Wiederum erstattete der medizinische Abteilungsvorstand Anzeige bei der Polizei. Die vier Stationsgehilfinnen Waltraud Wagner, Irene Leidolf, Stefanija Meyer und Maria Gruber wurden festgenommen. Sie gestanden, dass sie zahlreichen älteren Menschen tödliche Mengen an Schlafmitteln oder Insulin verabreicht oder ihnen Wasser in die Atemwege eingeflößt hatten. In ihrer Aussage erklärte Leidolf hartnäckig, dass allein Wagner seit Ende 1987 mehr als 200 Patient*innen ermordet hätte. Wagner gab bei den Verhören detailliert 49 Morde zu, widerrief jedoch vor Prozessbeginn ihr unterschriebenes Geständnis ebenso wie die anderen drei Stationsgehilfinnen.

Die tatsächliche Zahl der Opfer, die direkt auf die vier Lainzer Stationsgehilfinnen zurückzuführen waren, blieb unklar. Während der Untersuchungen war von bis zu 300 Morden die Rede. Zahlreiche verstorbene Patient*innen wurden zur erneuten Untersuchung der Todesursache exhumiert und obduziert, dabei wurde eine ungewöhnliche Häufung von Wasser in der Lunge festgestellt. Da dies bei Patient*innen mit schwachem Allgemeinzustand nicht selten vorkommt, konnte kein zwingender Tatverdacht daraus abgeleitet werden. Erst eine tödliche Überdosis Insulin bei einem Verstorbenen führte zu den Haftbefehlen. In der Anklageschrift wurden schließlich **49 Opfer angeführt**; 42 Morde und fahrlässige Tötungen konnten vor Gericht im Verlauf des bis heute größten Pflegeskandals Österreichs nachgewiesen werden. Ohne Geständnisse wären die Verbrechen kaum aufzuklären gewesen (Backovic, 2014; Höller, 2018; Kronbichler, 2019; Pándi et al., 1989, S. 12 f.).

Als Tatmotiv wurde von den Stationsgehilfinnen Mitleid angeführt – sie hätten Schmerzen lindern bzw. Sterbehilfe leisten wollen. Die Tatsache, dass viele Opfer gar nicht im Sterben lagen, und die brutale Vorgehensweise beim **Einflößen von Wasser in die Lunge** – von den Stationsgehilfinnen zynisch als „Mundpflege" bezeichnet – sprachen gegen dieses Motiv. Bei der **„Mundpflege"** agierten sie meist zu zweit: Den Opfern wurde die Nase zugehalten, mit einem Holzspatel die Zunge nach unten gedrückt und Flüssigkeit in den Mund geschüttet. Auf diese Weise konnten die Opfer nicht mehr schlucken, die Flüssigkeit gelangte in die Lunge und führte zu einem qualvollen Erstickungstod.

Die Mordserie begann 1983, als Wagner nach eigenen Angaben den angeblichen Wunsch einer Patientin nach einer tödlichen Morphiumspritze erfüllte. Ab diesem Zeitpunkt nahm das Töten seinen Anfang, zuerst allein und mit einem Abstand von einigen Monaten. Nach und nach gab Wagner ihr Wissen um die Mordtechniken an ihre Komplizinnen weiter, und die Intervalle verkürzten sich. Wagner war der Kopf der Gruppe, von den Pflegepersonen und Ärzt*innen wurde sie „Hexe" genannt. Es fiel auf, dass in ihren Diensten verhältnismäßig viele Patient*innen starben. Die Entscheidung, wer getötet werden sollte, orientierte sich daran, ob es sich um „gute" oder „schlechte" Patient*innen handelte. Zu den „schlechten" gehörten freche, unbequeme, unruhige oder arbeitsintensive Patient*innen oder solche, die Schwester Waltraud „ärgerten". Bei einer Befragung bezeichnete sie ihre Tat als Vergabe eines „Gratisbett[s] beim lieben Gott" (Backovic, 2014; Kronbichler, 2019).

Der Fall ging 1989 um die ganze Welt, die Presse leistete vor allem reißerische, oberflächliche Berichterstattung. Die Angeklagten wurden als „Todesengel von Lainz" bezeichnet.

7.3.1.1 Aufarbeitung und Konsequenzen des Skandals

Nach Bekanntwerden der Vorfälle im Krankenhaus Lainz wurde eine internationale Expertenkommission zur Analyse möglicher Ursachen und der Situation der Pflegeberufe gegründet. Folgende **multifaktorielle Faktoren** sind erwähnenswert:

- hohes Alter der Patient*innen, zusätzliche schwere Krankheitsbilder sorgten generell für eine hohe Sterblichkeitsrate auf dieser Station, was zu einer großen psychischen und physischen Belastung der Mitarbeiter*innen führte;
- Überbelegung (Gangbetten);
- wenig qualifiziertes Pflegepersonal, was dazu führte, dass Stationsgehilf*innen auch Tätigkeiten übernahmen, die gesetzlich dem diplomierten Pflegepersonal vorbehalten waren – sie arbeiteten ohne Aufsicht und Anleitung, versahen Nachtdienste alleine, verabreichten Injektionen und bereiteten Infusionen vor, wofür sie weder ausgebildet noch rechtlich abgesichert waren;
- gravierende Missstände in der Pflege, z. B. unzureichende Körperpflege, Liegenlassen der Patient*innen in den eigenen Exkrementen, grobe Nachlässigkeiten bei der Speisenverabreichung, Ausschalten des Patientenrufs, rauer Umgangston, übergriffige Wortwahl, distanzloses Verhalten, falsches Anlegen von Verbänden, nachlässige Dokumentation;
- die Zusammenarbeit zwischen Ärzt*innen und Pflegepersonen war mangelhaft, Teamgeist kaum vorhanden.

Die Tatsache, dass Stationsgehilf*innen Aufgaben übernahmen, die für diplomiertes Krankenpflegepersonal vorgesehen waren, hatte sich – aus Mangel an diplomierten Pflegepersonen – nicht nur im Krankenhaus Lainz, sondern in vielen Krankenanstalten und Pflegeheimen Österreichs eingebürgert – es war die gängige Praxis (Stenografisches Protokoll der 533. Sitzung des Bundesrates der Republik Österreich, 1990, S. 24 417).

Einige Bezeichnungen, die im Zusammenhang mit diesem Skandal standen, wurden im Laufe der nachfolgenden Jahre geändert. Die alte Bezeichnung „Krankenhaus Lainz" war schlecht beleumdet und wurde diesen Ruf über Jahre hinweg nicht mehr los. Im Jahr 2000 wurde es daher in „Krankenhaus Hietzing" umbenannt (Backovic, 2014).

Die Expertenkommission hatte nicht nur die Ursachen, sondern auch **Vorschläge für eine Pflegereform** erarbeitet. Eine **Anhebung des Aus- und Weiterbildungsniveaus** in der Pflege wurde als unumgänglich betrachtet, empfohlen wurde außerdem die **Einrichtung einer Universitätsprofessur für Pflegewissenschaft** und ein achtsemestriges Hochschulstudium für leitendes und lehrendes Pflegepersonal. Weiters wurden die **Anhebung des Personalstandes** und die Umwandlung der Krankenpflegeschulen von bisher berufsbildenden mittleren Schulen in **berufsbildende höhere Schulen mit Maturaabschluss** empfohlen. Um den steigenden Versorgungsbedarf von alten Menschen generell zu verbessern, wurde empfohlen, neben den stationären Einrichtungen auch ambulante und extramurale Dienste auszubauen und die Situation für pflegende Angehörige im häuslichen Umfeld zu verbessern (Ettl, 2017, S. 47; Seidl & Walter, 2022, S. 365 f.).

Im Nachhall der Ereignisse wurden im Gesundheitswesen umfassende Veränderungen auf unterschiedlichen Ebenen angestrebt: ein neues Gesundheits- und Krankenpflegegesetz, eine Veränderung in den Ausbildungen, eine neue Berufsgruppe innerhalb der Pflege. Stationsgehilf*innen wurden durch **Pflegehelfer*innen** mit einer umfassenderen Ausbildung ersetzt. Die Akademisierung der Pflege und extramurale Pflegedienste wurden forciert. Die Umsetzung dieser Reformen dauerte allerdings einige Jahre und war nicht ausschließlich auf die Vorfälle im Krankenhaus Lainz zurückzuführen, sondern Teil der Professionalisierungsmaßnahmen dieser Zeit.

Die Ausbildung dieser neuen Berufsgruppe der Pflegehelfer*innen dauerte ein Jahr und war mit 1600 Stunden (je 800 Stunden Theorie und Praxis) wesentlich umfangreicher als diejenige der Stationsgehilf*innen (130–200 Unterrichtsstunden).

7.3.1.2 Gewaltakte in der Pflege

Bei Pflegeskandalen geht es hauptsächlich um Gewaltausübung an vulnerablen Menschen (insbesondere in Krankenhäusern, Pflegeheimen oder auch in der häuslichen Pflege), welche häufig demenziell erkrankt und/oder körperlich schwach sind und sich kaum noch äußern und wehren können. Diese Umstände erschweren das Bekanntwerden derartiger Gewaltverbrechen.

Patientenmorde von Lainz – ein Einzelphänomen?
Wie häufig sind derartige Fälle, in denen Menschen von im Gesundheitswesen beschäftigten professionellen Helfer*innen ermordet werden? Verantwortliche sind mit der Aussage, dass es sich „um einen Einzelfall" handle, immer rasch zur Stelle. Über die Dunkelziffer von Serienmorden in Gesundheitseinrichtungen ist naturgemäß nichts bekannt. Schätzungen gehen davon aus, dass die **Dunkelziffer etwa zwei- bis dreimal höher** ist als die aufgedeckten Fälle. Es gibt Hinweise darauf, dass die bekanntgewordenen Tötungsdelikte nur die Spitze des Eisberges darstellen. Dunkelfeldstudien und die Tatsache, dass viele Fälle nur durch Zufall entdeckt wurden, lassen darauf schließen (Bredow, 2018; Jochheim, 2016; Rotondo, 2006).

Dunkelfeldforschung
Es werden verschiedene Methoden (beispielsweise Opfer-, Täterbefragungen) verwendet, um Erkenntnisse über das Dunkelfeld zu gewinnen und sich so an Dunkelziffern annähern zu können.

7.3.1.3 Gemeinsamkeiten der Verbrechen

Laut dem Psychologen und Gerichtsgutachter Herbert Maisch lassen sich **bis ins kleinste Detail übereinstimmende Gemeinsamkeiten** bei Gewaltakten feststellen:

- junge Täter*innen;
- fachliche Kompetenz und Engagement;
- Kranken- und Pflegestationen mit häufig schwerkranken, komatösen und sterbenden Patient*innen;
- Tötungsmethoden wirken häufig wie medizinische Tätigkeiten (Eppelsheim, 2014);
- Verrohung der Sprache;
- mangelhafte Kontrolle beim Medikamentenverbrauch (Immenschuh & Marks, 2017, S. 34) (Beispiel Niels Högel).

Im Fall von Niels Högel stieg der Verbrauch von Gilurytmal auf der Intensivstation, auf der er als Diplomkrankenpfleger arbeitete, von 50 bis 60 Ampullen im Jahr auf 225 und 380 Ampullen in den Folgejahren. Die Klinik wurde über den Anstieg informiert, unternahm aber keine weiteren Ermittlungen. Högel wurde wegen 86 Morden und zahlreichen Fällen von gefährlicher Körperverletzung verurteilt (Eppelsheim, 2014).

Niels Högel war von 1999 bis Mitte 2005 auf Intensivstationen in zwei deutschen Krankenhäusern tätig. Er verabreichte vielen Patient*innen mehrere Ampullen eines Antiarrhythmikums, das bei Überdosierung Kammerflimmern verursacht. Die Patient*innen wurden reanimiert, viele überlebten aber trotzdem nicht. Es handelte sich um die größte Mordserie der bundesdeutschen Kriminalgeschichte. Behördliche Ermittlungsverfahren betrafen 332 Fälle wegen Mordverdachts. Der Täter wurde wegen über 80 Morden und zahlreichen Fällen von gefährlicher Körperverletzung verurteilt. Mit fortlaufender Dauer des Prozesses stieg die Zahl der bekanntgewordenen Morde immer weiter an.

7.3.2 Missstände – Pflegeskandal Lainz II (2003)

Im Jahr 2003 geriet das **Geriatriezentrum am Wienerwald**, zuvor Pflegeheim Lainz, Pavillon 1, durch einen Pflegeskandal in Misskredit. Nach einer Beschwerde über die Betreuung einer Heimbewohnerin wurde eine unangemeldete Überprüfung durchgeführt. Dabei wurden menschenunwürdige Zustände vorgefunden, u.a. massive Mängel bei der Hygiene und im Umgang mit den Heimbewohner*innen. Auch die Pflegedokumentation wies grobe Mängel auf (Profil, 2003).

Im Untersuchungsbericht hieß es, dass Heimbewohner*innen laut (lückenhafter) Pflegedokumentation oft wochen- oder monatelang nicht gewaschen wurden, bis zu drei Stunden auf den Toilettenbesuch warten mussten und teilweise in Windeln gesteckt wurden, um sie nicht zur Toilette begleiten zu müssen. Wegen Personalmangel wurde bereits um 15 Uhr Nachtruhe verordnet. Pflegeberichte wurden sporadisch geführt und ärztliche Diagnosen waren unübersichtlich und selten (Der Standard, 2003a).

Als mögliche Ursachen wurden **Personalmangel, Versäumnisse bei Pflegekontrollen und Mängel in der Dokumentation** festgestellt. Grundsätzlich zeigten die Mitarbeiter*innen kaum Verantwortung für die ihnen anvertrauten Menschen (Der Standard, 2003b, 2003a).

In den Ergebnissen der Untersuchung fanden sich **keine Anhaltspunkte für gerichtlich strafbare Handlungen**, vor allem lagen **keine Hinweise auf das Quälen oder Vernachlässigen wehrloser Menschen** vor (vol.at, 2003). Die strukturellen Probleme lagen in der Verantwortung der leitenden Pflegepersonen. Konsequenzen für das leitende Pflegepersonal waren ein Disziplinarverfahren gegen die Stationsschwester und die Versetzung des Pflegedirektors (Neue Zürcher Zeitung, 2003). Für Pflegemängel bzw. für unterlassene Dokumentationen waren aufgrund des Systems der Teampflege „alle“ verantwortlich. Eine konkrete Zuordnung zu einzelnen Personen war daher nicht möglich (vol.at, 2003).

Geriatrische Pflege erfolgte bis dahin überwiegend in Sechsbettzimmern, die Sanitäreinrichtungen (WC, Bad) befanden sich meist am Gang, es fehlte an Aufenthaltsräumen für Bewohner*innen und am meisten an qualifiziertem Personal. Die Bewohner*innen verbrachten ihren Lebensabend wie in einem Krankenhaus: keine Privatsphäre, keine Rückzugs- und keine Beschäftigungsmöglichkeit (ÖVP Wien, 2005).

In der Folge dieses Skandals wurde ein **modern gestaltetes Geriatriekonzept** für die Stadt Wien entwickelt und bis 2015 umgesetzt. Die Ziele der Umgestaltung waren eine Erhöhung der Betreuungsqualität, Verlagerung der Pflegebetten in wohnortnahe Strukturen und eine Abkehr von Großbauten hin zu überschaubaren Gebäuden mit maximal 350 Betten (SPÖ Rathausclub, 2007).

Es erfolgten noch rechtliche und prüfungstechnische Veränderungen durch die Aufsichtsbehörde (Innenrevision), und ein **Pflegeombudsmann** wurde als neutrale Anlaufstelle für Beschwerden implementiert. Zustände, wie sie im Geriatriezentrum am Wienerwald bekannt geworden sind, waren in Österreich zu dieser Zeit weit verbreitet, es handelte sich **keinesfalls** um einen **Einzelfall** (Neue Zürcher Zeitung, 2003; Profil, 2003; vol.at, 2003).

7.4 Das Gesundheits- und Krankenpflegegesetz 1997

Das Gesetz von 1961 konnte trotz einiger Novellierungen den Entwicklungen und Anforderungen in der Pflege nicht mehr standhalten. Am 1. September 1997 wurde das **Bundesgesetz über Gesundheits- und Krankenpflegeberufe (Gesundheits- und Krankenpflegegesetz – GuKG)** (BGBl. 1997/108) verabschiedet. Es ist mit einigen Abänderungen bis heute gültig. Damit gelang eine Aufwertung vom ärztlichen Hilfsdienst zu einer eigenständigen Profession, ein **Meilenstein** in der Entwicklung der Gesundheits- und Krankenpflege.

Die neue Bezeichnung „**gehobener Dienst für Gesundheits- und Krankenpflege**" sollte auf einen **eigenständigen und eigenverantwortlichen Berufsstand hinweisen** und regelte die gesetzlichen Grundlagen für die Ausbildung und Berufstätigkeit von diplomierten Pflegepersonen und Pflegehelfer*innen. Im GuKG 1997 wurden Inhalte wie Berufsbilder, Berufsrechte und -pflichten, Tätigkeitsbereiche, Berufsberechtigung und -ausübung sowie die Regelung der Aus- und Fortbildung und die speziellen Grundausbildungen ausführlich dargestellt. Erstmalig wurden **Berufspflichten** (allgemeine Berufspflichten, Pflegedokumentation, Verschwiegenheitspflicht, Anzeigepflicht, Meldepflicht und Auskunftspflicht) sowie Bestimmungen zur freiberuflichen Berufsausübung und zum Berufsausweis im Gesetz berücksichtigt (§§ 4–10).

Um den Anforderungen der Praxis gerecht zu werden, wurde die Ausbildung um zehn neue Unterrichtsgegenstände erweitert (§ 42).

1. Grundlagen der Pflegewissenschaft und Pflegeforschung
2. Pflege von alten Menschen
3. Palliativpflege
4. Hauskrankenpflege
5. Geriatrie, Gerontologie und Gerontopsychiatrie
6. Gesundheitserziehung und Gesundheitsförderung einschließlich Arbeitsmedizin
7. Soziologie, Psychologie, Pädagogik und Sozialhygiene
8. Kommunikation, Konfliktbewältigung, Supervision und Kreativitätstraining
9. Strukturen und Einrichtungen des Gesundheitswesens, Organisationslehre
10. Elektronische Datenverarbeitung, fachspezifische Informatik, Statistik und Dokumentation

Die medizinischen Gegenstände waren nicht mehr Teil der Diplomprüfung. Diese bestand aus einem mündlichen, einem schriftlichen (Fachbereichsarbeit) und einem praktischen Teil am Krankenbett (BGBl. 1999/179, §§ 39–42).

Die Neustrukturierung der Diplomprüfungen wies auf den neuen Schwerpunkt der Pflege hin. Bis zum Gesundheits- und Krankenpflegegesetz von 1997 waren medizinische Gegenstände mit 50 % an den Diplomprüfungen beteiligt. Nun wurden bis auf den Gegenstand „Strukturen und Einrichtungen des Gesundheitswesens, Organisationslehre" nur mehr Gegenstände mit pflegerischem Inhalt geprüft.

Die **Aufgaben** des gehobenen Dienstes wurden **erstmals ausführlich definiert** und in einen eigenverantwortlichen, einen mitverantwortlichen und einen interdisziplinären Tätigkeitsbereich eingeteilt (§§ 14–16).

Der **eigenverantwortliche Tätigkeitsbereich (§ 14)** umfasste zu einem großen Teil Handlungen, die im Zusammenhang mit dem Pflegeprozess im intra- und extramuralen Bereich standen. Der **mitverantwortliche Tätigkeitsbereich** berechtigte diplomierte Pflegepersonen nach Anordnung eines Arztes*einer Ärztin zur Durchführung von diagnostischen und therapeutischen Maßnahmen (§ 15, Abs. 5). Der **interdisziplinäre Tätigkeitsbereich** beinhaltete Tätigkeiten und Maßnahmen, die der Zusammenarbeit mit anderen Berufsgruppen des Gesundheitswesens dienten (§ 16, Abs. 1–3).

Durch die definierten Tätigkeitsbereiche wurde eine Abgrenzung der Gesundheits- und Krankenpflege zu anderen Gesundheitsberufen möglich. Die Dokumentationspflicht und die persönliche Pflegeplanung machten den **pflegerischen Anteil** im gesamten Behandlungsprozess **zum ersten Mal sichtbar**.

Die Pflegehilfe war ebenfalls im GuKG 1997 geregelt. Die Aufgaben umfassten die „Betreuung pflegebedürftiger Menschen zur Unterstützung von Angehörigen des gehobenen Dienstes für Gesundheits- und Krankenpflege sowie von Ärzten" (§ 82). Pflegerische Maßnahmen durften nur nach Anordnung und unter Aufsicht von diplomierten Pflegekräften erfolgen. Im extramuralen Bereich mussten die Anordnungen schriftlich vorliegen (§ 84).

7.5 Die GuKG-Novelle 2016

Die Gesetzesnovelle von 2016 bewirkte gravierende Veränderungen des Gesundheits- und Krankenpflegegesetzes von 1997. Vorherige und nachfolgende Novellen zogen hier keine erwähnenswerten Änderungen nach sich.

Seit Inkrafttreten dieser Novelle ist die Ausbildung des gehobenen Dienstes für Gesundheits- und Krankenpflege gesetzlich an Fachhochschulen gebunden. Der gehobene Dienst in der Gesundheits- und Krankenpflege schließt mit dem akademischen Grad **Bachelor of Science in Health Studies (BSc)** ab. In Österreich wurden 2007 die lateinischen Bezeichnungen „Bakkalaurea, Bakkalaureus" durch den englischen, geschlechtsneutralen Begriff **„Bachelor"** abgelöst (Fermüller, 2010).

Die bisherige Diplomausbildung in der allgemeinen GuK läuft mit 2024 aus. Die Berufsberechtigungen der beiden Ausbildungssysteme (bisherige Diplomausbildung und Bachelor-Studium) für den gehobenen Dienst sind ident.

Die Spartentrennung allgemeine Gesundheits- und Krankenpflege und spezielle Grundausbildungen wie Kinder- und Jugendlichenpflege und psychiatrische Pflege wurde abgeschafft, die **generalistisch ausgebildeten Pfleger*innen** sollen in Zukunft **alle Patientengruppen in allen Settings** betreuen. Nach der Grundausbildung können setting- und zielgruppenspezifische Spezialisierungen sowie Spezialisierungen für Lehr- oder Führungsaufgaben erworben werden (BGBl. 2016/75, § 17). Wer in einem der angeführten Spezialbereiche arbeitet, hat innerhalb von fünf Jahren eine entsprechende Sonderausbildung mit mindestens 90 ECTS-Punkten zu absolvieren.

Die drei Tätigkeitsbereiche eigenverantwortlicher, mitverantwortlicher und interdisziplinärer Bereich wurden nun in **Kompetenzbereichen** organisiert. Der Kompetenzbereich des gehobenen Dienstes für Gesundheits- und Krankenpflege (§ 13) umfasst:

- die pflegerischen Kernkompetenzen (§ 14);
- Kompetenz bei Notfällen (§ 14a);
- Kompetenzen bei medizinischer Diagnostik und Therapie (§ 15);
- Weiterverordnung von Medizinprodukten (§ 15a);
- Kompetenzen im multiprofessionellen Versorgungsteam (§ 16);
- Spezialisierungen (§ 17).

Die als nicht mehr zeitgemäß empfundene Bezeichnung „Krankenschwester" wurde in **„Krankenpflegerin"** geändert. Die entsprechenden Berufsbezeichnungen lauten „diplomierte Gesundheits- und Krankenpflegerin, diplomierter Gesundheits- und Krankenpfleger" (§ 11).

Die Ausbildung in den Pflegeberufen ist dreistufig. Dem gehobenen Dienst der Gesundheits- und Krankenpflege wurde die **Pflegefachassistenz** zur Seite gestellt. Pflegefachassistent*innen haben eine zweijährige Ausbildung, deren Zugangsvoraussetzung zehn positiv abgeschlossene Schulstufen bilden. Die ehemalige „Pflegehilfe" wurde zur **Pflegeassistenz** und bedarf einer einjährigen Ausbildung mit vorrangigem Einsatz in der Langzeitpflege (Ettl, 2017, S. 92 f.).

7.6 Gesundheitsberuferegister

Seit 1. Juli 2018 gibt es auch in Österreich ein Gesundheitsberuferegister. In diesem elektronischen Verzeichnis müssen sich **nichtärztliche Beschäftigte** der **Gesundheitsberufe** registrieren lassen. Die Registrierung gilt als gesetzliche Voraussetzung für die Berufsausübung und geht mit dem Erhalt eines Berufsausweises einher. Vor dem Ablaufen der fünfjährigen Gültigkeit muss die Registrierung verlängert werden. Fortbildungen können online im Register eingetragen werden (Bundesarbeiterkammer & Gesundheit Österreich, 2021, S. 6, 15, 20).

7.7 Professionalisierung der Pflege

Seit den 80er-Jahren des 20. Jh. besteht im deutschsprachigen Raum ein fortschreitendes Bestreben, die Pflege zu professionalisieren. In enger Verbindung mit der Professionalisierung steht die Akademisierung. Sie bedeutet zum einen, dass die Grundausbildung eines Berufes im tertiären Bildungsbereich angesiedelt ist, andererseits deutet sie darauf hin, dass sich berufliches Pflegewissen zu wissenschaftlichem Wissen weiterentwickelt, das auf Hochschulniveau angesiedelt ist (Gröschl, 2003; Mayer, 2015, S. 137 f.). Im Rahmen der Professionalisierung als kontinuierliche Entwicklung spielt die Pflegewissenschaft eine wichtige Rolle, indem sie bestehendes Pflegewissen systematisiert, überprüft und durch Forschung und Theorieentwicklung neues Wissen generiert.

7.7.1 Entwicklung der Pflegewissenschaft

Die Entwicklung der Pflegewissenschaft ließ im deutschsprachigen Raum lange auf sich warten. Zu den **hinderlichen Faktoren** zählte das **Image der Pflege als berufenes Dienen und aufopfernde Nächstenliebe**. Weitere Ursachen für das Zurückbleiben der mitteleuropäischen Länder sieht die Schweizer Pflegewissenschafterin Rosette Poletti (1985) in der gesellschaftspolitischen Stellung der Frau, einer geringeren Vorbildung als ausreichendes Aufnahmekriterium zur Pflegeausbildung, den lange Zeit von Ärzt*innen geleiteten Krankenpflegeschulen und in einem erschwerten Zugang der Pflegepersonen zu englischsprachigen Pflegefachzeitschriften und wissenschaftlichen Kongressen aufgrund von unzureichenden Englischkenntnissen (Mayer, 2015, S. 136 f.). Als wesentlich fortschrittlicher auf dem Gebiet der Professionalisierung der Pflege erwiesen sich neben den USA Großbritannien und die nordeuropäischen Länder.

Beginnend mit **Florence Nightingales** (1820–1910) wissenschaftlichen Untersuchungen von Phänomenen, die sie bei der Pflege britischer Soldaten im Krimkrieg beobachtete, wurde der Grundstein für die Pflege als eigene Profession gelegt. Beeinflusst von Nightingales fortschrittlichen Ansätzen entwickelte sich in den USA die Krankenpflege als wissenschaftliche Disziplin (Mayer & Nagl-Cupal, 2012, S. 140).

In den USA war die Pflegeausbildung zu diesem Zeitpunkt schon seit 1910 an der Universität Minnesota angesiedelt, weitere Universitäten folgten. Leitende und lehrende Krankenschwestern hatten schon **ab 1899** die Gelegenheit, am **Teachers College** an der **Columbia University** in New York City zu studieren. Ein Lehrstuhl für Krankenhauswirtschaft wurde 1907 an dieser Universität gegründet. Drei Jahre später folgte eine Namensänderung in **„Lehrstuhl für Kranken- und Gesundheitspflege“**. Die erste Professorin dort war **Adelaide Nutting**, bereits ab 1920 konnten Krankenschwestern ein Promotionsstudium beginnen. Neben der Grundausbildung auf Universitätsniveau blieb die traditionelle Ausbildung in Krankenpflegeschulen, die an Krankenhäuser angebunden waren, ähnlich wie in Deutschland oder Österreich weiter bestehen. Seit den 1930er-Jahren ging die Verbreitung dieser Ausbildungsform stark zurück (Seidl & Walter, 2000, S. 40 f.).

In Europa wurde 1956 an der Universität in **Edinburgh** (Großbritannien) der erste Studienlehrgang zur Grundausbildung der Krankenpflege eingerichtet. Die 1938 emigrierte **Österreicherin Lisbeth Hockey** (1918–2004) gilt als Pionierin der Pflegeforschung in Großbritannien (Mayer, 2015, S. 136).

7.7.2 Entwicklungen in Österreich

Download: **Pflegetheorien und -konzepte und ihr Einfluss auf die nationale Pflege**

Erste Aktivitäten in Österreich in Richtung Akademisierung der Pflege erfolgten in den 1970er-Jahren. Engagierte Pflegepersonen, allen voran **Elisabeth Seidl** (*1939), leisteten Pionierarbeit und knüpften Kontakte zu internationalen Pflegeforscher*innen. Weder berufspolitische noch allgemeinpolitische Interessen waren hierfür ausschlaggebend, vielmehr war es die Initiative von Einzelpersonen, internationale Kontakte zu knüpfen (Seidl & Walter, 2022, S. 364).

Ein Akademisierungversuch von 1981 bestand in **Weiterbildungen** für Pflegepersonen in leitenden und lehrenden Funktionen, die im **Hochschulbereich** etabliert wurden. Diese als Universitätslehrgänge bezeichneten Qualifizierungsmaßnahmen waren außerhalb des regulären tertiären Bildungsbereichs angesiedelt. Zwar bestanden Kooperationen zwischen Universitäten und Bildungseinrichtungen, ein rechtmäßiger akademischer Grad konnte durch die Absolvierung dieser Universitätslehrgänge aber nicht erworben werden, ebenso wenig war die Durchlässigkeit im tertiären Bildungsbereich gegeben. Die verliehenen Berufsbezeichnungen „akademisch geprüfte*r Krankenhausmanager*in" und „akademisch geprüfte*r Lehrer*in für Gesundheits- und Krankenpflege" wurden mittels gesetzlicher Verordnungen zum Allgemeinen Hochschul-Studiengesetz geregelt (BGBl. Nr. 1991/250, S. 1 260; BGBl. Nr. 1994/203, S. 2547). Die erhoffte Professionalisierung und ein vermehrter Bezug des Pflegeberufes zur Wissenschaft konnten durch diese Maßnahmen nicht erreicht werden (Mayer, 2015, S. 137).

Im Jänner 1992 wurde die Errichtung eines **Forschungsinstituts für Pflege und Gesundheitssystemforschung** mit mehreren Abteilungen an der Universität Linz bewilligt; eine davon wurde der Pflegeforschung in Wien am Rudolfinerhaus unter der Leitung von **Elisabeth Seidl** zuerkannt. Internationale Forschungsprojekte wurden in Kooperation mit Wissenschaftler*innen aus dem deutschsprachigen Raum (Hilde Steppe, Miriam Hirschfeld, Elisabeth Seidl u. a.) geplant und internationale Kongresse und Symposien abgehalten (Seidl & Walter, 2022, S. 364–367). Zur historischen Pflegeforschung in Österreich leistete **Ilsemarie Walter** (*1932) hervorragende Pionierarbeit.

Ein weiterer wichtiger Schritt zur Etablierung der Pflegeforschung im deutschsprachigen Raum war die Beteiligung Österreichs an der ersten deutschsprachigen pflegewissenschaftlichen Zeitschrift „Pflege" 1988 (Seidl & Walter, 2022, S. 377).

Im Juni 1995 fasste die Bundesregierung den Beschluss zur Errichtung eines **Lehrstuhls für Pflegewissenschaft an der Universität Wien**. 1999/2000 entwickelte sich daraus ein achtsemestriges Studium der Pflegewissenschaft, das in Form eines berufsbegleitenden **Individuellen Diplomstudiums (IDS)** absolviert werden konnte. Der Abschluss des Studiums mit dem akademischen Grad „Mag. phil." führte jedoch zu keiner Berufsberechtigung, das IDS lief 2013 aus.

2004 wurde an der Universität Wien eine **Professur für Pflegewissenschaft** eingerichtet, vorerst als Stiftungsprofessur (gestiftet von Caritas und Rotem Kreuz), dann eine universitäre Vertragsprofessur und seit 2010 eine ordentliche Universitätsprofessur (Seidl & Walter, 2022, S. 367–371). Nach Seidls Emeritierung trat Hanna Mayer deren Nachfolge an und leitete das Institut für Pflegewissenschaft an der Universität Wien bis 2021. Seither leitet Martin Nagl-Cupal interimistisch das Institut.

Weitere an den „Bologna-Prozess" angepasste pflegebezogene Studienmöglichkeiten wurden geschaffen, beispielsweise besteht seit 2004 an der Medizinischen Universität Graz, an der Privatuniversität UMIT in Hall in Tirol und an der Paracelsus Medizinischen Privatuniversität (PMU) in Salzburg die Möglichkeit, Pflegewissenschaft zu studieren (Mayer, 2011, S. 42 f.; Rappold, 2010, S. 2).

In Deutschland konnte dieser Schritt der Akademisierung etwas früher vollzogen werden. Seit den frühen 1990er-Jahren bestehen in der ehemaligen Bundesrepublik Deutschland (BRD) entsprechende Angebote. In der ehemaligen Deutschen Demokratischen Republik (DDR) erfolgte die Akademisierung der Pflege bereits 1963. Pflegelehrer*innen konnten an der Humboldt-Universität zu Berlin Medizin- und Pflegepädagogik studieren.

Österreich und Deutschland zählten zu den europäischen Schlusslichtern bei der Akademisierung der Pflegegrundausbildung. In Deutschland starteten die ersten Bachelor-Studiengänge an Fachhochschulen zur Ausbildung von Pflegepersonen im Jahr 2004. Während mittlerweile in fast allen europäischen Staaten die Ausbildung zum gehobenen Dienst in der Gesundheits- und Krankenpflege ausschließlich im tertiären Bildungssektor angesiedelt ist, wurde in Deutschland die **Zugangsvoraussetzung** für die Berufsfachschulen auf **zehn positiv abgeschlossene Schuljahre reduziert** (Büker, 2018, S. 155 f.).

Durch die Gesetzesnovellierung 2016 wurde festgelegt, dass die Ausbildung für den gehobenen Dienst der allgemeinen Gesundheits- und Krankenpflege anstelle der bisher üblichen Diplomausbildung **ab 2024 ausschließlich an Fachhochschulen** stattzufinden hat (BGBl. 2016/75, § 117, Abs. 27). Die Fachhochschule Campus Wien startete 2008 als erste österreichische Fachhochschule einen Bachelorstudiengang für Gesundheits- und Krankenpflege und kooperierte mit Wiener Gesundheits- und Krankenpflegeschulen (Campus Donaustadt, Campus Favoriten und Campus Floridotower) sowie mit der Pflegeakademie der Barmherzigen Brüder und dem Vinzentinum (Ettl, 2017, S. 89; FH Campus Wien, o. J.).

Mittlerweile bestehen österreichweit zahlreiche Studiengänge sowohl für die Grundausbildung als auch für die berufliche Weiterbildung und Spezialisierung auf akademischem Niveau in Form von akademischen Lehrgängen und Masterstudiengängen. Wenngleich der Professionalisierungsprozess in Österreich noch nicht als abgeschlossen betrachtet werden kann, verfügt die Profession Pflege inzwischen über pflegerische Kernkompetenzen, eine eigene Fachsprache, einen spezifischen Wissensbestand sowie einen verbindlichen Ethikkodex.

7.7.3 Politische Vertretung der Pflege

Neben einer fachlich-inhaltlichen Weiterentwicklung der Profession Pflege ist eine berufspolitische Positionierung wichtig, um interprofessionell zusammenzuarbeiten und im Gesundheitsversorgungssystem Einfluss zu nehmen.

7.7.3.1 Nationale Interessenvertretung der Pflege

Die Berufsgruppe der Pflege in Österreich wird durch den Berufsverband **„Österreichischer Gesundheits- und Krankenpflegeverband (ÖGKV)“** gegenüber der Politik und der Öffentlichkeit vertreten. Der ÖGKV ist die größte nationale berufspolitische Interessenvertretung und wurde erstmals 1933 als „Verband der diplomierten Pflegerinnen Österreich“ gegründet. Während des Zweiten Weltkriegs wurde er verboten und 1948 neu gegründet.

Präsidentin des Verbandes ist seit 2020 Elisabeth Potzmann.

Ziel ist es, Pflege auf hohem Niveau sicherzustellen und die Zusammenarbeit mit nationalen und internationalen Gremien im Gesundheitswesen zu suchen. Dazu arbeitet der ÖGKV eng mit den deutschsprachigen Verbänden Deutscher Berufsverband für Krankenpflege (DBfK) und Schweizer Berufsverband der Pflegefachfrauen und Pflegefachmänner (SBK) sowie dem International Council of Nurses (ICN) zusammen. Der ÖGKV ist allerdings nicht ausreichend in politische Entscheidungen eingebunden. Dadurch bleibt die pflegerische Expertise in der Gesundheitspolitik oft unberücksichtigt. Eine Pflegekammer nach dem Vorbild der Ärzt*innen (Pflichtmitgliedschaft) hat sich bislang nicht durchgesetzt (Rappold, S. 2021, S. 177).

Seit 2020 ist die Pflege im Namen des Bundesministeriums sichtbar: „Bundesministerium für Soziales, Gesundheit, Pflege und Konsumentenschutz“. Dieses Signal ist ein wichtiger Schritt für die Umsetzung pflegerischer Interessen.

7.7.3.2 Internationale Interessenvertretung der Pflege

Weltweit bestehen Vereinigungen, die sich für die Interessen der Pflege einsetzen, beispielsweise der US-amerikanische Berufsverband American Nurses Association (ANA), der europäische Verband European Federation of Nurses Association (EFN) oder der International Council of Nurses (ICN).

Der **International Council of Nurses (ICN)** wurde 1899 durch die Initiative von Ethel Bedford-Fenwick, Mitglied der internationalen Frauenbewegung, gegründet und repräsentiert heute einen Zusammenschluss von mehr als 130 nationalen Pflegeorganisationen mit Sitz in Genf. Die bekannte Mitbegründerin **Agnes Karll**, Vertreterin der „Berufsorganisation der Krankenpflegerinnen Deutschlands“ (B. O. K. D, heute DBfK; siehe Kap. 5.2.4), war 1909 bis 1912 Präsidentin des ICN. Österreich trat dem Weltbund erstmals 1935 bei, und nach dem Zweiten Weltkrieg 1949 erfolgte die **Wiederaufnahme** der österreichischen Vereinigung der Krankenschwestern und Krankenpfleger gemeinsam mit der deutschen Schwesternschaft.

Der Weltbund vertritt weltweit die Interessen von 28 Millionen Pfleger*innen, trägt zur Imageverbesserung bei, fördert die Professionalisierung der Pflege und tritt für eine vernünftige Gesundheitspolitik und hohe Pflegequalität ein. Neben der vom ICN formulierten Definition von Pflege spielt der „ICN-Ethikkodex für Pflegefachpersonen“ eine bedeutende Rolle. Der 1953 entwickelte Berufskodex als verbindliche Leitlinie für Pfleger*innen wird regelmäßig überarbeitet und in Kooperation mit den deutschsprachigen Berufsverbänden ins Deutsche übersetzt, zuletzt 2021. Die im ICN-Ethikkodex formulierten Grundsätze für das pflegerische Handeln und Verhalten stellen ein wesentliches Merkmal der Profession dar und erfordern die Verinnerlichung durch alle Pfleger*innen, um wirken zu können. Der ICN steht in Beziehung mit internationalen Organisationen wie der Weltgesundheitsorganisation (WHO), dem Roten Kreuz, dem Weltärztebund und anderen (www.icn.ch/).

Vertiefung des Lernstoffes

Zum Wiederholen

- Pflege in der Nachkriegszeit
- Gesetzesänderung des GuKG 1997
- Gesetzesnovelle des GuKG 2016
- Pflegenotstand
- Pflegemigration
- Pflegeskandale
- Professionalisierung
- Akademisierung
- Berufsvertretung national und international
- Berufsbezeichnungen
- Pionierinnen der Pflegewissenschaft in Österreich

Zum Nachlesen

Pándi, Claus (1989): Lainz, Pavillon V: Hintergründe und Motive eines Kriminalfalls. Wien: Ueberreuter.
In diesem Buch wurde der Fall Lainz 1989 umfassend aufgearbeitet.

Beine, Karl H. (2011): Krankentötungen in Kliniken und Heimen: Aufdecken und Verhindern. (2., überarb. Aufl.). Freiburg/Breisgau: Lambertus.
Dieses Sachbuch befasst sich mit dem Phänomen der Krankentötungen in Kliniken und Heimen.

Sailer, Gerda (Hg.) (2021): Pflege im Fokus: Herausforderungen und Perspektiven. Warum Applaus alleine nicht reicht. Wien, Berlin: Springer.
Dieses Buch befasst sich mit gegenwärtigen Herausforderungen und Perspektiven des Pflegeberufs.

Seidl, Elisabeth & Walter, Ilsemarie (2022): Der lange Weg zur Etablierung der Pflegewissenschaft an österreichischen Universitäten. In: Schütz, Waltraud et al. (Hg.): Medizin in Wien nach 1945: Strukturen, Aushandlungsprozesse, Reflexionen, Bd. 6. Göttingen: Vandenhoeck & Ruprecht.
Dieses Buch skizziert die Entwicklung der Pflegewissenschaft in Österreich.

Literaturverzeichnis

Achleitner, T. (2011): Die Entwicklung des Gesundheits- und Krankenpflegegesetzes ab 1961 im Hinblick auf die berufliche Autonomie der Pflegenden. Medizinische Universität Graz.

Ackerknecht, E. H. (1979): Geschichte der Medizin (4. Aufl.). Enke.

Akcan, A. (o. J.): Kulturen Mesopotamiens: Sumerer – Akkader – Babylonier – Assyrer. Bethnahrin, Assyrischer Mesopotamien Verein Augsburg e. V. https:// bethnahrin.de/assyrer/kulturen-mesopotamiens-sumerer-akkader-babylonier-assyrer/ (23.1.2022).

AKH Wien (2020): Personalstand. AKH Wien, Universitätsklinikum. https://www.akhwien.at/default.aspx?pid=791 (7.2.2022).

AKH Wien (2022): Bettenstand nach Art der Betten. AKH Wien, Universitätsklinikum. https://www.akhwien.at/default.aspx?pid=793 (7.2.2022).

Albert, M. (1998): Krankenpflege auf dem Weg zur Professionalisierung. Eine qualitative Untersuchung mit Studierenden der berufsintegrierten Studiengänge „Pflegedienstleitung/Pflegemanagement" und „Pflegepädagogik" an der Katholischen Fachhochschule Freiburg. Pädagogische Hochschule Freiburg.

Ammende, R. (2016): Historie der Pflegeausbildung. Pflegenotstand und erste europäische Harmonisierung (1965–1977). CNE. Fortbildung Thieme 5, S. 2–6.

APAWiS (2022): Mangelberufe in Deutschland, Österreich, Schweiz. Mangelberufe.de. https://www.mangelberufe.de/ (2.5.2022).

Backovic, L. (2014): Österreichs größter Pflegeskandal: Die „Todesengel von Lainz". Der Spiegel. https://www.spiegel.de/geschichte/oesterreichs-groesster-pflegeskandal-die-todesengel-von-lainz-a-962376.html (12.4.2022).

Beine, K. H. (2011): Krankentötungen in Kliniken und Heimen: Aufdecken und verhindern (2., überarb. Aufl.). Lambertus.

BGBl 1949/93. Bundesgesetz, betreffend die Regelung des Krankenpflegewesens (Krankenpflegegesetz). Österreich.

BGBl. 1965/73 D: Krankenpflegegesetz, Deutschland.

BGBl. 1991/250. Verordnung: Berufsbezeichnung „Akademisch geprüfter Krankenhausmanager/ Akademisch geprüfte Krankenhausmanagerin", Österreich.

BGBl. 1997/108. Bundesgesetz über Gesundheits- und Krankenpflegeberufe (Gesundheits- und Krankenpflegegesetz – GuKG), Österreich.

BGBl 1999/179. Verordnung der Bundesministerin für Arbeit, Gesundheit und Soziales über die Ausbildung im gehobenen Dienst für Gesundheits- und Krankenpflege (Gesundheits- und Krankenpflege-Ausbildungsverordnung – GuK-AV), Österreich.

BGBl. 2016/75. GuKG-Novelle 2016, Österreich.

Binder-Fritz, C. (2005): Interkulturelle Öffnung der Altenpflege: Herausforderungen und Chancen für die Zukunft. In: I. Arias, S. Horn, & M. Hubenstorf (Hg.): In der Versorgung: Vom Versorgungshaus Lainz zum Geriatriezentrum „Am Wienerwald", S. 343–378. Verlagshaus der Ärzte.

Binding, K., & Hoche, A. (1920): Die Freigabe der Vernichtung lebensunwerten Lebens. Ihr Maß und ihre Form. The Project Gutenberg. https://www. gutenberg.org/files/44565/44565-h/44565-h.html (18.11.2022).

Bischoff, C. (1994): Frauen in der Krankenpflege: Zur Entwicklung von Frauenrolle und Frauenberufstätigkeit im 19. und 20. Jahrhundert (2. Aufl.). Campus.

Bochnik, P. A. (1988): Die mächtigen Diener. Die Medizin und die Entwicklung von Frauenfeindlichkeit und Antisemitismus in der europäischen Geschichte. Rowohlt.

Bredow, B. (2018): Niels Högel: Warum werden Helfer zu Mördern? – Experteninterview mit Karl H. Beine. Der Spiegel, 30. Oktober 2018. https:// www.spiegel.de/panorama/justiz/niels-hoegel-warum-werden-helfer-zu-moerdern- experteninterview-a-1235743.html (22.8.2022).

Brooke, E. (1997): Die großen Heilerinnen von der Antike bis heute. Econ.

Buchmann, B. M. & Buchmann, D. (2006): Die Epoche vom Ende des 18. Jahrhunderts bis um 1860. In: P. Csendes & F. Opll (Hg.): Wien. Geschichte einer Stadt, Bd. 3, S. 15–174. Böhlau. http://e-book.fwf.ac.at/o:229 (2.2.2022).

Büker, C. (2018): Perspektiven der akademischen Pflege. In: C. Büker, J. Lademann & K. Müller (Hg.): Moderne Pflege heute: Beruf und Profession zeitgemäß verstehen und leben, S. 152–159. Kohlhammer.

Bundesarbeiterkammer & Gesundheit Österreich (2021): Häufige Fragen zum Gesundheitsberuferegister. Bundesarbeiterkammer. https://ooe. arbeiterkammer.at/service/registrierunggesundheitsberufe/Abed_2021_Haeufige_Fragen_zum_Gesundheitsberuferegister.pdf (1.9.2022).

Dahl, M. (1998): Endstation Spiegelgrund: Die Tötung behinderter Kinder während des Nationalsozialismus am Beispiel einer Kinderfachabteilung in Wien 1940 bis 1945. ERASMUS.

Dastugue, J. (1990): Die Paläopathologie. In: R. Toellner (Hg.): Illustrierte Geschichte der Medizin. Sonderausgabe, Bd. 1, S. 19–47. Andreas & Andreas.

DBfK (2018): Information zum Pflegeberufegesetz. Wissenswertes, Tipps und Empfehlungen zur Bildungsreform für die Pflegeberufe (Informationsbroschüre). Deutscher Berufsverband für Pflegeberufe. https://www.dbfk.de/media/docs/download/Allgemein/Informationen-zum-Pflegeberufegesetz-2019.pdf (28.1.2022).

De Lachapelle, A. (2022, 1. April): Pflegenotstand in Deutschland – eine kontinuierliche Zuspitzung der Lage. Gründe und Lösungsansätze für den Mangel und Pflegekräften und die daraus resultierende Unterversorgung. Sanubi. https://sanubi.de/ pflege/pflegenotstand (2.5.2022).

Dennis, C. M. (2001): Dorothea Orem: Selbstpflege- und Selbstpflegedefizit-Theorie. Huber.

Der Standard (2003a): Wundgelegene und monatelang ungebadete Patienten. Der Standard.at. https://www.derstandard.at/story/1409394/wundgelegene- und-monatelang-ungebadete-patienten (3.9.2022).

Der Standard (2003b): Lainz-Prüferin: „Ich war entsetzt". Der Standard.at. https://www.derstandard.at/story/1460889/lainz-prueferin-ich-war-entsetzt (3.9.2022).

Dorffner, G. (1998): Männer und Frauen in der Krankenpflege. In: E. Seidl (Hg.): Rückblick für die Zukunft: Beiträge zur historischen Pflegeforschung, S. 98–114. Maudrich.

Dorffner, G. (2000): „... Ein edler und hoher Beruf": Zur Professionalisierung der österreichischen Krankenpflege. Vier-Viertel.

Dorffner, G., Kozon, V. & Walter, I. (2004): Meilenstein oder Notlösung? Die „Verordnung des Ministers des Innern vom 25. Juni 1914, betreffend die berufsmäßige Krankenpflege". In: dies. (Hg.): Wider die Geschichtslosigkeit der Pflege: Vorträge des Sechsten Internationalen Kongresses zur Geschichte der Pflege, der am 16. April 2004 in Wien stattfand, S. 45–65. ÖGVP.

Dorschner, S. (1999): „Die Saat wird noch einmal aufgehen...". Agnes Karll und die Krankenpflege in Deutschland. Unterricht Pflege 4/1, S. 14–18. https://www.prodos-verlag.de/start.php?best=0015 (13.9.2021).

DRK (2019a): Gründung der ersten Schwesternschaft. Deutsches Rotes Kreuz. https://www.drk.de/das-drk/geschichte/das-drk-von-den-anfaengen-bis-heute/1850/1860/ (20.1.2022).

DRK (2019b): Henry Dunant. https://www.drk.de/das-drk/geschichte-des-roten-kreuzes/wissen-und-helfen/biografie-henry-dunant/ (16.1.2022).

Eckart, W. U. (2013): Geschichte, Theorie und Ethik der Medizin (7., völlig neu bearb. Aufl.). Springer.

Ehrenreich, B. & English, D. (1986): Hexen, Hebammen und Krankenschwestern. Frauenoffensive.

Ehrlich, A. (2007): Ärzte, Bader, Scharlatane: Die Geschichte der Heilkunst in Österreich. Amalthea.

Eigelsberger, P. (2019): Das Personal der Tötungsanstalt Hartheim vor dem Volksgericht Linz. In: P. Rohrbach & F. Schwanninger (Hg.): Beyond Hartheim: Täterinnen und Täter im Kontext von „Aktion T4" und „Aktion Reinhard", S. 117–134. Studienverlag.

Eppelsheim, P. (2014, 2. Dezember): Tötungen durch Pflegepersonal: Gemordet wird nach Schema F. Frankfurter Allgemeine. https://www.faz.net/aktuell/gesellschaft/kriminalitaet/toetungen-durch-pflegepersonal-gemordet-wird-nach-schema-f-13294005.html (16.5.2022).

Ettl, E. (2017): Von der WärterIn zur akademisch gebildeten Fachkraft in der Gesundheits- und Krankenpflege. Eine rechtshistorische Darstellung. Rechtswissenschaftliche Fakultät der Karl-Franzens-Universität Graz.

Fermüller, T. (2010): Bachelor oder Bakkalaureat. Studium.at. https://www.studium.at/studieren/bachelor-bakkalaureat (10.6.2022).

FH Campus Wien (o. J.): FHCW. Gesundheits- und Krankenpflege – FH Campus Wien. https://www.fh-campuswien.ac.at/studium-weiterbildung/studien-und-lehrgangsangebot/detail/gesundheits-und-krankenpflege.html (15.5.2022).

Flemmich, G. (2018): Entstehung und Wirkung der Pflegeberufe – Antike, Mittelalter, Neuzeit? In: G. Flemmich, A. Hais & T. Schmid (Hg.): Gesundheitsberufe im Wandel: Festschrift für Brigitte Adler, S. 26–38. LIT-Verlag.

Fürstler, G. (2008): Zur Geschichte der beruflichen Gesundheits- und Krankenpflege. In: E. Kemetmüller (Hg.): Berufsethik und Berufskunde für Pflegeberufe (5., aktual. u. erw. Aufl.), S. 123–161. Maudrich.

Fürstler, G. & Malina, P. (2004): Ich tat nur meinen Dienst: Zur Geschichte der Krankenpflege in Österreich in der NS-Zeit. Facultas.

Gaida, U. (2008): Zwischen Pflegen und Töten: Krankenschwestern im Nationalsozialismus (2. Aufl.). Mabuse.

Kollesch, J. & Nickel, D. (Hg.): Antike Heilkunst: Ausgewählte Texte aus den medizinischen Schriften der Griechen und Römer, S. 197–198. Reclam.

Gamper, M. (2005): Der Erste Weltkrieg. In: I. Arias, S. Horn & M. Hubenstorf (Hg.): In der Versorgung: Vom Versorgungshaus Lainz zum Geriatriezentrum „Am Wienerwald", S. 138–142. Verlagshaus der Ärzte.

Grois, B. (1952): Der Krankenpflegeberuf in Vergangenheit und Gegenwart. Soziale Berufe. Krankenpflege und verwandte Berufe. Fürsorgerinnen und Kindergärtnerinnen 9/10, S. 127–148.

Gröschl, M. (2003, 5. November): Gesunde Verhältnisse. FALTER HEUREKA. https://www.falter.at/heureka/20031105/gesunde-verhaeltnisse/2135420012 (27.5.2022).

Hanisch, C. (2005): Loch im Kopf. Die Trepanation hat eine lange Tradition. Schon jungsteinzeitliche Chirurgen waren Meister im Schädelöffnen. Abenteuer Archäologie 1, S. 50–55.

Hippokrates (1994b): Aphorismen. Buch VII, Aph. 87. In: J. Kollesch & D. Nickel (Hg.): Antike Heilkunst: Ausgewählte Texte aus den medizinischen Schriften der Griechen und Römer, S. 154. Reclam.

Hippokrates (1994e): Über die heilige Krankheit. Kap. 1, 2, 7. In: J. Kollesch & D. Nickel (Hg.): Antike Heilkunst: Ausgewählte Texte aus den medizinischen Schriften der Griechen und Römer, S. 157–164. Reclam.

Hippokrates (1994f): Über die Natur des Menschen, Kap. 1–8. In: J. Kollesch & D. Nickel (Hg.): Antike Heilkunst: Ausgewählte Texte aus den medizinischen Schriften der Griechen und Römer, S. 70–78. Reclam.

Hitler, A. (1943): Mein Kampf. Zwei Bände in einem Band. Ungekürzte Ausgabe. Zentralverlag der NSDAP, Eher-Verlag. https://onemorelibrary.com/index.php/de/?option=com_djclassifieds&format=raw&view=download&task=download&fid=70 (29.5.2022).

Höller, M. (2018, 31. August): Die Geschichte der mordenden Krankenschwestern im Geriatriezentrum am Wienerwald. Vice. https://www.vice.com/de/article/gy3ad3/die-geschichte-der-mordenden-krankenschwestern-im-geriatriezentrum-am-wienerwald (4.8.2022).

ICN (Hg.) (2008): Nursing care continuum framework and competencies. International Council of Nurses. https://siga-fsia.ch/files/user_upload/07_ICN_Nursing_Care_Continuum_Framework_and_Competencies.pdf (14.6.2022).

Immenschuh, U. & Marks, S. (2017): Scham und Würde in der Pflege: Ein Ratgeber. Mabuse.

Jakob, B. (2017): Arsen, Quecksilber und die wilden Syphilis-Kuren. Online-Magazin der Universität Bern. https://www.uniaktuell.unibe.ch/2011/ arsen_quecksilber_und_die_wilden_syphilis_kuren/index_ger.html (7.2.2022).

Jochheim, T. (2016, 18. September): Missstände in Pflegeheimen: „Wir alle tolerieren diese unsäglichen Verhältnisse". Experteninterview mit Karl H. Beine. RP-Online. https://rp-online.de/leben/gesundheit/warum-krankenschwestern-ihre-patienten-toeten_aid-9620229 (15.8.2022).

Käppeli, S. (2004): Vom Glaubenswerk zur Pflegewissenschaft. Huber.

Kepplinger, B. (2019): Aspekte der Täterforschung. Die Täterinnen und Täter von Hartheim. In: P. Rohrbach & F. Schwanninger (Hg.): Beyond Hartheim: Täterinnen und Täter im Kontext von „Aktion T4" und „Aktion Reinhard", S. 11–30. Studienverlag.

Klee, E. (Hg.) (2001): Dokumente zur Euthanasie (5. Aufl.). Fischer.

Kleibel, V. (1996): Leben in der Schwesternschaft. Ein Beitrag zur Geschichte des Rudolfinerhauses. In: H. Steppe & E. Seidl (Hg.): Zur Sozialgeschichte der Pflege in Österreich: Krankenschwestern erzählen über die Zeit von 1920 bis 1950, S. 156–191. Maudrich.

Kollesch, J. & Nickel, D. (1994): Antike Heilkunst: Ausgewählte Texte aus den medizinischen Schriften der Griechen und Römer. Reclam.

Kronbichler, M. (2019, 5. April): Lainzer Mordserie: „Jetzt ist es aus mit der Schwarzwaldklinik". Die Presse. https://www.diepresse.com/5606709/lainzer-mordserie-jetzt-ist-es-aus-mit-der-schwarzwaldklinik (4.8.2022).

Lademann, J. (2018): Professionalisierung. In: C. Büker, J. Lademann & K. Müller (Hg.): Moderne Pflege heute: Beruf und Profession zeitgemäß verstehen und leben, S. 103–123. Kohlhammer.

Langer-Ostravsky, G. (2001): Medizingeschichtliche Quellen – Probleme und Methoden in der Bearbeitung der Akten der Niederösterreichischen Heil- und Pflegeanstalten Gugging und Mauer-Öhling 1938–1945. In: S. Horn & P. Malina (Hg.): Medizin im Nationalsozialismus, Wege der Aufarbeitung: Überarbeitete Vorträge der internationalen Tagung im Psychiatrischen Krankenhaus der Stadt Wien — Baumgartner Höhe, 5.–7. November 1998, S. 18–28. Pressestelle und Verl. der Österr. Ärztekammer.

Lapier, C. (2020, 15. Januar): Pflegefachfrau/-mann: Ausbildung und Beruf. Medi-Karriere. https://www.medi-karriere.de/medizinische-berufe/pflegefachfrau-mann/ (2.4.2024).

Lenhart, M. (2010): Pflegekräftemigration nach Österreich: Eine empirische Analyse. Lang.

Leven, K.-H. (2019): Geschichte der Medizin: Von der Antike bis zur Gegenwart (3., überarb. u. aktual. Aufl.). Beck.

Marcellus (1994): Über Heilmittel, Kap. 28, 72–74. In: J. Kollesch & D. Nickel (Hg.): Antike Heilkunst: Ausgewählte Texte aus den medizinischen Schriften der Griechen und Römer, S. 207–208. Reclam.

Mayer, H. (2011): Pflegeforschung kennenlernen: Elemente und Basiswissen für die Grundausbildung (5., aktual. u. überarb. Aufl). Facultas.

Mayer, H. (2015): Pflegewissenschaft – Über die Etablierung einer neuen Disziplin an der Universität Wien. In: K. Fröschl, G. Müller, T. Olechowski & B. Schmidt-Lauber (Hg.): Reflexive Innensichten aus der Universität: Disziplinengeschichten zwischen Wissenschaft, Gesellschaft und Politik, S. 135–147. V&R unipress.

Mayer, H. & Nagl-Cupal, M. (2012): Pflegewissenschaft und -forschung. In: A. Lauber & A. Heißenberg (Hg.): Grundlagen beruflicher Pflege (3., überarb. Aufl.), S. 139–160. Thieme.

Mayr, A. (1954): Die „Blauen Schwestern". Die Schwesternschaft des Wiener Allgemeinen Krankenhauses. Schriftstück aus dem Archiv der Schulen für Gesundheits- und Krankenpflege am AKH Wien.

Metzger, M., Zielke-Nadkarni, A. & Nadkarni, A. Z. (1998): Von der Heilerin zur Pflegekraft. Geschichte der Pflege. Thieme.

Mill, J. S. & Mill, H. T. (1869): Die Unterwerfung der Frauen. Aus dem Englischen übersetzt und herausgegeben von Dieter Birnbacher. Reclam, 2020.

Möbius, P. J. (1905): *Über* den physiologischen Schwachsinn des Weibes: Bechtermünz, Nachdruck 2000.

Möller, U. & Hesselbarth, U. (1994): Die geschichtliche Entwicklung der Krankenpflege: Hintergründe, Analysen, Perspektiven. Kunz.

Möller, U. & Hesselbarth, U. (1998): Die geschichtliche Entwicklung der Krankenpflege: Hintergründe, Analysen, Perspektiven (2., durchges. Aufl). Kunz.

Neue Zürcher Zeitung (2003, 10. September): Skandal um Wiener Geriatriezentrum. Neue Zürcher Zeitung. https://www.nzz.ch/article933NB-ld.270709 (3.9.2022).

Nightingale, F. (2005): Bemerkungen zur Krankenpflege. „Notes on Nursing", übers. v. C. J. Schweikardt & S. Schulze-Jaschok. Mabuse.

Nowotny, H., Bargil, M., Brandstaller, T., Grodicky, C., Graf, D., Stock, F.-M. & Szinovacz, M. (1975): Bericht über die Situation der Frau in Österreich. Frauenbericht 49.

Oremus, K. & Ambichl, S. (2020, 26. April): Die Patienten des Narrenturms. ArchäoNOW. http://www.archaeo-now.com/2020/04/26/die-patienten-des-narrenturm/ (20.8.2022).

ÖVP Wien (2005, 13. September): SPÖ-Regierung trägt alleine Verantwortung – Personal tut, was es kann. OTS.at. https://www. ots.at/presseaussendung/OTS_20050913_OTS0218/spoe-regierung-traegt-alleine-verantwortung-personal-tut-was-es-kann (3.9.2022).

Pándi, C., Ringel, E., Hacker, F., Krenn, K., Busek, E., Barolin, G. S., Brunner, G., Dezsy, J., Fellinger, K. & Mayr, H. (1989): Lainz, Pavillon V: Hintergründe und Motive eines Kriminalfalls. Ueberreuter.

Panke-Kochinke, B. (2001): Die Geschichte der Krankenpflege (1679–2000): Ein Quellenbuch. Mabuse.

Panke-Kochinke, B. & Schaidhammer-Placke, M. (2004): Frontschwestern und Friedensengel. In: I. Walter, E. Seidl & V. Kozon (Hg.): Wider die Geschichtslosigkeit der Pflege. ÖGVP.

Profil (2003, 13. September): Pflegeskandal: Keine Zeit zum Essen. profil.at. https://www.profil.at/home/pflegeskandal-keine-zeit-essen-64665 (3.9.2022).

Prüfer, A. (1997): Vom Liebesdienst zur Profession? Krankenpflege als weiblicher Beruf, 1918–1933. Kunz.

Radtke, R. (2022, 24. Januar): Fachkräftemangel/Bedarf an Pflegekräften in Deutschland bis 2035. Statista. https://de.statista.com/statistik/daten/studie/ 172651/umfrage/bedarf-an-pflegekraeften-2025/ (3.5.2022).

Rappold, E. (2010): Status Quo der universitären Anbindung von Pflege in Österreich. Universität Wien, Institut für Pflegewissenschaft.

Rappold, E. (2021): Pflege 2020 – Eine Bilanz. In: G. Sailer (Hg.): Pflege im Fokus: Herausforderungen und Perspektiven – Warum Applaus alleine nicht reicht, S. 175–184. Springer.

Rappold, E. & Juraszovich, B. (2019): Pflegepersonal-Bedarfsprognose für Österreich. https://broschuerenservice.sozialministerium.at/Home/Download?publicationId=722 (7.6.2022).

Reichsausschuß für Volksgesundheitsdienst Berlin (Hg.) (1943): Krankenpflegelehrbuch (15., neu bearb. u. erw. Aufl.). Thieme.

RGBl 1914/139 (1914): Verordnung des Ministers des Inneren vom 14. Juni 1914 betreffend die berufsmäßige Krankenpflege, Österreich.

Rotes Kreuz Wien ABZ (2021): Bildung im Zentrum. Ausbildungszentrum Wiener Rotes Kreuz.

Rotondo, R. (2006). „Todesengel" – Wenn Pflegekräfte morden. Die Schwester Der Pfleger 11/06, S. 66–74.

Rübenstahl, M. (1994). Wilde Schwestern. Krankenpflegereform um 1900. Mabuse.

Rüller, H. (1999). Geschichte der Pflege: Grundlagenheft der Pflege für die Aus-, Fort- und Weiterbildung (bearb. Aufl. 2008). Prodos.

Sailer, G. (2021): Arbeitsplatz Krankenhaus. In: G. Sailer (Hg.): Pflege im Fokus: Herausforderungen und Perspektiven – Warum Applaus alleine nicht reicht, S. 115–143. Springer.

Salm-Reifferscheidt, F. (2010): Frauen in der Kriegskrankenpflege im Ersten Weltkrieg am Beispiel der Rotkreuzschwester Marianne Jarka. Diplomarbeit.

Schermann, R. (2015): Vinzenz von Paul: Anwalt der Ärmsten: EBook. Topos plus.

Schink, M. (2010, Januar): Wiener Stadt- und Landesarchiv. Die Rotkreuzschwester. https://www-shared.swmbrk.de/downloads/downloads_schwesternschaft/Besonderer_Rechtsstatus_der_Rotkreuzschwestern.pdf?m=1510304197& (14.5.2022).

Schipperges, H. (1987): Der Garten der Gesundheit: Medizin im Mittelalter. (2. Aufl.) Artemis.

Schipperges, H. (1993): Die Kranken im Mittelalter. C. H. Beck.

Schmölzer, H. (1994): Beginen. In: A. Holl (Hg.): Die Ketzer. Hoffmann & Campe.

Scholz-Klink, G. (1939): Rede: Die Stellung der Frau im nationalsozialistischen Deutschland. Deutsches historisches Museum. https://www.dhm.de/index.php?id=22191 (19.4.2022).

Schreiner, P.-W. (2001): Gewalt in der Pflege. Pflege und Gesellschaft, Zeitschrift für Pflegewissenschaft 2, S. 51–63.

Schumacher, J. (2015): Antike Medizin: Die naturphilosophischen Grundlagen der Medizin in der griechischen Antike (2., verb. Aufl., Reprint 2015). De Gruyter.

Schweikardt, C. (2011): Berufliche Entwicklung der Krankenpflege in Deutschland, Österreich und der Schweiz im 19. und 20. Jahrhundert. In: S. Hähner-Rombach (Hg.): Quellen zur Geschichte der Krankenpflege: Mit Einführungen und Kommentaren (2. Aufl.), S. 129–150. Mabuse.

Seidl, E. (1991): Pflege im Wandel: Das soziale Umfeld der Pflege und seine historischen Wurzeln, dargestellt anhand einer empirischen Untersuchung. Maudrich.

Seidl, E. (1996): Berufliches Handeln unter dem Einfluß der Zeitgeschichte. In: Seidl, E. & Steppe, H. (Hg.): Zur Sozialgeschichte der Pflege in Österreich: Krankenschwestern erzählen über die Zeit von 1920 bis 1950. Maudrich.

Seidl, E. (2003): Politisches Handeln in der Pflege – Beispiele von Persönlichkeiten der Pflegegeschichte. Gerontologische Pflege – Pflegeberatung, S. 7–26. ÖGVP, Österreichische Gesellschaft für vaskuläre Pflege.

Seidl, E. & Walter, I. (1998): Pflege im Wiener Allgemeinen Krankenhaus zwischen 1856 und 1913. Eine kommentierte Dokumentation. In: E. Seidl, & I. Walter (Hg.): Rückblick für die Zukunft: Beiträge zur historischen Pflegeforschung, Bd. 5, S. 223–257. Maudrich.

Seidl, E. & Walter, I. (2000): Pflegewissenschaft und Pflegeforschung. In: A. Danzinger, H. Götz, J. Rieder & I. Unterberger (Hg.): Bausteine der Gesundheits- und Krankenpflege: Aus der Praxis für die Praxis, S. 40–56. Maudrich.

Seidl, E. & Walter, I. (2014): Realisierung der Idee des „weltlichen Mutterhauses" in Österreich. Geschichte der Pflege 3/1, S. 17–29.

Seidl, E. & Walter, I. (2022): Der lange Weg zur Etablierung der Pflegewissenschaft an österreichischen Universitäten. In: W. Schütz, F. Seebacher, B. Nemec & H.-G. Hofer (Hg.): Medizin in Wien nach 1945: Strukturen, Aushandlungsprozesse, Reflexionen, Bd. 6, S. 361–380. V&R unipress.

Seidler, E. & Leven, K.-H. (2003): Geschichte der Medizin und der Krankenpflege (7., überarb. u. erw. Aufl.): Kohlhammer.

Seymer, L. R. (1936): Geschichte der Krankenpflege. Kohlhammer.

Shahar, S. (1984): Die Frau im Mittelalter. Athenaeum.

SPÖ Rathausclub. (2007, 23. Februar): Wehsely präsentiert Plan zur Umsetzung des Wiener Geriatriekonzepts (Austria Presse Agentur). OTS.at. https://www.ots.at/presseaussendung/OTS_20070223_OTS0046/wehsely-praesentiert-plan-zur-umsetzung- des-wiener-geriatriekonzepts (3.9.2022).

Sprenger, J. (2012): Der Hexenhammer. Jazzybee.

Stenographisches Protokoll des Nationalrates. 42. Sitzung des Bundesrares der Republik Österreich (1949).

Stenographisches Protokoll der 62. Sitzung des Nationalrates der Republik Österreich (1967).

Stenografisches Protokoll der 66. Sitzung des Nationalrates der Republik Österreich (1973).

Stenografisches Protokoll der 533. Sitzung des Bundesrates der Republik Österreich (1990).

Steppe, H. (Hg.) (2013): Krankenpflege im Nationalsozialismus (10., aktual. u. erw. Auflage). Mabuse.

Sticker, A. (1960): Die Entstehung der neuzeitlichen Krankenpflege. Deutsche Quellenstücke aus der ersten Hälfte des 19. Jahrhunderts. Kohlhammer.

Sticker, A. (1984): Agnes Karll: Die Reformerin der deutschen Krankenpflege: ein Wegweiser für heute zu ihrem 50. Todestag am 12. Februar 1927 (3., durchges. u. verb. Aufl.). Kohlhammer.

Theiss, J. (2020): Neandertaler: Wie lebte der Neandertaler? Planet Wissen. https://www.planet-wissen.de/geschichte/urzeit/der_neandertaler/pwiewielebtederneandertaler100.html (14.11.2021).

Vasold, M. (2003): Florence Nightingale: Eine Frau im Kampf um die Menschlichkeit. Pustet.

vol.at (2003. 18. November): Causa Lainz: Kontrollmängel festgestellt. Vorarlberg online. https://www.vol.at/causa-lainz-kontrollmangel- festgestellt/2623644 (3.9.2022).

Wachter, E. (2010): „Unde venis curatio?" Die Entwicklung der Krankenpflegeausbildung in Österreich im 20. Jahrhundert. Diplomarbeit. Medizinische Universität Wien, Institut für Pflegewissenschaft.

Walser, H. (2022): Ein Engel in der Hölle von Auschwitz: Das Leben der Krankenschwester Maria Stromberger (2. Aufl.). Falter.

Walter, I. (1991): Krankenpflege als Beruf: Aspekte beruflicher Sozialisation und Identität, dargestellt anhand einer empirischen Untersuchung. Maudrich.

Walter, I. (2000a): Historischer Rückblick, Perspektiven für Morgen: Tradition und Wandel in der Pflege. In: V. Kozon, (Hg.): Gegenwart und Perspektiven der Pflege, S. 7–18. ÖGVP.

Walter, I. (2000b): Zur Geschichte der österreichischen Pflege. In: A. Danzinger, H. Götz, J. Rieder & I. Unterberger (Hg.): Bausteine der Gesundheits- und Krankenpflege: Aus der Praxis für die Praxis, S. 21–39. Maudrich.

Walter, I. (2001): Auswirkungen des „Anschlusses" auf die österreichische Krankenpflege. In: S. Horn & P. Malina (Hg.): Medizin im Nationalsozialismus. Wege der Aufarbeitung, S. 143–167. Pressestelle u. Verl. d. Österr. Ärztekammer.

Walter, I. (2003): Zur Entstehung der beruflichen Krankenpflege in Österreich. Historicum, Frühling, S. 22–29.

Walter, I. (2004a): Pflege als Beruf oder aus Nächstenliebe. Die Wärterinnen und Wärter in Österreichs Krankenhäusern im „langen 19. Jahrhundert". Mabuse.

Walter, I. (2004b): Zur beruflichen Pflege in Österreich 1784 bis 1914. Wärterinnen und Wärter in öffentlichen Krankenhäusern. In: E. Seidl, V. Kozon & I. Walter (Hg.): Wider die Geschichtslosigkeit der Pflege, S. 25–44. ÖGVP.

Walter, I. (2020): Die Emigration (zukünftiger) Pflegepersonen aus Österreich 1938/39 – Teil 1. Ihre Bedeutung für die Gesundheits- und Krankenpflege und deren internationale Vernetzung. Karrierewege und Schicksale. Pflege Professionell, Frühling, S. 87–91. https://pflege-professionell.at/die-emigration-zukuenftiger-pflegepersonen-aus-oesterreich-1938-39-ihre-bedeutung-fuer-die-gesundheits-und-krankenpflege-und-deren-internationale-vernetzung-karrierewege-und-schicksale (15.5.2022).

Weisbrod-Frey, H. (2013): Krankenpflegeausbildung im Dritten Reich. In: H. Steppe (Hg.): Krankenpflege im Nationalsozialismus (10., aktual. u. erw. Aufl.), S. 93–116. Mabuse.

Weisser, U. (1991): Hippokrates (ca. 460–ca. 375 v. Chr.), Galen (129–ca. 200 oder nach 210 n. Chr.). In: D. v. Engelhardt & F. Hartmann (Hg.): Klassiker der Medizin I. Von Hippokrates bis Hufeland, S. 11–29. Beck.

Wiener Stadt- und Landesarchiv (o. J.a): Altes Allgemeines Krankenhaus. Wien Geschichte Wiki. https://www.geschichtewiki.wien.gv.at/Altes_Allgemeines_Krankenhaus (11.2.2022).

Wiener Stadt- und Landesarchiv (o. J.c): Landesarchiv Krankenhaus Wieden. https://www.bing.com/search?q=Landesarchiv+Krankenhaus+Wieden&cvid=52ad9d80b1ba4ae8b5caca0236a4a252&aqs=edge..69i57.1324j0j1&pglt=41&FORM=ANNTA1&P C=U531 (14.5.2022).

Wilkesmann, M., Steden, S., Hetco, B. & Bassyiouny, M. (2019): Nichtwissenskontexte – Organisation vs. (Semi-)Profession. In: M. Wilkesmann & S. Steden (Hg.): Nichtwissen stört mich (nicht): Zum Umgang mit Nichtwissen in Medizin und Pflege, S. 51–92. Springer.

WKO (2022): Die Rot-Weiß-Rot-Karte: Fachkräfte in Mangelberufen. Wirtschaftskammer Österreich. https://www.wko.at/service/arbeitsrecht-sozialrecht/Die_Rot-Weiss-Rot-Karte_Fachkraefte_in_Mangelberufen.html (2.5.2022).

Wolff, H. P. & Kastner, A. (2002): Das Karlsruher Krankenwärterinstitut. In: Wolff, H. P. (Hg.): Studien zur deutschsprachigen Geschichte der Pflege. Mabuse.

Wolff, H.-P. (Hg.) (2002): Studien zur deutschsprachigen Geschichte. Mabuse.

Wolff, H.-P. & Wolff, J. (2008): Krankenpflege: Einführung in das Studium ihrer Geschichte. Mabuse.

Abbildungsverzeichnis

Tabellenverzeichnis

Teil III
Transkulturelle Aspekte in der Pflege

von Ulrike Lenthe

Im Sinne eines geschlechterbewussten Sprachgebrauchs wird in diesem Teil – pars pro toto – die weibliche Form als Personenbezeichnung stellvertretend für alle Geschlechter verwendet.

Veränderungen, welche die bisher gewohnten Bahnen des Denkens, Beurteilens und Handelns erfassen, machen auch vor der Gesundheits- und Krankenpflege nicht halt. Das betrifft nicht nur neue Erkenntnisse im eigentlichen Fachbereich, sondern auch veränderte gesellschaftspolitische Gegebenheiten, deren Auswirkungen von den Pflegepersonen entsprechende Adaptionsmaßnahmen verlangen.

Vulnerabilität
(von lat. *vulnerare* – dt.: verletzen, verwunden) bezeichnet einen individuellen Zustand oder eine Situation, in welcher das Risiko einer Person oder einer Gruppe erhöht ist, eine bestimmte psychische oder körperliche Krankheit oder Verhaltensprobleme zu entwickeln.

Insbesondere die starken Migrationsbewegungen in und nach Europa und die damit einhergehende deutliche **Vulnerabilität** vieler Klientinnen mit Migrationshintergrund erfordern von den Pflegepersonen sowohl eine entsprechende Wahrnehmung als auch die Fähigkeit, die Bedürfnisse unterschiedlicher kultureller Gruppen und Personen zu erkennen, zu verstehen und angemessen auf sie zu reagieren, um sie in geeigneter Weise in die Pflege zu integrieren und dadurch Menschen mit anderen kulturellen, religiösen und ethnischen Hintergründen eine effiziente und effektive Pflege bereitstellen zu können. Dabei ist es von besonderer Bedeutung, insbesondere das Selbstbestimmungsrecht und die individuelle Situation der zu pflegenden Klientinnen zu berücksichtigen.

Nach dem Studium dieses Kapitels sollten Sie …

- wissen, was man unter Migration und Personen mit Migrationshintergrund versteht;
- den Unterschied zwischen Flüchtlingen und Migrantinnen erklären können;
- Gründe, warum Menschen migrieren, darlegen können;
- den Zusammenhang von Kultur und Pflege erklären können;
- die Begriffe multikulturell, interkulturell und transkulturell unterscheiden können;
- transkulturelle Pflege definieren können;
- die Theorie der kulturspezifischen Fürsorge nach Leininger in konkreten Situationen anwenden können.

1 Begriffsdefinition und Denkansätze

Die Entwicklung der Gesundheits- und Krankenpflege in Europa ist in Theorie und Praxis weitgehend von den Wertvorstellungen des christlichen Abendlandes geprägt. Es waren die geistlichen Orden, die sich als erste der Krankenpflege angenommen und sie im Verständnis der christlichen Nächstenliebe für Arme und Kranke ausgeübt und institutionalisiert haben. Diese Tatsachen sind so selbstverständlich, dass sie im Pflegealltag von heute kaum mehr bewusst wahrgenommen werden.

Fast tausend Jahre lang war das christliche Abendland ein weitgehend geschlossener, auf seine eigenen Wertvorstellungen und Lebensformen bezogener Kulturkreis. Heute leben wir in einer Welt, die immer enger zusammenrückt, wo Informationen fast gedankenschnell um den Globus laufen und die Begegnung mit Menschen aus anderen Kulturen zum Alltag gehört.

Die grenzenlose Globalisierung, der zunehmende Wegfall nationalstaatlicher Grenzen in Europa, verbunden mit der Erleichterung des Personenverkehrs und der daraus resultierenden verstärkten individuellen Mobilität sowie die weltweite Zunahme von Kommunikationsbeziehungen (z. B. durch Internet, Mobiltelefon und E-Mail) haben den Prozess einer vielschichtigen, andauernden Grenzüberschreitung in Gang gesetzt. So erfolgen auch Kulturbegegnungen nicht mehr nur in Teilbereichen wie Politik, Wirtschaft oder Technik, sondern sie umfassen und durchdringen alle Lebensbereiche gleichermaßen. Diese permanenten Grenzüberschreitungen auf zahlreichen Ebenen haben längst den Lebensalltag jeder Einzelnen erfasst und verlangen die integrative Fähigkeit, das Leben in mehreren Welten gleichzeitig zu führen.

Vor diesem Hintergrund sind auch Pflegepersonen gefordert, die relevanten neuen Perspektiven der fortwährenden kulturellen Grenzüberschreitungen zu erkennen, zu definieren und zu verwirklichen. Das bedeutet für die Gesundheits- und Krankenpflege eine Neuorientierung und den Dialog mit anderen Kulturen. Bedingung dafür ist die Akzeptanz anderer Kulturen bzw. anderskultureller Klientinnen und ihrer Denk- und Verhaltensweisen sowie der Respekt ihnen gegenüber. Der Ansatz dazu liegt im Wissen über andere Kulturen sowie in einer allgemeinen Kenntnis jener Religionen, welche diese Kulturen geformt und zu ihrer sozialen Ausprägung geführt haben.

1.1 Migration und Pflege

Das Thema Migration gewinnt in der Pflege zunehmend an Bedeutung, da im Kontext mit der internationalen Migration sowohl im stationären als auch im ambulanten Pflegebereich immer mehr Menschen mit Migrationshintergrund professionelle Pflege in Anspruch nehmen.

Als **Menschen mit Migrationshintergrund** werden jene Personen verstanden, deren beide Elternteile im Ausland geboren wurden, unabhängig von ihrer Staatsangehörigkeit. Unterschieden wird weiters in Migrantinnen der ersten Generation (Personen, deren eigener Geburtsort wie jener beider Elternteile im Ausland liegt) und Migrantinnen der zweiten Generation (Personen, deren eigener Geburtsort in Österreich liegt und jener beider Elternteile im Ausland) (vgl. Statistik Austria, 2022, S. 22).

Internationalen Studien zufolge sind Menschen mit Migrationshintergrund zwar per se nicht kränker als Nicht-Migrantinnen, aber ihre Lebensumstände vor, während und nach der Migration erweisen sich in vielen Fällen als krank machend. Nach Spallek & Razum (vgl. 2007, S. 452) wird die gesundheitliche Situation von Migrantinnen durch folgende drei Aspekte bestimmt:

- die Bedingungen in ihrem Herkunftsland vor der Migration (z. B. andere Ernährung, schlechtere Gesundheitsversorgung, Gewalt, Krieg, Folter, höhere Prävalenzen bestimmter Infektionskrankheiten);
- die Bedingungen während des Migrationsprozesses (z. B. psychosoziale Belastung, Stress, Hunger, Gewalt, Trennung von der Familie);
- die Bedingungen im Zielland der Migration sowohl kurzfristig nach der Migration (z. B. Fremdheitsgefühl, Trennung von der Familie, Sprach- und Verständigungsprobleme) wie auch noch Jahre oder Generationen später (unterschiedliche kulturelle und traditionelle Lebensweisen, schlechtere soziale Lage sowie schlechtere Wohn- und Arbeitsbedingungen, Sprach- und Verständigungsprobleme).

Unter **Migration** wird „... der auf Dauer angelegte bzw. dauerhaft werdende Wechsel in eine andere Gesellschaft bzw. in eine andere Region von einzelnen oder mehreren Menschen" (Treibel, 1999, S. 21) bezeichnet. Nach Empfehlungen der Vereinten Nationen werden daher auch nur jene Personen als **Migrantinnen** erfasst, die ihren ständigen Wohnsitz zumindest für ein Jahr von ihrem Herkunftsland in ein anderes verlegen (vgl. International Organization for Migration, 2018, S. 299). Darüber hinaus weist die Internationale Organisation für Migrationen darauf hin, die Begriffe Migrantinnen und **Flüchtlinge** nicht zu verwechseln, da sie eindeutige und unterschiedliche Bedeutungen haben. Der wesentliche Unterschied besteht darin, dass Migrantinnen im Gegensatz zu Flüchtlingen in ihrem Herkunftsland keine Verfolgung droht und sie jederzeit dorthin zurückkehren können. Flüchtlinge werden durch die Genfer Flüchtlingskonvention von 1951 geschützt und dürfen nicht in ein Land zurückgeschickt werden, in dem ihr Leben bedroht ist. Sie haben das **Recht**, einen **Antrag auf internationalen Schutz** (Asyl) zu stellen (vgl. a. a. o., S. 301).

Die **Gründe**, warum Menschen migrieren, sind vielschichtig: meist sind es politische, wirtschaftlich-soziale, ökologische oder demografische Gründe, die unabhängig davon, ob sie auch objektiv gegeben sind, subjektiv empfunden werden können. Gründe für die Migration können sowohl im Herkunftsland der Migrantinnen liegen als auch im Zielland. Nach Lee (vgl. 1972, S. 119) beruht die Entscheidung zur Migration auf dem Vergleich von Push- und Pull-Faktoren. **Push-Faktoren** (Druckfaktoren) stellen jene Bedingungen dar, die Menschen bewegen bzw. zwingen, ihr Heimatland zu verlassen. Zu ihnen zählen u. a. Krieg, religiöse oder politische Verfolgung, Armut und Hunger, niedriges Einkommen, Umweltkatastrophen, Überbevölkerung, Probleme mit der Familie oder mit der Dorfgemeinschaft (Blutrache, Ehrenmorde). **Pull-Faktoren** (Anziehungsfaktoren) bilden Anreize zur Migration, die vom Zielland ausgehen, wie etwa Hochkonjunktur, Arbeitskräftebedarf, gute Verdienstmöglichkeiten, politische Stabilität, Sicherheit, Glaubensfreiheit, ein gut entwickeltes Sozial- und Gesundheitssystem, Familienzusammenführung oder günstige Einwanderungsgesetze.

Im Rahmen der transkulturellen Pflege ist es wichtig, auch die Migrationsgeschichte der Klientinnen zu kennen, zumindest in Ansätzen zu wissen, warum sie ihr Heimatland verlassen haben. Selbst wenn es in erster Linie wirtschaftliche Gründe waren, steht ein Trennungs- und Verlusterleben dahinter. Die Heimat zu verlassen, bedeutet immer auch, einen großen Teil seiner bisherigen Lebensgeschichte zurückzulassen und eine neue Lebensgeschichte – oft in einem fremden Sprachraum und in einer fremden Kultur, deren Wertvorstellungen und Sozialverhalten völlig anders sind als die eigenen – zu beginnen und mitunter auch auf schmerzliche Weise Entwurzelung und Identitätsverlust zu erfahren.

Die Migrationsgeschichte der Klientinnen zu kennen, ist unverzichtbar, denn jede Phase des Migrationsprozesses kann für den soziokulturellen Umgang mit Pflege und Krankheit von Bedeutung sein.

1.2 Kultur und Pflege

Das Wort Kultur zählt zu den Begriffen, die in der Gesellschaft sowie in den Geistes-, Natur- und Sozialwissenschaften am häufigsten gebraucht werden. Die Verwendung des Kulturbegriffes erfolgt dabei keinesfalls einheitlich, sondern ist vieldeutig. Seine Bedeutung variiert je nach Kontext und Benutzerin. Daher existiert eine **Vielzahl an unterschiedlichen Definitionen**: einen allgemeingültigen Kulturbegriff gibt es nicht (vgl. Bolten, 2014, S.18).

Sprachgeschichtlich leitet sich der Begriff Kultur vom lateinischen Wort *cultura* ab, hergeleitet vom lateinischen Verb *colere* (anbauen, pflegen, verehren) und vom Substantiv *cultus* (Bearbeitung, Pflege, Verehrung).

Der dem heutigen Sinn entsprechende Kulturbegriff geht auf den römischen Philosophen und Staatsmann **Marcus Tullius Cicero** (106–43 v. Chr.) zurück. Cicero spricht in seinem zweiten Buch „Tusculanae disputationes" von der „cultura animi", der Philosophie, als „Pflege des Geistes", und von der „cultura agri", dem Ackerbau, als „Pflege des Bodens" (vgl. Cicero II, 5).

Seit Ciceros Unterscheidung einer *cultura agri* und einer *cultura animi* versteht man unter Kultur nicht mehr allein die Bearbeitung und Pflege der Natur, sondern auch die Pflege des menschlichen Geistes durch die Philosophie. Somit ist nach Cicero Kultur bewusstes Handeln, Selbst- und Weltgestaltung, und verbindet Vergangenheit, Gegenwart und Zukunft (vgl. Fuchs, 2008, S. 12 f.).

In der deutschen Sprache etablierte sich der Begriff „Kultur" am Ende des 17. Jahrhunderts. Erst der deutsche Naturrechtsphilosoph **Samuel Freiherr von Pufendorf** (1632–1694) verwendete *cultura* alleinstehend im Sinne einer menschlichen Pflicht, die dem Menschen – im Gegensatz zum Tier – über die bloße Selbsterhaltung hinaus obliegt. Pufendorf (zit. nach Hetzel, 2001, S. 30) bezeichnet Kultur als „den sittlichen Zustand einer Gemeinschaft, der es ermöglicht, diese von anderen Gemeinschaften abzugrenzen". An die Stelle einer einheitlichen Menschenkultur tritt nunmehr ein pluralistisches Kulturverständnis.

Insgesamt unterstreicht die Vielfalt der Kulturbegriffe die Einsicht, dass Kultur auf vielfältige Weise erfahren, definiert und erforscht werden kann. So schließt die Definition von **Kultur** als „Gesamtheit der typischen Lebensformen größerer Gruppen" (Brockhaus, 1975, 3. Bd., S. 278) auch die **Gesundheits- und Krankenpflege** als einen untrennbaren Bestandteil der typischen Lebensformen mit ein. Denn die professionelle Pflege als beabsichtigte Interaktion zwischen mehreren Personen einer Kulturgruppe verfolgt ein definiertes, von allen akzeptiertes Ziel: Gesundheit zu fördern, Krankheit zu verhüten, Gesundheit wiederherzustellen und Leiden zu lindern.

„Tusculanae disputationes"
Die fünf Dialoge der „Gespräche in Tusculum" von Marcus Tullius Cicero, entstanden 45 v. Chr., zählen zu den bedeutendsten Texten der antiken Philosophie. In fünf Dialogen beschäftigt sich Cicero mit grundlegenden Fragen von Lebensführung und Ethik sowie mit dem Verhältnis von Glück und Tugend.

pluralistisch
(von lat. *plural* – dt.: Mehrzahl), die Vielfalt betreffend, vielfältig, vielgestaltig.

> Pflege ist somit an sich ein **elementarer Grundbestandteil jeder Kultur**, wie immer sich diese Kultur auch sonst als typische Lebensform ausgebildet hat und darstellt.

1.3 Zum Begriff der transkulturellen Pflege

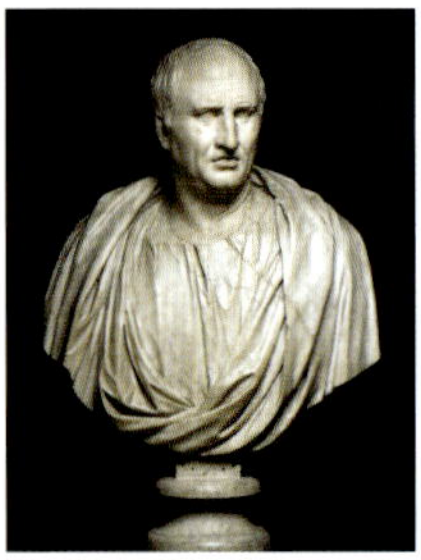

Abb. 1: **Marcus Tullius Cicero** (106–43 v. Chr.) war ein römischer Philosoph, Staatsmann (Consul im Jahr 63 v. Chr.) und der berühmteste Redner Roms seiner Zeit

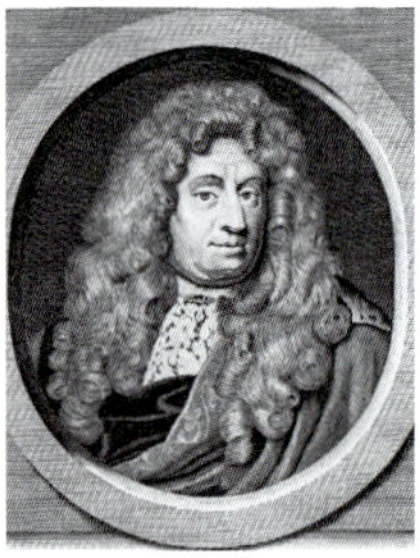

Abb. 2: **Samuel Freiherr von Pufendorf** (1632–1694) war ein deutscher Naturrechtsphilosoph, Historiker sowie Natur- und Völkerrechtslehrer. Er gilt als Begründer der Vernunftrechtslehre

Das für die Begriffsbedeutung von „transkulturell" maßgebliche lateinische Verhältniswort *trans* meint „über (etwas) hinweg bzw. jenseits (von etwas)" (vgl. Heinichen, 1881, S. 888). Somit kommt die Bezeichnung „transkulturell" in gewisser Weise den aktuellen Verhältnissen entgegen, die sich sowohl durch starke Globalisierungsströmungen als auch durch Individualisierungstendenzen charakterisieren ließen.

Zur Beschreibung von Begegnungssituationen mit Menschen aus unterschiedlichen Kulturen werden häufig die Adjektive „multikulturell", „interkulturell" und „transkulturell" verwendet, ohne sich ihrer differenzierenden Sinnbedeutung bewusst zu sein. Die folgenden Begriffserklärungen sollen die unterschiedlichen Bedeutungen dieser Termini veranschaulichen, um „transkulturelle Pflege" in den entsprechenden semantischen Bedeutungs- und sprachlichen Beziehungsrahmen setzen zu können.

- Das Adjektiv **„multikulturell"** beschreibt einen Zustand: Multikulturalität liegt dann vor, wenn in einer Gesellschaft verschiedene, unterschiedlich definierbare Kulturen eigenständig nebeneinander (oder auch miteinander) bestehen. In der Pflege wird z. B. ein Team von Pflegepersonen mit unterschiedlichen kulturellen Wurzeln als „multikulturelles Team" bezeichnet.
- Das Adjektiv **„interkulturell"** (lat. *inter*: zwischen, innerhalb, auch: untereinander) kennzeichnet die dialoggesteuerte, anwendungsorientierte Methode einer sachkundigen Berücksichtigung kulturspezifischer Verschiedenartigkeiten. Interkulturalität ist somit das Ergebnis eines durch Kommunikation und Interaktion herbeigeführten Austauschs einzelner Elemente zwischen zwei oder mehreren Kulturen, wobei aber jede der beteiligten Kulturen ihre kennzeichnende Identität behält. Interkulturell zu handeln bezeichnet auch die beabsichtigte, auf kulturellen Austausch angelegte Interaktion zwischen Personen aus unterschiedlichen Kulturen.
- Das Adjektiv **„transkulturell"** beinhaltet eine kulturspezifische Qualifikation: Transkulturalität bezeichnet die erworbene und auf Wissen begründete universale Fähigkeit, die Besonderheiten anderer Kulturen als solche wahrzunehmen, sie im Kulturvergleich als gleichwertig zu erkennen und, ohne die eigene Kultur dabei hintanzustellen, in jeder Kultur adäquat, empathisch-dialogisch und integrativ handlungsfähig zu sein. Transkulturalität beschreibt ein Kulturkonzept, in welchem Kulturen keine starren, homogenen, voneinander abgrenzbare Einheiten sind, sondern insbesondere im Zuge der Globalisierung zunehmend vernetzt und vermischt werden. Transkulturalität stellt vor allem das Verbindende und Gemeinsame, weniger das Fremde und Differenzierende ins Zentrum der Betrachtungen (vgl. Domenig, 2007, S. 173).

Pflege ist vor allem dann und von sich aus **transkulturell**, wenn sie sich an den existenziellen Bedürfnissen des Menschen orientiert. Denn diese Bedürfnisse sind für alle Menschen aller Zeiten und aller Kulturen dieselben. Bloß ihre Reihung, Gewichtung und Bedeutung wird aufgrund kulturbedingter Auffassungen oft unterschiedlich sein.

Sinngemäß formulieren auch Uzarewicz & Piechota (1997, S.7): „Transkulturelle Pflege bezieht sich auf das Kulturgrenzen Überschreitende, das grundlegend Gemeinsame, das Wesentliche von Pflege, nicht zuletzt um festzustellen, was Pflege (erkenntnistheoretisch) eigentlich ist."

Demnach ist transkulturelle Pflege kulturübergreifend und bedeutet Pflege über die Grenzen von kultureller Verschiedenartigkeit hinweg somit Pflege an sich, als die reine Idee in ihrer kulturunabhängigen Form. Transkulturelle Pflege kann daher als ein allgemeingültiges ideelles Prinzip verstanden werden.

Transkulturelle Pflege ist ein auf die Klientin zentriertes, kulturell kompetentes Praxisfeld und darauf ausgerichtet, zusätzlich zur individuellen Lebensbiografie insbesondere

- kulturelle Unterschiede zu erkennen und zu berücksichtigen;
- religiöse Werte und Praktiken zu achten und zu beachten;
- kulturelle Ähnlichkeiten und Gemeinsamkeiten sowie Widersprüche und Unterschiede herauszufinden, um Ansatzpunkte für eine gemeinsame, kulturspezifische und universelle Handlungsstrategie zu entwickeln.

1.4 Der Anfang der transkulturellen Pflege

Im Rahmen der transkulturellen Pflege kommt der amerikanischen Pflegewissenschaftlerin **Madeleine M. Leininger** ein besonderer Stellenwert zu, weil sie als Erste die Pflege in einen kulturellen Rahmen gestellt hat. Leininger wurde im Jahre 1925 in Sutton (Nebraska) geboren und verstarb im Jahr 2012 in Omaha (ebenda). Ihre Ausbildung zur Krankenschwester, die sie 1948 mit dem Diplom abschloss, absolvierte sie an der St. Anthony's School of Nursing in Denver. Im Jahre 1950 erhielt sie am Benediktiner-College in Atchison (Kansas) den Bachelor of Biological Science. Anschließend belegte sie an der Katholischen Universität von Amerika in Washington DC das Fach Pflegewissenschaft (Schwerpunkt psychiatrische Pflege), welches sie im Jahre 1954 mit dem Magistergrad abschloss.

Mitte der 1950er-Jahre arbeitete Leininger als Krankenschwester in einer psychiatrischen Kinderklinik und stellte dabei fest, dass Kinder mit unterschiedlichem kulturellem Hintergrund auch unterschiedliche Erwartungen an die Pflegepersonen richteten. Diese Erwartungen konnten von den Pflegepersonen vielfach nicht erfüllt werden, da ihnen die kulturellen Faktoren, welche die psychische und physische Gesundheit beeinflussen, nicht bekannt waren. Die Erkenntnis, dass Kultur und Pflege unauflöslich miteinander verbunden sind, veranlasste Leininger, Anthropologie zu studieren. 1965 promovierte sie als erste Krankenschwester an der Universität von Washington in Anthropologie und wurde 1966 als Professorin für Pflegewissenschaft und Anthropologie an die Universität von Colorado berufen, wo sie die ersten Seminare in transkultureller Pflege abhielt.

Anthropologie
(von altgriech. *ánthrōpos* – dt.: Mensch, und altgriech. *lógos* – dt.: Wort, Wissen, Lehre) bezeichnet die Lehre vom Menschen. Sie berücksichtigt hierbei insbesondere die evolutionären und historischen Hintergründe und die Interaktion der menschlichen Physis mit Umwelt, Gesellschaft und Kultur.

Ihre Erkenntnis, dass **Anthropologie** und **Pflege** unauflöslich miteinander verbunden sind, veranlasste Leininger, ihre Theorie der transkulturellen Pflege zu entwickeln und das erste Buch zum Thema transkulturelle Pflege zu schreiben, das im Jahre 1970 unter dem Titel „Nursing and Anthropology: Two Worlds to Blend" erschien. Im Jahre 1974 gründete Leininger die „Transcultural Nursing Society" und 1978 folgte dann ihr Grundlagenwerk „Transcultural Nursing: Concepts, Theories and Practices". Mit diesem Buch legte Leininger den Grundstein für die Entwicklung der **transkulturellen Pflege**.

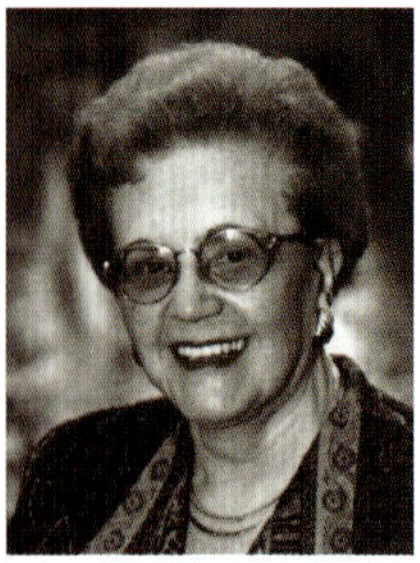

Abb. 3: **Dr. Madeleine Monica Leininger** (1925–2012), Urheberin des Konzepts der transkulturellen Pflege

1.4.1 Die Theorie der kulturspezifischen Fürsorge nach Leininger

Nach Leininger ist die Pflege ein universelles Kulturphänomen, wobei allerdings die Begriffe, Prozesse, strukturellen Formen und Pflegemuster in den einzelnen Kulturen unterschiedlich sind. Deshalb verwendet Leininger in ihrer Theorie auch den weitgefassten Begriff *care* (Fürsorge) und nicht den Begriff *nursing* (professionelle Pflege).

Nach Leininger (1998, S. 72 f.) bezieht sich **Fürsorge** (*care*)

> *„auf abstrakte und konkrete Phänomene in Form von helfenden, unterstützenden oder fördernden Erfahrungen oder Verhaltensweisen zum Wohle anderer Menschen, die ein offensichtliches oder potentielles Bedürfnis aufweisen, ihre menschlichen Lebensbedingungen oder Lebensweisen zu verbessern und weiter zu entwickeln“.*

Unter professioneller **Pflege** (*nursing*) versteht Leininger (a. a. O., S. 73)

> *„den erlernten, humanistisch ausgerichteten und wissenschaftlich fundierten Beruf und die entsprechende (wissenschaftliche) Disziplin, welche die Phänomene menschlicher Fürsorge zum Gegenstand haben, mit denen Menschen Einzelpersonen oder Gruppen helfen, sie unterstützen, es ihnen erleichtern oder sie dabei fördern, ihr Wohlbefinden (oder ihre Gesundheit) auf kulturell angemessene und positive Weise zu erhalten oder sie wieder zu erlangen oder mit Behinderungen oder dem Tod besser umzugehen“.*

Für Leininger bildet somit die Fürsorge den Kern der professionellen Pflege.

In der Theorie der kulturspezifischen Fürsorge werden die beiden Hauptkonstrukte **„Kultur“** (*culture*) und **„Fürsorge“** (*care*) zu einem einheitlichen Konstrukt (*cultural care*) zusammengefasst und eng miteinander verwoben, um damit Pflegephänomene erklären, sie deuten und dazu Prognosen erstellen zu können. Leininger (a. a. O., S. 64) sieht den Zweck ihrer Theorie darin,

> *„zu erforschen, wie die Unterschiede und Übereinstimmungen der menschlichen Fürsorge mit dem Welt- und Wirklichkeitsverständnis, mit den sozialen Strukturen und anderen Faktoren zusammenhängen, um auf der Grundlage entsprechender Befunde Möglichkeiten aufzuzeigen, wie Pflegende Menschen verschiedener oder ähnlicher Kulturen eine kulturkongruente Pflege gewährleisten können, damit sie auf kulturell angemessene Weise Wohlbefinden und Gesundheit (wieder-) erlangen oder den Umgang mit dem Tod erlernen“.*

Um die Dimensionen der Theorie einer kulturspezifischen Fürsorge besser verstehen zu können, hat Leininger das Sunrise-Modell entwickelt. Das Sunrise-Modell (engl.: Sonnenaufgang) ist allerdings kein begriffliches Modell, ebenso wenig ein abstraktes oder allgemeines System von Begriffen; Leininger versteht unter dem Begriff „Modell“ vielmehr eine bildliche Darstellung (vgl. Leininger, 1998, S. 76), denn das Modell gibt symbolisch eine aufgehende Sonne wieder.

1.4.2 Das Sunrise-Modell von Leininger

Leininger hat das Sunrise-Modell (Abb. 4) im Laufe von 30 Jahren entwickelt und immer wieder an ihre neuen wissenschaftlichen Erkenntnisse angepasst. Es dient als Instrument, die oben erwähnten Kulturspezifika zu ergründen und Zusammenhänge, die auf die Genesung, Heilung oder den Verlauf des Sterbens starken Einfluss nehmen, zu verstehen.

Das Modell gibt einen Gesamtüberblick über die verschiedenen, eng zusammenhängenden Dimensionen kultureller Pflege, die aber nicht isoliert betrachtet werden dürfen. Obwohl das Modell die Möglichkeit bietet, die menschliche Fürsorge von verschiedenen Ausgangspunkten aus zu erforschen, wird in der Praxis meistens mit der Dimension Welt- und Wirklichkeitsverständnis begonnen, um dann im unteren Teil des Sunrise-Modells mit den verschiedenen kulturellen Faktoren fortzufahren. Dabei gilt es zu erheben, inwieweit technische Faktoren, religiöse und philosophische Faktoren, familiäre und soziale Faktoren, kulturelle Werte und Lebensstile, politische und rechtliche Faktoren, ökonomische Faktoren, Erziehungs- und Bildungsfaktoren sowie ethnohistorische Faktoren miteinander in Verbindung stehen und menschliches Verhalten in verschiedenen Umweltsituationen beeinflussen können. Das präzise Studium dieser Faktoren ist von besonderer Bedeutung, damit ihr Einfluss auf die Fürsorgetätigkeiten, auf das Wohlbefinden sowie auf Gesundheit oder Krankheit verständlich wird, um so dieses Wissen bei den verschiedenen Arten menschlicher Fürsorge anwenden zu können.

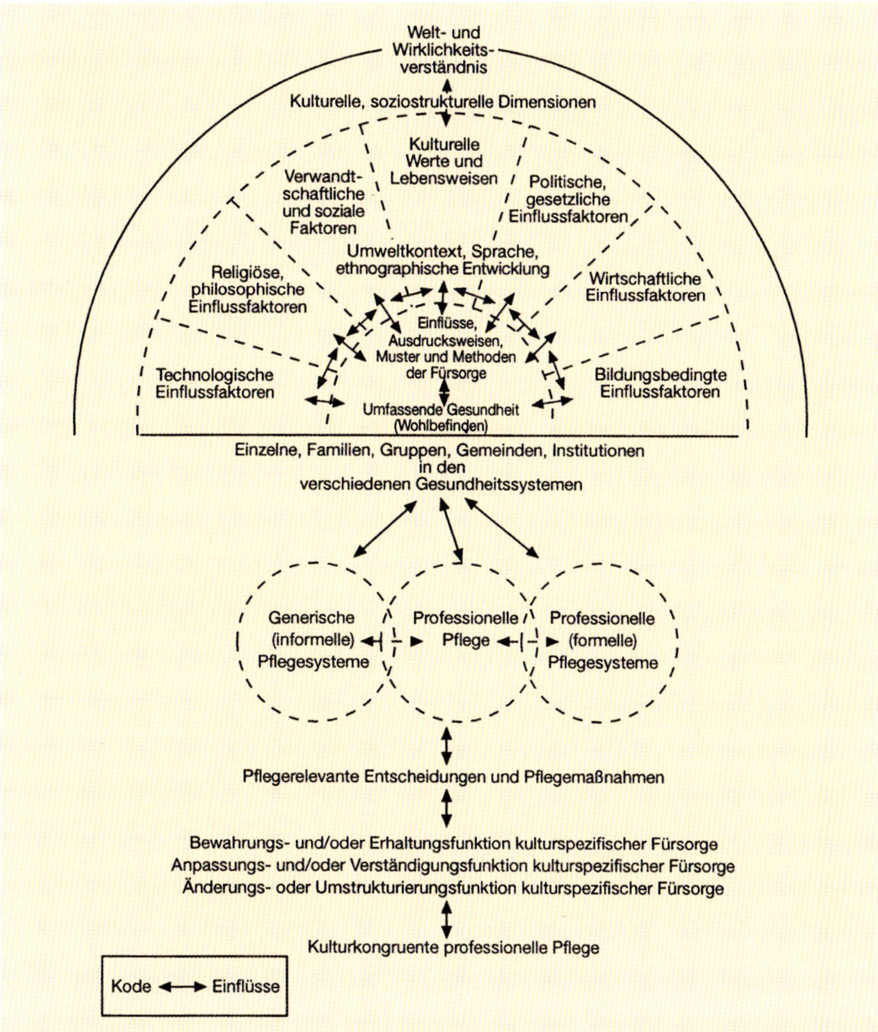

Abb. 4: **Das Sunrise-Modell von Leininger** (Leininger, 1998, S. 69)

Nach Leininger existieren in jeder Kultur sowohl generische (volkstümliche oder laienhafte) als auch professionelle Pflegesysteme. **Generische Pflegesysteme** beziehen sich auf kulturell erlerntes und überliefertes, volkstümlich-bodenständiges Wissen und entsprechende Fertigkeiten, die eingesetzt werden, um helfende, unterstützende oder erleichternde Handlungen gegenüber Einzelpersonen oder einer Gruppe mit eindeutigen oder angenommenen Bedürfnissen nach Verbesserung einer humanen Lebensweise, eines Gesundheitszustandes oder Wohlbefindens oder in Bezug auf den Umgang mit Behinderung und Tod vorzunehmen (vgl. Leininger, 1998, S. 74).

Professionelle Pflegesysteme beziehen sich auf professionelle Wissenskompetenzen, die mit Gesundheit, Krankheit und Wohlbefinden in Zusammenhang stehen. Es handelt sich dabei um formal unterrichtetes, erlerntes und kognitiv erworbenes professionelles Wissen und entsprechende praktische Fertigkeiten, die in professionellen Institutionen mit dem Ziel unterrichtet werden, Personen zu dienen, die um Gesundheitsleistungen nachsuchen (vgl. Leininger, 1998, S. 74).

Damit Menschen, welche professionelle Pflege in Anspruch nehmen, auch tatsächlich eine kulturkongruente Pflege erhalten, müssen sowohl die Erkenntnisse des volkstümlichen Pflegesystems als auch die des professionellen Pflegesystems mit dem professionellen Pflegewissen verbunden werden. Wenn Pflegepersonen nun eine Pflege gewährleisten wollen, die kulturkongruent und für den betroffenen Menschen sinnvoll ist, müssen sie die Pflegeplanung unter der Berücksichtigung folgender drei Fürsorgemodi vornehmen:

- Bewahrungs- und/oder Erhaltungsfunktion kulturspezifischer Fürsorge: Diese Funktion bezieht sich auf jene professionellen Handlungen und Entscheidungen, „die Menschen einer bestimmten Kultur helfen, fürsorgerelevante Werte zu erhalten und/oder zu bewahren, die sie gesund bleiben und von Krankheiten genesen lassen oder sie lehren, mit Behinderungen und/oder Tod umzugehen" (Leininger, 1998, S. 75).
- Anpassungs- und/oder Verhandlungsfunktion kulturspezifischer Fürsorge: Diese Funktion bezieht sich auf jene professionellen Handlungen und Entscheidungen, „die Menschen einer bestimmten Kultur helfen, sich anderen anzupassen oder mit ihnen zu verhandeln, um gemeinsam mit professionellen Pflegenden zu einem positiven oder zufriedenstellenden Ergebnis in Bezug auf ihre Gesundheit zu gelangen" (Leininger, 1998, S. 75).
- Änderungs- oder Umstrukturierungsfunktion kulturspezifischer Fürsorge: Diese Funktion bezieht sich auf jene professionellen Handlungen und Entscheidungen, „die Patienten bei der Neuordnung, Veränderung oder umfassenden Modifizierung ihrer Gewohnheiten und bei der Entwicklung neuer, veränderter und positiver Strukturen der Gesundheitspflege behilflich sind. Bei dieser Pflege müssen die Pflegenden die kulturellen Werte und Überzeugungen der Klientinnen berücksichtigen, damit diese Lebensweisen übernehmen und ausbilden, die positiver und gesünder sind als diejenigen, die vor der Zusammenarbeit mit ihnen vorhanden waren" (Leininger, 1998, S. 75).

Aufgrund der aus dem Studium aller Komponenten des Sunrise-Modells gewonnenen Daten werden die Pflegepersonen dann von Fall zu Fall entscheiden, welcher Fürsorgemodus oder welche Fürsorgemodi den jeweiligen Bedürfnissen der Klientin gerecht werden und ihr nützen. Diese drei Varianten der Handlung und Entscheidung führen nun zum Ziel des Sunrise-Modells, das darin besteht, eine kulturkongruente Pflege bereitzustellen und zu verwirklichen.

Vertiefung des Lernstoffes

Zum Wiederholen

- Migration, Migrationshintergrund, Migrationsgeschichte
- Kultur und Pflege
- Multikulturell, interkulturell, transkulturell
- Transkulturelle Pflege
- Intention und Entwicklung der transkulturellen Pflege
- Das Sunrise-Modell nach Leininger

Zum Üben

- Was bedeutet Kultur für Sie?
- Welche migrationstypischen Bedingungsfaktoren können sich auf Gesundheit und Krankheit auswirken und auf welche Art und Weise?
- Erklären Sie einer Außenstehenden, was transkulturelle Pflege ist.
- Begründen Sie anhand eines Beispiels drei wichtige pflegerelevante Aspekte einer Kultur nach Leininger.
- Stellen Sie die drei Fürsorgemodi nach Leininger anhand eines praktischen Beispiels dar.

Zum Nachlesen

Eagleton, Terry ([2]2001): Was ist Kultur? Eine Einführung. München: C.H. Beck.
Das Buch gibt einen guten Überblick über die Geschichte des Kulturbegriffes, wobei es in pointierter Weise den Bogen von den Klassikern wie Johann Gottfried Herder und Oscar Wilde bis ins heutige Hollywood spannt.

Lenthe, Ulrike ([4]2023): Transkulturelle Pflege. Kulturspezifische Faktoren erkennen – verstehen – integrieren. Wien: Facultas.
In Kapitel 4 werden ausführlich Motive zu Migration, Migrationsformen sowie dem Migrationsprozess und das Hineinwachsen von Migrantinnen in eine neue kulturelle und soziale Umwelt beschrieben.

McFarland, Marilyn R. & Wehbe-Alamah, Hiba B. ([4]2018): Leininger's Transcultural Nursing: Concepts, Theories, Research and Practice. New York et al.: McGraw-Hill.
In diesem umfassenden englischsprachigen Werk werden auf der Grundlage von Leiningers Theorie theoretische und praktische Anleitungen für die Integration kultureller Werte, Überzeugungen und Lebensweisen in einen kulturkongruenten Pflegeplan dargestellt. Darüber hinaus bietet das Werk eine globale vergleichende Perspektive auf westliche und nicht-westliche Kulturen (z.B. arabisch-muslimische, philippinische, taiwanesische, japanische, indianische und mexikanische).

2 Religionen in der Pflege

In der transkulturellen Pflege muss die Frage von Gretchen an Faust: „Nun sag', wie hast du's mit der Religion?" (Goethe, Faust I, Vers 3415) im Plural gestellt werden, da wir es heute überwiegend mit Klientinnen zu tun haben, deren Alltagskultur von einer der fünf großen Weltreligionen geprägt ist – also von Christentum, Islam, Hinduismus, Buddhismus oder Judentum.

Insbesondere im Krankheitsfall und in der Auseinandersetzung mit Schicksalsschlägen kann die Religion ein wichtiger Faktor von **Bewältigungsstrategien** sein. Daher ist es von wesentlicher Bedeutung, die religiösen Bedürfnisse der Klientinnen bestmöglich zu erfüllen. Allerdings muss dabei berücksichtigt werden, dass nicht alle Klientinnen dieselbe Vorstellung von Religiosität besitzen und dass nicht alle religiösen Rituale zwangsläufig mit Religiosität zusammenhängen müssen.

Nach dem Studium dieses Kapitels sollten Sie ...

- über die Entstehungsgeschichte der fünf Weltreligionen Bescheid wissen;
- die bedeutendsten Glaubensrichtungen innerhalb der fünf Weltreligionen benennen können;
- die Glaubensgrundlagen und Glaubensinhalte der fünf Weltreligionen kennen;
- die religiösen Pflichten, Traditionen und pflegerelevanten Bedürfnisse von gläubigen Christinnen, Muslimas, Hindu, Buddhistinnen und Jüdinnen kennen und das Wissen in der Praxis anwenden können.

2.1 Das Christentum

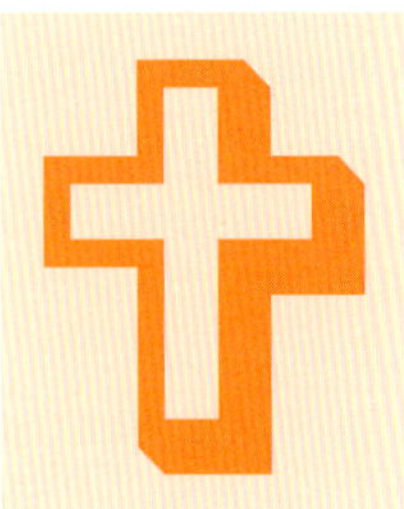

Abb. 5: **Das Kreuz** Das wichtigste Symbol der Christinnen ist das Kreuz. Es erinnert daran, dass Jesus am Kreuz gestorben ist.

Das Christentum ist vor 2000 Jahren in Palästina aus dem Judentum hervorgegangen. Sein Stifter ist Jeschua aus Nazareth in Galiläa, dessen Name in griechischer Übertragung **Jesus** lautet. In seinem 33. oder 34. Lebensjahr ist Jesus in Galiläa als religiöser Lehrer und Wundertäter an die Öffentlichkeit getreten. Dabei legte er nicht nur das mosaische Gesetz auf seine Weise aus, sondern verkündete als zentrale Botschaft die „Gottesherrschaft", das „Reich Gottes", welches unmittelbar bevorstehe (Mar 1,15). Damit geriet Jesus nicht nur in Konflikt mit den jüdischen religiösen Autoritäten, sondern auch mit den Römern, denn als Messias wäre er König der Juden und damit ein Gegenspieler des römischen Kaisers gewesen. Dies war für die obersten Priester die Chance, Jesus bei den Römern anzuklagen. Obwohl Jesus den römischen Statthalter Pontius Pilatus von der Haltlosigkeit der Anschuldigungen überzeugen konnte, bestanden seine Ankläger darauf und setzten es durch, dass Jesus am Kreuz sterben musste.

Das Christentum hat sich im Laufe der Geschichte in verschiedene Konfessionen aufgefächert, die sich im Umgang mit Traditionen, Sakramenten und Dogmen unterscheiden. Die drei größten sind:

- **Die katholische Kirche:** Sie ist die älteste und größte christliche Kirche. Ihr kirchliches Oberhaupt ist der Papst. Er gilt für die Katholiken als Stellvertreter Jesu auf Erden.

- **Die orthodoxen Kirchen:** 1054 n. Chr. spaltete sich die Ostkirche von der katholischen Kirche ab. Aus der Ostkirche entstanden u.a. die russisch-orthodoxe und die griechisch-orthodoxe Kirche. Ihre Oberhäupter werden Patriarchen genannt.
- **Die protestantische oder evangelische Kirche:** Im Jahre 1517 verursachte der Mönch Martin Luther eine Kirchenspaltung. Er kritisierte an der katholischen Kirche vor allem, dass sie für die Vergebung der Sünden von ihren Gläubigen Geld verlangte und dass der Gottesdienst auf Lateinisch abgehalten wurde, obwohl die wenigsten Gläubigen diese Sprache verstehen konnten.

2.1.1 Die religiöse Lehre

Christinnen glauben an einen einzigen Gott, der in drei Wesensformen erscheint: als Gottvater, als Sohn Gottes und als Heiliger Geist. Zentraler Inhalt ist zunächst Jesus Christus selbst, der Sohn Gottes und verheißene Messias, der durch seinen Tod am Kreuz und durch seine Auferstehung von den Toten die Menschen von ihrer Sünde erlöst hat. Die christliche Erlösungslehre wurzelt in der Vorstellung, dass jeder Mensch von Geburt an mit der Erbsünde behaftet ist, die durch den von Adam und Eva verursachten Sündenfall entstanden war. Von dieser Sünde muss der Mensch erlöst werden, da er sonst nicht das ewige Leben erlangen kann. **Erlösung** kann aber nur durch die Gnade Gottes erfolgen. Aus Liebe zu den Menschen hat Gott daher seinen Sohn auf die Welt geschickt, damit dieser als das „Opferlamm Gottes“ „die Sünde der Welt wegnimmt“ (Joh 1,29). Mit seinem Tod am Kreuz hat Jesus Christus diesen Plan seines Vaters erfüllt und den Weg der Erlösung für alle Menschen freigemacht.

Messias
(von hebr. *Maschiach* – dt.: Gesalbter): gemäß dem Tanach der rechtmäßige, von Gott eingesetzte, gesalbte König der Juden aus dem Geschlecht Davids: Er wird kommen, um die Welt nach Gottes Willen zu regieren.

Grundvoraussetzung, den Weg der Erlösung beschreiten zu dürfen, ist die mit der **Taufe** vollzogene Aufnahme in die christliche Gemeinschaft. Eine Lebensführung entsprechend den christlichen Werten, wie sie durch die **Zehn Gebote** und vor allem in der **Bergpredigt** (Mat 5-7) aufgezeigt sind, ist der beste Garant dafür, nicht zu sündigen. Darüber hinaus besteht immer noch die Hoffnung auf Vergebung der Schuld durch die **Gnade Gottes**.

Nach katholischer und orthodoxer Lehre verleihen vor allem ganz bestimmte, von Christus eingesetzte Handlungen göttliche Gnaden. Es sind dies die **sieben Sakramente** (Taufe, Firmung, Eucharistie, Buße, Krankensalbung, Priesterweihe und Ehe), die in der orthodoxen Kirche als die sieben Mysterien bezeichnet werden. Im Protestantismus werden nur die Taufe und das Abendmahl (Eucharistie) als Sakramente anerkannt.

Die **Heilige Schrift** der Christinnen ist die **Bibel**. Sie besteht aus den hebräisch-aramäischen Schriften des Alten Testaments und den griechischen Schriften des Neuen Testaments. Maßgeblich für die christliche Lehre ist das Neue Testament, in dessen Mittelpunkt die vier Evangelien stehen. Die vier Evangelien haben die Heilslehre des Christentums zum Inhalt und verkünden das Leben, die Lehre und den Tod von Jesus Christus. Als ihre Verfasser gelten die Apostel Matthäus, Markus, Lukas und Johannes.

Zum Glaubensleben der katholischen und orthodoxen Kirche gehört auch die **Verehrung der Heiligen**, die besondere Anliegen der Betenden befürwortend an Gott herantragen können, wobei **Maria als Gottesmutter** eine besondere Position einnimmt. Die protestantische Kirche lehnt die Marien- und die Heiligenverehrung ab, da sie sich nicht von der Bibel her begründen lassen. Nach protestantischem Verständnis soll sich jeder Mensch im Gebet direkt an Gott wenden.

2.1.2 Religiöse Pflichten und christliches Leben

Im christlichen Leben ist vor allem das **Gebet** als Ausdruck der Hinwendung des Menschen zu Gott von besonderer Bedeutung. Einen besonderen Stellenwert hat dabei das Beten des „Vater unser". Es ist das einzige Gebet, das Jesus Christus selbst zu beten gelehrt hat (Mt 6,9-13; Lk 11,1-4). Gleichermaßen von Bedeutung ist das apostolische Glaubensbekenntnis, das von katholischen, orthodoxen und protestantischen Christinnen im nahezu gleichen Wortlaut gebetet wird. Zum christlichen Glaubensleben zählen obendrein regelmäßige Gebete wie das Morgen- und Abendgebet und zeitunabhängig das Tischgebet. Das Ave Maria („Gegrüßet seist Du, Maria") ist bei katholischen und orthodoxen Christinnen nach dem Vater unser das am häufigsten gesprochene Gebet.

In den meisten vom Christentum geprägten Ländern ist der **Sonntag** der wöchentliche Feiertag, da nach christlicher Überlieferung die Auferstehung Christi an einem Sonntag erfolgt ist. Katholikinnen sind nach Kirchenrecht verpflichtet, an Sonntagen und an den gebotenen Feiertagen an der Heiligen Messe teilzunehmen. Eine vergleichbare Vorschrift gibt es in der protestantischen und orthodoxen Kirche nicht, aber auch sie betonen den Wert des Gottesdienstbesuches.

Gebotene Feiertage sind das Fest der Geburt des Herrn (25. Dez.), das Hochfest der Gottesmutter Maria (1. Jän.), das Fest der Heiligen Drei Könige (6. Jän.), Christi Himmelfahrt (40. Tag n. Ostern), Fronleichnam (60. Tag n. Ostern), Mariä Himmelfahrt (15. Aug.), Allerheiligen (1. Nov.) und Mariä Empfängnis (8. Dez.).

Kommunion: der gläubige Empfang von Brot und Wein, die durch die heilige Wandlung auf sakramentale Art und Weise zu Leib und Blut Christi werden.

Zentraler Bestandteil vieler christlicher Glaubensrichtungen ist auch der Empfang der Kommunion. Sie bewirkt die sakramentale Gemeinschaft zwischen Christus und den Gläubigen sowie der Gläubigen untereinander.

Die höchsten **christlichen Feste** sind Weihnachten (Geburt Jesu Christi), Ostern (Auferstehung Jesu Christi von den Toten), Christi Himmelfahrt (Aufnahme Jesu Christi in den Himmel) und Pfingsten (Fest des Heiligen Geistes); für Protestantinnen kommen noch der Karfreitag (Tag der Kreuzigung Jesu Christi) und der Reformationstag (Erinnerung an die Reformation durch Martin Luther) am 31. Oktober hinzu.

Im Christentum gibt es bis auf die **Fastenregeln** keine Speisevorschriften. So gelten in der katholischen Kirche Aschermittwoch und Karfreitag als strenge **Fasttage.** An diesen beiden Tagen verzichten Gläubige auf Fleisch und nehmen nur eine sättigende Mahlzeit zu sich. Manche Katholikinnen verzichten auch an anderen Freitagen auf Fleisch. In der orthodoxen Kirche sind mit wenigen Ausnahmen jeder Mittwoch und Freitag Fasttage.

Fastenzeiten sind für Katholikinnen die 40 Tage vor Ostern, für orthodoxe Christinnen die sieben Wochen vor Ostern, die Apostel-Fastenzeit (vom ersten Sonntag nach Pfingsten bis zum Fest der Apostel Petrus und Paulus), die 14 Tage vor dem Fest Mariä Entschlafung (Mariä Himmelfahrt) sowie die 40 Tage vor Weihnachten. Für Protestantinnen gibt es keine allgemeingültigen Fastengebote. Sie entscheiden selbst, worauf sie eine Zeitlang verzichten möchten.

Sowohl in der katholischen und protestantischen als auch in der orthodoxen Kirche gibt es die Möglichkeit der **Nottaufe**. Sie darf, wenn das Leben eines Ungetauften in Gefahr ist und kein Priester bzw. Pfarrer zur Verfügung steht, von jedem christlich gläubigen Menschen vollzogen werden.

Von zentraler Bedeutung für jeden Christen ist der Glaube an die Auferstehung der Toten und die Hoffnung auf ein ewiges Leben im Reiche Gottes. Für viele Katholikinnen und orthodoxe Christinnen ist es wichtig, vor dem **Sterben** das Sakrament der Buße, die heilige Kommunion und die Krankensalbung zu empfangen. Ebenso wünschen sich Protestantinnen ein Gespräch mit einer Pastorin, das eine Abendmahlfeier oder eine Segnung beinhalten kann.

2.2 Der Islam

Der Islam („Hingabe an Gott") ist die von **Mohammed** (ca. 570–632 n. Chr.) in Mekka gestiftete Religion. Mohammed („der Gepriesene") ist nach dem Glauben der Muslimas der letzte Prophet Gottes, der im Alter von 40 Jahren in einer Traumvision vom Engel Gabriel seine erste Offenbarung Allahs erhalten hatte. Zahlreiche weitere Offenbarungen folgten, und Mohammed erfuhr sich als „der Erwählte Allahs" mit dem Auftrag, die Offenbarungen als Gesandter Gottes zu verkünden. Mit seiner Botschaft, dem Glauben an den „Einen Gott", verbreitete Mohammed einen strikten Monotheismus und brandmarkte den damals unter den arabischen Stämmen vorherrschenden Polytheismus. Damit bedrohte er den Götterkult und die Wallfahrtsfeste, die sich um das mekkanische Heiligtum, die **Kaaba** (Abb. 7), konzentrierten und den führenden Familien wirtschaftliche Vorteile brachten, zumal deren Einnahmen zu einem beträchtlichen Teil aus dem Verkauf religiöser Gegenstände für die Heiligenkulte in Mekka stammten.

Im Jahr 622 n. Chr. musste Mohammed unter dem Druck der Mekkaner nach Medina auswandern. Mit der Auswanderung (*hidschra*) des Propheten im Jahre 622 beginnt für die Muslimas die islamische Zeitrechnung.

Der Islam hat seit seiner Entstehung eine Vielzahl unterschiedlicher Glaubensrichtungen hervorgebracht, von denen **Sunniten** und **Schiiten** die beiden größten darstellen. Die Spaltung der muslimischen Gemeinschaft in diese beiden Richtungen ist in erster Linie die Folge des politischen Streits um die rechtmäßige Nachfolge des Propheten Mohammed nach dessen Tod im Jahr 632. Obwohl es zwischen den beiden Richtungen grundlegende Gemeinsamkeiten gibt, haben sie unterschiedliche Ansichten über wichtige Aspekte wie die Rolle des Imams, die Auslegung der islamischen Gesetze und die Bedeutung bestimmter Feiertage und heiliger Stätten.

Neben diesen beiden großen Richtungen gibt es weitere Gemeinschaften mit einer spezifisch eigenen Theologie, u. a. die **Aleviten**. Sie beten nicht in Moscheen, lehnen die wörtliche Auslegung des Koran ab und erkennen die verbindlichen Gebote nicht als verpflichtende Glaubenspraxis an. Das Alevitentum, dem sowohl Kurdinnen und Turkmeninnen als auch Türkinnen angehören, ist vorwiegend in der Türkei beheimatet. Alevitinnen dürfen keinesfalls mit den **Alawitinnen** verwechselt werden. Das Alawitentum ist eine religiöse Sondergemeinschaft, das zum schiitischen Spektrum des Islam gehört. Dem alawitischen Monotheismus liegt ein gnostisches Denksystem zugrunde, das stark von neuplatonischen Vorstellungen geprägt ist, aber auch zoroastrische und christliche Einflüsse aufgenommen hat. Die Alawitinnen stehen im Ruf, einer Geheimreligion anzugehören, da nur die Angehörigen der Gemeinschaft in die Glaubensinhalte eingeweiht werden. Alawitinnen leben überwiegend in Syrien, wo sie auch die politische und militärische Führungsschicht stellen.

2.2.1 Die religiöse Lehre

Grundvoraussetzung des Islam ist der Monotheismus. **Allah** (aus arab.: *al-ilah*, der Gott) ist die Bezeichnung für das höchste Wesen, den einzigen Gott. Für Muslimas liegen Grund und Sinn der Schöpfung einzig und allein darin, Gott zu dienen. Der Weg, Gott zu dienen, ist die Hingabe, die Unterwerfung unter seinen Willen, also Islam.

Monotheismus
(von altgriech. *mónos* - dt. allein, einzig, und altgriech. *theós* - dt. Gott): der Glaube an einen einzigen Gott. Polytheismus (altgriech. *polýs* - dt. viel, und altgriech. *theoí* - dt. Götter): der Glaube und die Verehrung mehrerer Götter.

gnostisch
die Gnosis betreffend; Gnosis (von altgriech. *gnōsis* - dt.: [Er-]Kenntnis): eine religiöse Strömung des 1. bis 3. Jh. n. Chr., welche die Erlösung nicht durch Glaubenslehren suchte, sondern in mystischer Schau, und altes Mysterienwissen mit philosophischen Lehren der Antike und vielfach auch mit jüdisch-frühchristlichem Gedankengut verband.

zoroastrisch
den Zoroastrismus betreffend; Zoroastrismus: die zwischen 1500 und 1000 v. Chr. im iranischen Hochland von Zarathustra (griech. *Zoroaster*) gestiftete Religion. Im Zentrum des Glaubens steht Gott Ahura Mazda, der die Welt und ihre Tugenden geschaffen hat, und sein Widersacher Ahriman, der das Böse verkörpert. Somit stehen einander auch in der irdischen Welt das Gute und das Böse gegenüber. Um die Menschen zum Guten zu führen, lehrte Zarathustra die ethischen Grundprinzipien gutes Denken, gutes Reden, gutes Handeln.

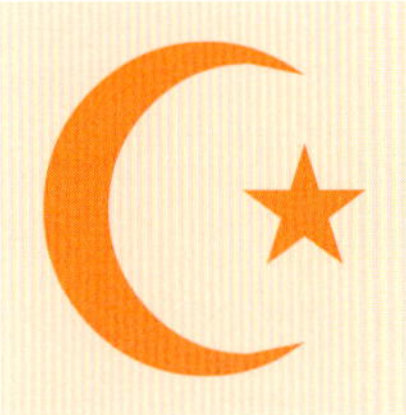

Abb. 6: **Die Mondsichel**
Die Mondsichel (arab.: hilal) ist an sich kein religiöses Symbol, sondern das etablierte und anerkannte Symbol des Islam. Die Mondsichel ist auf den Flaggen verschiedener muslimischer Staaten abgebildet, auf Min aretten und Moscheekuppeln als schmückender Abschluss zu sehen oder als Schutzzeichen des Roten Halbmondes (analog zum Roten Kreuz) bekannt.

Den zentralen Inhalt der islamischen Glaubenslehre bringen die **sechs Glaubensgrundsätze** (arab.: *aqīda*) zum Ausdruck, an die zweifelsfrei geglaubt werden muss, um als Muslima gelten zu können. Diese sind der Glaube an den einen Gott, der Glaube an die Engel, der Glaube an die Propheten, der Glaube an die geoffenbarten Bücher, der Glaube an den Tag des Gerichtes und der Glaube an das Schicksal.

Der Islam ist aber nicht nur reine Glaubenslehre. Durch seine Verhaltensvorschriften prägt er auch den Lebensstil der Gläubigen. Für alle Gläubigen gelten im Islam fünf Pflichten, die sogenannten **„Fünf Säulen des Islam"** (arab.: *arkan*):

1. **Das Glaubenszeugnis** (arab.: *aš-šahāda*): Die Aussage „Ich bezeuge: Es gibt keinen Gott außer Allah, und ich bezeuge, dass Muhammad der Gesandte Allahs ist" gilt als der grundlegende Aspekt des Islam. Mit dieser Bezeugung gehört man unwiderruflich dem Islam an. Dem Neugeborenen wird gleich nach der Geburt die Glaubensbezeugung ins Ohr geflüstert. Eine Taufe wie im Christentum gibt es nicht.
2. **Das tägliche Gebet** (arab.: *as-salāt*): Für Muslimas ist es Pflicht, fünfmal am Tag zu beten und dabei die vorgeschriebenen Gebetszeiten einzuhalten.
3. **Das Fasten im Ramadan** (arab.: *as-siyām*): Im neunten Monat des islamischen Mondkalenders, dem Ramadan, müssen Muslimas vom Beginn der Morgendämmerung bis zum vollen Sonnenuntergang fasten.
4. **Die Pflichtabgabe** (arab.: *az-zakāh*): Muslimas sind verpflichtet, jährlich einen Teil ihres Einkommens für die Armen und Bedürftigen zu spenden oder für Zwecke zu verwenden, die der gesamten Gemeinschaft nützlich sind.
5. **Die Pilgerfahrt nach Mekka** (arab.: *al-Haǧǧ*, dt. *Haddsch*) zum Heiligen Haus (Kaaba) ist für alle Muslimas Pflicht, die sie zumindest einmal im Leben erfüllen sollen, wenn sie körperlich und finanziell dazu in der Lage sind.

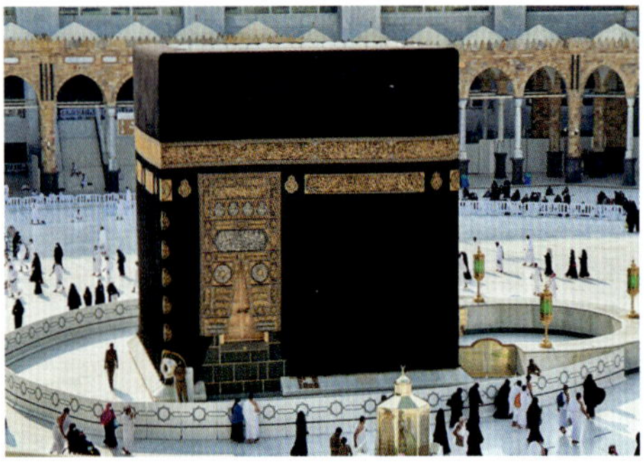

Abb. 7: **Die Kaaba**
(arab. *ka'aba* – Kubus, Würfel) ist das zentrale Heiligtum des Islam. Sie ist ein würfelförmiges Steingebäude, das mit einem großen Tuch aus schwarzem Brokatstoff umhüllt ist und im Innenhof der großen Moschee von Mekka steht. Die Kaaba gibt für die Gläubigen weltweit sowohl die Gebetsrichtung als auch die Ausrichtung für ihre Gräber vor und ist das Ziel der islamischen Wallfahrt.

Muslimas glauben an die leibliche Auferstehung und an die Wiedervereinigung ihres Körpers mit der Seele. Den Lohn für die Summe seines Lebens erhält der Mensch bei der Auferstehung zum endzeitlichen Weltgericht. Er wird entweder mit dem Paradies belohnt oder mit der Hölle bestraft (Sure 82,10–15). Jede, die vor dem Weltgericht stirbt, ruht nach ihrem Tode bis zum Tag der Auferstehung bewusstlos im Grabe. Nur die im Heiligen Krieg (arab.: *dschihad*) für den Islam Gefallenen gehen sofort ins Paradies ein (Sure 4,97; 9,112).

Die Heilige Schrift des Islam ist der **Koran**, in welchem in 114 Kapiteln (Suren) die von Mohammed verkündeten Offenbarungen Allahs in arabischer Sprache schriftlich überliefert sind. Der Koran ist nicht nur eine Vorschrift des religiösen Glaubens, sondern auch ein Gesetzbuch, in dem das Alltagsleben und die Gesellschaft geregelt sind.

Neben dem Koran ist die **Sunna** die zweite Grundlage des Islam. Sie ist eine Sammlung der mündlich überlieferten Mitteilungen, Aussagen, Verhaltens- und Handlungsweisen Mohammeds. Diese Nachrichten werden als **Hadithe** bezeichnet. Die Gesamtheit aller rechtlichen und religiösen Rechtsgrundsätze wird als **Scharia** („der Weg") bezeichnet. Sie umfasst Familienrecht, Zivil- und Strafrecht,

Handels- und Wirtschaftsrecht und regelt somit alle Lebensbereiche in Übereinstimmung mit dem Koran.

2.2.2 Religiöse Pflichten und muslimisches Leben

Für Muslimas ist es Pflicht, fünfmal am Tag zu beten und die **vorgeschriebenen Gebetszeiten** einzuhalten, die vom Lauf der Sonne bestimmt werden und daher auch je nach Jahreszeit und Örtlichkeit unterschiedlich sind. Die Gebete werden vor Sonnenaufgang, mittags, nachmittags, nach Sonnenuntergang und zuletzt in der Nacht verrichtet. Gebetet wird weltweit nur in arabischer Sprache, mit Blickrichtung nach Mekka. **Voraussetzungen für das Gebet** sind:

- die **rituelle Reinheit**: Sie wird durch eine Waschung unter fließendem Wasser erreicht;
- die **Sauberkeit der Kleidung**: Die Kleidung darf nicht rituell verunreinigt sein, z. B. durch Blut, Urintropfen etc.;
- die **Sauberkeit und Abgrenzung des Gebetsplatzes**: Der Boden soll mit einer Gebetsmatte, einem Teppich oder einem sauberen Tuch bedeckt sein. Wo Gefahr besteht, dass unachtsame Personen während des Gebetes vor dem Betenden vorbeigehen, soll der Gebetsplatz nach vorn zu mit einem Gegenstand abgrenzt werden.

Für Muslimas ist der **Freitag** der wichtigste Tag der Woche, da an diesem Tag in der Moschee das Freitagsgebet (arab.: *salātu-l-ǧumu'a*) verrichtet wird. Die Teilnahme am Freitagsgebet ist für Männer Pflicht. Frauen, Kranke, Behinderte, Reisende und Kinder sind hiervon befreit, können aber freiwillig daran teilnehmen.

Die bedeutendsten islamischen Feste sind das **Fest des Fastenbrechens** (arab.: *Īd al-fitr*, türkisch: *Ramazan Bayrami*), das am Ende des Fastenmonats Ramadan gefeiert wird, und das **Opferfest** (arab.: *Īd ul-Adha*, türkisch: *Kurban Bayrami*), das in Erinnerung an die Bereitschaft des Propheten Abraham, seinen Sohn Ismail zu opfern, im islamischen Monat Zulhidscha begangen wird. Für schiitische Muslimas ist das **Aschura**, im islamischen Monat Muharram, das wichtigste religiöse Fest. Dabei gedenken sie des Prophetenenkels Imam Hussain, der in der Schlacht von Kerbela getötet wurde.

Die islamischen Feiertage richten sich nach dem Lunarkalender (Mondkalender), der je nach Mondphase zehn oder elf Tage kürzer als der gregorianische Sonnenkalender ist. Deswegen verschieben sich auch die muslimischen Feiertage: Sie finden jedes Jahr um 10 bzw. 11 Tage früher statt als im Jahr davor.

Die islamischen **Speisegesetze** unterscheiden zwischen erlaubten (*halal*) und verbotenen (*haram*) Speisen. Daher sind bestimmte Lebensmittel und Zutaten für Muslimas verboten. Dazu gehören z. B. Tiere, die nicht nach islamischen Vorschriften geschächtet wurden, alles vom **Schwein** (Sure 2,168) sowie **Alkohol** (Sure 2,216, 5,90). Muslimas ist es auch verboten, Blut zu essen (Sure 2,168). Deshalb verzichten viele oft überhaupt auf Fleisch (auch auf Hühner- oder Putenfleisch), wenn sie nicht sicher sein können, dass das Tier nach islamischen Vorschriften geschlachtet worden ist.

Im **Fastenmonat** Ramadan wird während der Tagesstunden (von Sonnenaufgang bis Sonnenuntergang) weder gegessen noch getrunken. Mahlzeiten dürfen erst nach Sonnenuntergang eingenommen werden. Von der Fastenpflicht befreit sind Kinder vor der Pubertät, schwangere Frauen, stillende Mütter und Kranke (Sure 2,181).

Ramadan
der neunte Monat im islamischen Mondkalender.

Die **Körperpflege** hat für Muslimas nicht nur eine hygienische, sondern auch eine rituelle Bedeutung. Bedingung für die Gültigkeit eines Gebetes ist neben der Sauberkeit der Kleidung und des Ortes (weshalb der Boden mit einem Teppich oder Tuch bedeckt sein soll) auch die kultische Reinheit der Betenden. Sie wird bei den Schiitinnen stets, bei den Sunnitinnen nur im Falle von Unreinheit jeweils vor Beginn des Gebetes durch die kleine Waschung (*wudû*) gewährleistet. Nach Geschlechtsverkehr, Menstruation und Entbindung ist die große Waschung (*ghusl*) vorgeschrieben. Muslimas waschen sich grundsätzlich unter fließendem Wasser, ein Bad in der Badewanne wird als unhygienisch empfunden. Entsprechend den islamischen Reinlichkeitsregeln werden die Achsel- und Schamhaare regelmäßig entfernt sowie die Nägel kurz geschnitten (vgl. Al-Buhari, 2010, S. 419). Für Muslimas gelten alle Ausscheidungen, wie etwa Speichel, Erbrochenes, Urin, Stuhl, Eiter, aber auch Blut, als unrein. Ebenfalls als unrein gilt die linke Hand, weil sie zum Waschen und Reinigen des Intimbereiches verwendet wird. Da Scham im Islam ein bedeutender Wert ist, bevorzugen Muslimas bei der Durchführung der Körperpflege häufig gleichgeschlechtliche Pflegepersonen (vgl. dazu Kap. 3.2.2).

Muslimas sollen grundsätzlich **Kleidung** tragen, die den Körper verhüllt und Körperformen sowie Geschlechtsmerkmale nicht betont. Bei Männern sollte die Kleidung den Körper mindestens vom Nabel bis zum Knie, in der Gesellschaft oder beim Gebet jedoch auch den Oberkörper und die Arme bedecken. Bei Frauen soll die Kleidung den ganzen Körper mit Ausnahme von Händen und Gesicht bedecken. Da die Haare der Frau eine sehr wichtige Rolle für ihr Aussehen spielen und auch eine gewisse Anziehungskraft ausüben können, gilt für Frauen, dass sie ein Kopftuch tragen (Sure 24,31; 33,55, 59).

Im Islam gilt die **Geburt** als wichtige Station im Leben einer Frau und als freudiges Ereignis für die gesamte Familie. Bevor das Neugeborene der Mutter übergeben wird, soll es gewaschen werden, um es von den unreinen Flüssigkeiten zu reinigen, da es sonst als unrein gilt. Auch die Mutter gilt während der ersten 40 Tage nach der Geburt als unrein. Solange der Wochenfluss anhält, darf sie den Koran nicht berühren, nicht beten und keinen Geschlechtsverkehr haben. Der Koran empfiehlt das **Stillen** des Kindes bis zum Ende seines zweiten Lebensjahres (Sure 31,14). Manche muslimische Mütter wollen ihr Neugeborenes erst dann zum ersten Mal stillen, nachdem der Muezzin dreimal zum Gebet gerufen hat. Beim Stillen wird immer mit der rechten Brust begonnen, da diese als die reine gilt. Viele Muslimas streifen die erste Milch (Kolostrum) aus, weil diese gemäß der islamischen Tradition als unrein gilt.

Der Koran schreibt weder die **Beschneidung** von Knaben noch die von Mädchen vor. Weil nach der Sunna Mohammed selbst beschnitten gewesen sein soll und Muslime sich Mohammed zum Vorbild nehmen sollen, gehört die Beschneidung von Knaben zum Islam (vgl. Spuler-Stegemann, 2017, S. 104). Sie bestimmt aber nicht über die Zugehörigkeit zum islamischen Glauben. Der Zeitpunkt der Beschneidung variiert stark und ist zumeist abhängig von Region, Kultur und Rechtsschule. Der Eingriff wird von einem Beschneider oder einem Arzt durchgeführt. Obwohl die Mädchenbeschneidung in manchen islamischen Ländern weit verbreitet ist, kann die Praktik weder auf den Koran noch auf die Tradition des Propheten zurückgeführt und deshalb als Unterdrückungsritual von Frauen bewertet werden.

Die Begleitung von **Sterbenden** ist im Islam eine religiöse Pflicht. Auch darf eine Sterbende nicht mehr allein gelassen werden. Eine sterbende Muslima soll auf dem Rücken, den Kopf leicht angehoben und das Gesicht gegen Mekka gerichtet, liegen und das Glaubensbekenntnis rezitieren. Ist sie dazu nicht mehr fähig, sollten dies ihre Angehörigen für sie tun. Da eine Muslima nicht dürstend sterben darf, wird ihr während der Sterbephase tröpfchenweise Wasser in den Mund gegeben oder werden ihre Lippen damit benetzt, was sie symbolisch für den Weg in den Tod und in die Auferstehung stärken soll. Nach dem Eintritt des Todes wird der Leichnam nach islamischer Tradition gewaschen und anschließend in weiße Tücher gewickelt. Da im Islam die Würde des Körpers über den Tod hinaus als unantastbar gilt, werden Obduktion sowie Feuerbestattung abgelehnt. Eine Obduktion ist aus religiöser Sicht nur aus forensischen oder medizinischen Gründen erlaubt. Traditionell sollen Verstorbene im Islam innerhalb von 24 Stunden beigesetzt werden. Weil in Österreich Verstorbene frühestens 48 Stunden nach ihrem Tod beigesetzt werden dürfen, erfolgt die **Bestattung** meist am dritten Tag nach dem Tod. Grundsätzlich werden Muslimas ohne Sarg bestattet. Der Leichnam wird in Tücher eingehüllt und auf der rechten Seite liegend, mit den Füßen Richtung Mekka zeigend, in das Grab gelegt. Da in Österreich Bestattungen ohne Sarg nicht zulässig sind, wird häufig auf einen naturbelassenen Weichholzsarg zurückgegriffen.

2.3 Der Hinduismus

Der Ursprung des Hinduismus liegt in der Indus-Kultur, die um ca. 2600 v. Chr. im Flusstal des Indus im Nordwesten Indiens entstand. Im 2. Jtd. v. Chr. wanderte der indische Zweig der Arier, dessen Sprache Vedisch war, über den Hindukusch nach Nordwestindien ein. Die Vermischung der Glaubensvorstellungen der Arier mit den Traditionen des indigenen Volkes am Indus formte die Grundlage des Hinduismus, wie er bis heute praktiziert wird.

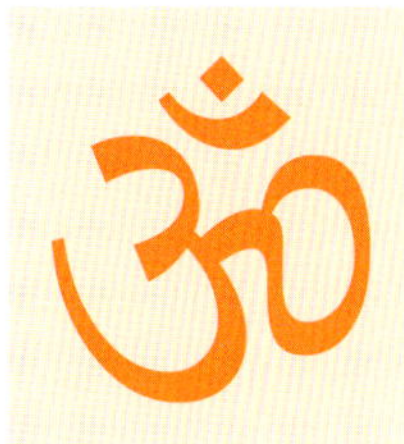

Abb. 8: **Die heilige Silbe „OM“**
Das wichtigste Symbol des Hinduismus ist die heilige Silbe „OM“. Sie steht für das Leben, das Werden und das Vergehen, soll den Menschen mit göttlicher Kraft verbinden und ihm helfen, inneren Frieden zu finden.

Hindus nennen ihren Glaubenskodex allerdings nicht Hinduismus, sondern **Sanātana Dharma**, was „Ewiges Gesetz“ bedeutet. Der Begriff „Hinduismus“ entstand erst im 19. Jh. während der Zeit des britischen Kolonialismus. Die Kolonialherren fassten mit dem Begriff Hinduismus sämtliche Gläubige zusammen, die einer indischen Religion angehörten.

Im Unterschied zu anderen Religionen kennt der Hinduismus keinen Religionsstifter, keine allgemein verbindliche Dogmatik und keine übergeordnete religiöse Autorität.

Im Hinduismus gibt es unzählige Glaubensrichtungen und Kultgemeinschaften, die über Jahrtausende gewachsen sind. Unterschiede liegen nicht nur im monotheistischen, polytheistischen oder atheistischen Weltbild, sondern auch in den abweichenden Wegen der Heilssuche.

atheistisch
dem Atheismus anhängend; Atheismus (von altgriech. *átheos* – dt.: gottlos, Gott leugnend): eine weltanschauliche Denkweise, in der das Vorhandensein eines Gottes oder mehrerer Götter verneint wird.

Die drei wichtigsten Richtungen leiten sich von derjenigen Gottheit ab, die jeweils als höchste gilt und besonders verehrt wird. Zu ihnen gehören:

- Der **Vishnuismus** hat seinen Namen vom vedischen Gott Vishnu, der von Zeit zu Zeit ins Weltgeschehen eingreift, indem er sich inkarniert. Solche Inkarnationen sind z. B. Krishna und Rama. Seine Anhängerinnen verehren Vishnu als höchsten Gott und Ursprung aller Dinge. Sie gehen den Weg der Liebe durch selbstloses Handeln und der Hingabe zu Vishnu. Im Westen ist die bekannteste vishnuitische Glaubensströmung die in den 1970er-Jahren entstandene „Hare-Krishna-Bewegung“. Ihre Anhängerinnen verehren Krishna als die achte vollständige Inkarnation (*avatar*) des Gottes Vishnu.

- Der **Shivaismus**: Für seine Anhängerinnen stellt Gott Shiva die Manifestation der höchsten göttliche Energie dar, die hinter dem ganzen Universum steht. Shiva hat die Macht, die Welt und die Dämonen zu zerstören, er gibt aber auch Segen und Leben. Das Ziel der Gläubigen ist die Vereinigung mit Shiva, um aus dem ewigen Kreislauf der (leidvollen) Wiedergeburten zu entkommen. Dies kann jedoch nur gelingen, wenn sich die Seele von den fesselnden Kräften des Karmas und der Materie befreit.
- Der **Shaktismus**: Die Anhängerinnen verehren die als Shakti bezeichnete weibliche Kraft des Gottes Shiva. Shakti ist sowohl die urweibliche Energie, die alle Menschen in sich tragen, als auch die personifizierte Gottheit dieser Energie. Untrennbar mit Shaktismus verbunden ist Tantra, ein besonderer Weg zu Erkenntnis und Erleuchtung, in dem die weibliche Energie besondere Verehrung erfährt.

2.3.1 Die religiöse Lehre

Die Mehrheit der Hindus sind Polytheistinnen, die daran glauben, dass sich das Göttliche in zahlreichen unterschiedlichen Formen manifestiert. Die wichtigsten **Götter** sind Brahma als Weltschöpfer, Vishnu als Welterhalter und Shiva als Weltzerstörer. Diese werden auch die Dreieinigkeit (Göttertriade) genannt. Neben der höchsten Göttertriade werden noch zahlreiche lokale Gottheiten, Geister, Dämonen und Heilige verehrt. Eine Vielzahl von Göttern verkörpert Naturelemente oder Lebensumstände, wie etwa Agni das Feuer, Surya die Sonne, Soma den Mond, Kama die Liebe, Skanda den Krieg und Kubera den Reichtum. Die Mehrheit der Götter wird stets von weiblichen Gottheiten mit unterschiedlichen Zuständigkeiten begleitet, wie z. B. Brahma mit Saraswati (Göttin der Kunst und Wissenschaft), Vishnu mit Lakshmi (Göttin des Glücks, des Reichtums und der Schönheit) oder Shiva mit Shakti (Göttin der Kraft und Weisheit).

Die hinduistischen Lehren betrachten den Kosmos als geordnetes Ganzes, das vom **Dharma** beherrscht wird. Nicht nur Menschen unterliegen dem Dharma, sondern auch Tiere, Pflanzen und das gesamte Universum. Dharma bestimmt das Leben einer Hindu in vielfältiger Art und Weise. So werden u. a. persönliche Gewohnheiten, soziale und familiäre Bindungen, religiöse Rituale, mitunter auch die Regeln der persönlichen Hygiene oder der Essenszubereitung vom Dharma bestimmt. Darüber hinaus ist es für das Karma des Menschen ausschlaggebend, wie gut er sein Dharma erfüllt.

Hindus glauben an die ewige **Wiedergeburt** der Seele. Die Seele ist dabei einem ewigen Geburtenkreislauf (*samsāra*) unterworfen, wobei der Mensch auch in den Kreislauf der Tier- und Pflanzenwelt miteinbezogen ist. Wenn die Seele die Sterbende verlassen hat, kehrt sie nach einer bestimmten Zeit in den Körper eines neu entstehenden Lebewesens zurück. Je nach seiner vergangenen Lebensführung kann der Mensch etwa auch als Tier wiedergeboren werden. Rang und Art der Wiedergeburt werden dabei nicht von den Göttern oder dem Zufall bestimmt, sondern beruhen auf dem Gesetz des **Karma**, des gerechten Ausgleichs sämtlicher guten und schlechten Taten im Leben eines Menschen. Dabei dient die derzeitige Lebensexistenz auch der Aufarbeitung von Lohn und Strafe aus vorangegangen Leben. Gleichzeitig aber schafft sich der Mensch durch seine Handlungen in diesem Leben auch die guten oder schlechten Voraussetzungen für sein nächstes Leben, zu dem er wiedergeboren wird. Der Karma-Prozess der Seelenwanderung ist ohne Anfang und ohne Ende, es sei denn, dass eine in zahlreichen Existenzen geläuterte Seele die Befreiung aus dem Kreislauf der Wiedergeburten (*moksha*) erreicht.

Das oberste Ziel der Hindus ist es, den Kreislauf zwischen Leben, Tod und Wiedergeburt zu überwinden und so vom Leid erlöst zu werden. Sie glauben, dass drei Heilswege aus dem Kreislauf der Wiedergeburten herausführen können: der Weg der Erkenntnis, der Weg des Handelns und der Weg der Gottesliebe.

Untrennbar mit dem Hinduismus verbunden ist die **Kastenordnung**. Für Hindus ist das Kastenwesen in erster Linie ein Ausdruck der Gültigkeit des Dharma. Die Durchführung der Pflichten, die jeder Kaste in ihrem spezifischen Lebensstadium obliegt, ist ihre unbedingte Pflicht; Übertretungen werden als Versäumnis der Pflichten und folglich als schlecht angesehen. Nach dem Glauben der Hindus wird jeder Mensch aufgrund seines Karmas aus dem letzten Leben in eine bestimmte Kaste hineingeboren. Es gibt vier Hauptkasten, in die man hineingeboren werden kann:

1. Kaste der **Brahmanen** (Menschen des Denkens und des Wissens wie Priester und Gelehrte): Sie studieren die heiligen Schriften der Veden, erteilen geistliche Unterweisung und führen die rituellen Opfer aus;
2. Kaste der **Ksatriyas** (Menschen der Macht und der Handlung wie Herrscher, Adelige und Krieger): Sie sollen das Volk beschützen, gerecht regieren und das Land verteidigen;
3. Kaste der **Vaiśyas** (Menschen des Volkes wie Bauern, Handwerker und Geschäftsleute): Sie sollen den Reichtum des Landes durch Handel und Landwirtschaft vermehren und die Gesellschaft versorgen;
4. Kaste der **Śudras** (Menschen, die arbeiten und dienen wie Knechte, Arbeiter und Hausbedienstete): Sie sollen für das Wohl der Gesellschaft sorgen.

Zwei Bevölkerungsgruppen stehen außerhalb des Kastensystems: die Samnyāsins (Mönche) und die Parias. Die Samnyāsins stehen über den vier Kasten, die Parias unter den vier Kasten. Sie werden auch die „Unberührbaren" genannt, da sie Berufe ausüben, die nach hinduistischen Vorstellungen als unrein gelten. Zu diesen gehören z. B. Fleischer, Wäscherinnen, Putzfrauen, Gerber, Schuster und Straßenkehrer sowie alle Berufe, die mit Geburt und Tod zu tun haben oder mit Verschmutzung in Berührung kommen. Ein körperlicher Kontakt mit Menschen aus einer höheren Kaste ist den Parias verboten.

Obwohl die Kastenordnung bereits vor mehr als 60 Jahren gesetzlich abgeschafft worden ist (in Indien 1949, in Nepal 1963), leben die meisten Menschen noch immer nach den Regeln ihrer seit Jahrtausenden anerkannten Gesellschaftsordnung.

Als **heilige Schriften** gelten den Hindus die Veden („göttliches Wissen"), die aus vier verschiedenen Büchern bestehen. Die Upanishaden, eine Sammlung philosophisch-esoterischer Abhandlungen, bilden den Abschluss der vier Veden. Außer den Veden gelten als wichtige Schriften noch die Puranas (ältere Erzählungen) und verschiedene Epen wie das Ramayana oder Mahabharata. Das sechste Buch des Mahabharata-Epos ist die Bhagavadgita („Gesang des Erhabenen"), einer der bedeutendsten Texte der religionsphilosophischen Weltliteratur.

2.3.2 Religiöse Pflichten und hinduistisches Leben

Hindus beginnen und beschließen jeden Tag mit einem Morgen- und einem Abendritual. Dazu gehören die rituelle Reinigung, bestimmte Atemübungen, das Rezitieren heiliger Verse, die Verehrung der Götter und die Vertreibung von Geistern und Dämonen.

Eine besondere Form von Gebeten sind **Mantras**. Mantras können eine heilige Silbe, ein heiliges Wort oder ein heiliger Vers sein, deren spirituelle Kraft in der geistigen Schwingung liegt, die in dem Wort enthalten ist. Das bekannteste und kürzeste Mantra ist das „OM". Eine ebenso grundlegende Bedeutung wie in anderen Religionen das Gebet hat für Hindus die **Meditation**. Durch die Versenkung in einen speziellen Bewusstseinszustand soll die Meditation helfen, sich von allen äußerlichen Eindrücken und Einflüssen zu lösen und in den Zustand der Erleuchtung zu kommen. Als Meditationshilfe werden gerne Mandalas verwendet.

Eine der wichtigsten Formen der Verehrung von Gottheiten ist **Puja**. Sie kann im eigenen Haus oder einem der unzähligen Tempel und Schreine stattfinden. Fast jede Hindu-Familie hat in ihrem Zuhause einen Altar, manchmal sogar einen Andachtsraum, zumindest aber ein Bild der Familiengottheit, vor dem die Puja ausgeführt wird. Bei der Puja werden den Göttern Blumen und Früchte dargeboten, vor dem Bildnis der Gottheit ein Licht angezündet und durch eine Räucherung die schlechten Energien und bösen Geister vertrieben. Anschließend versenken sich die Gläubigen in die Meditation. Häusliche Pujas kann jeder durchführen, Frauen ebenso wie Männer; Pujas in Tempeln sind den Brahmanen vorbehalten.

Für Hindus sind der **Freitag** (allgemeiner Hindufeiertag) und der **Dienstag** (Tag der Göttin Parvati/Durga) besondere Tage der Woche.

Zu den bekanntesten, von allen Hindus gleichermaßen begangenen **Festen** gehören das Fest des Shiva (die heilige Nacht des Shiva im Februar/März), das Diwali-Fest (sechstägiges Lichtfest zu Neujahr, Ende Oktober/Anfang November) und das Holi-Fest (Feier des Frühlingsbeginns).

Zur Berechnung hinduistischer Feiertage und Feste wird u.a. der hinduistische Lunisolarkalender (Kombination aus Mond- und Sonnenkalender) verwendet, der je nach Land und Region in verschiedenen Varianten in Gebrauch ist.

Im Hinduismus gibt es keine für alle Gläubigen gemeinsamen **Speisevorschriften**. Für die verschiedenen gesellschaftliche Gruppen gelten unterschiedliche Regelungen. Die Unterschiede ergeben sich dabei aus der Zugehörigkeit zur jeweiligen Kaste, dem Alter, dem Geschlecht der Gläubigen, aber auch aus ihrer Stellung innerhalb der Familie.

Viele Hindus sind Vegetarierinnen. Ihre vegetarische Ernährung beruht auf der Glaubensvorstellung, dass der Mensch auch als Tier wiedergeboren werden kann. Mitunter verzichten Hindus auch auf den Verzehr von Eiern, da sie diese als Quelle des Lebens betrachten. Mindestens am Freitag und Dienstag vegetarisch zu essen, stellt für viele Hindus eine Verpflichtung dar. Hindus, die Fleisch essen, nehmen keinesfalls Rindfleisch und sämtliche Produkte daraus wie etwa Suppen, Saucen oder Wurst zu sich, da das Rind und insbesondere die Kuh als heiliges Tier gilt. Alkohol wird von den meisten Hindus kaum oder gar nicht getrunken.

Generell gilt, dass Speisen und Getränke möglichst „rein" sein sollen. Reine Speisen (z.B. Wasser, Butter, Milch) sind förderlich und glückbringend. Unreine Speisen (z.B. Fleisch) sind gefährlich und verwerflich (vgl. Syed, 2009, S.249). Von Bedeutung ist auch, von wem eine Speise zubereitet wurde: Geschah dies von einer Angehörigen einer niedrigeren Kaste, gilt sie ebenfalls als unrein. Es besteht auch die Vorschrift, dass Hindus nicht gemeinsam mit Menschen aus unteren Kasten essen sollen.

In der hinduistischen Religion ist **Fasten** keine Pflicht, sondern ein moralischer und spiritueller Akt, der Körper und Geist reinigen soll. Die meisten Hindus fasten an Ekadashi, dem elften Tag nach Neumond und Vollmond. Ebenso müssen Hindus nach dem Tod eines Angehörigen zwei Tage fasten und dürfen an den folgenden acht Tagen im Trauerhaus nicht kochen.

Hindus messen der **Körperpflege** eine besondere Bedeutung bei, da für sie eine untrennbare Verbindung zwischen der Reinheit des Körpers und der Seele besteht. Hindus waschen sich mehrmals täglich unter fließendem Wasser, da stehende Gewässer (z. B. das Wannenband) als unrein gelten. Zur Mundhygiene gehört nicht nur das mehrmalige tägliche Zähneputzen (vor allem vor dem Gebet), sondern auch die Zungenreinigung: diese erfolgt mit einem speziellen Schaber. Ungewaschene Hände gelten nicht nur als unsauber, sondern auch als rituell unrein. Zum Waschen und Reinigen des Intimbereiches wird die linke Hand verwendet. Frauen gelten während der Menstruation als unrein und müssen nach der Menstruation eine bestimmte Waschung durchführen sowie die Bettwäsche wechseln. Die Körperpflege sollte idealerweise gleichgeschlechtlich durchgeführt werden (vgl. dazu Kap. 3.2.2).

Was die **Kleidung** betrifft, gibt es keine besonderen Vorschriften. Grundsätzlich sollen sich Frauen wie Männer nicht aufreizend kleiden.

Ein Neugeborenes wird nach der Geburt rituell gewaschen. Anschließend werden ihm mit Honig die heilige Silbe „OM" auf die Zunge geschrieben und heilige Sprüche aus den Veden ins Ohr geflüstert. Manche Hindus glauben, dass am sechsten Tag nach der Geburt das Schicksal des Kindes niedergeschrieben wird. Daher wickeln die Eltern das Kind in ein grünes Tuch und legen ihm einen Stift und Papier in das Bettchen.

Aufgrund des Glaubens an die Wiedergeburt ist bei Hindus der Tod nicht mit Angst besetzt, sondern wird als Chance auf ein neues Leben angesehen. Liegt eine gläubige Hindu im **Sterben**, sollte sie möglichst auf den Boden gebettet werden, Blätter der heiligen Tulsi-Pflanze und Wasser aus dem indischen Fluss Ganges in den Mund gelegt bzw. eingeträufelt bekommen. Nach Eintritt des Todes wird der Leichnam rituell gewaschen und soll von Nicht-Hindus nicht mehr berührt werden. Die Witwe eines Verstorbenen zerbricht ihre Armreifen, die sie bei der Eheschließung anstelle des bei uns üblichen Eheringes erhalten hat. Hindus werden eingeäschert und die Asche nach Möglichkeit in den heiligen Fluss Ganges gestreut.

Tulsi-Pflanze

(lat. Name *Ocimum tenuiflorum* oder *O. sanctum*): indisches Basilikum, Königsbasilikum, Heiliges Basilikum; gilt im Hinduismus als Pflanze, die für Vishnu heilig ist.

2.4 Der Buddhismus

Der Buddhismus ist die auf Siddhãrta Gautama (ca. 563–483 v. Chr.) aus Kapilawastu am Himalaja als Stifter zurückgeführte und nach dessen Ehrentitel Buddha (sanskr.: „Erleuchteter") benannte Religion.

Der Legende nach wurde Siddhãrta Gautama als Sohn eines lokalen Fürsten geboren. Im Alter von 29 Jahren erkannte er, dass ihn sein Reichtum nicht vor Alter, Krankheit, Schmerz und Tod bewahren würde, und er verließ den Palast seines Vaters, um die Ursache des menschlichen Leidens zu ergründen. Nach langer und intensiver Meditation erreichte Siddhãrta Gautama dann unter einem Bodhi-Baum (Pappelfeige) am Flussufer bei Bodhgaya (Indien, Bundesstaat Bihar) den Zustand des Erwachens. Aus der daraus gewonnenen Erkenntnis formulierte er die buddhistische Lehre **Dharma** (Daseinsgesetz). Seine erste Predigt hielt Buddha in Sarnath (Indien, Bundesstaat Uttar Pradesh). Von dort wanderte er im Land umher und gab sein Wissen an seine Schüler weiter. Im Alter von 80 Jahren starb Buddha in Kushinagara (Uttar Pradesh); seine Lehre wurde von seinen Schülern weiterverbreitet.

Abb. 9: **Das Dharma-Rad**
Das bekannteste Symbol der Buddhistinnen ist das Dharma-Rad, das „Rad der Lehre“. Es erinnert Buddhistinnen daran, dass ihr Geist die Welt nicht verlässt. Das Dharma-Rad hat acht Speichen, die den edlen achtfachen Pfad symbolisieren.

Im Wandel der Zeit haben sich im Buddhismus verschiedene Traditionen entwickelt, in denen die grundlegen Lehren Buddhas erhalten geblieben, deren praktizierenden Rituale aber von der jeweiligen Kultur, Zivilisation und Region abhängig sind. Die drei Hauptrichtungen sind:

- der **Theravada-Buddhismus** („Lehre der Ordensälteren“): Er beansprucht, den Buddhismus so zu leben, wie er von Buddha begründet wurde;
- der **Mahayana-Buddhismus** („großes Fahrzeug“): Kerngedanke dieser Richtung ist es, vorerst nicht selbst und für sich allein Erleuchtung zu erlangen und damit in das Nirwana einzugehen, sondern stattdessen zuvor allen anderen Wesenheiten zu helfen, sich ebenfalls aus dem endlosen Kreislauf der Wiedergeburten zu befreien;
- der **Vajrayana-Buddhismus** („diamantenes Fahrzeug“): Er wird häufig als eine Weiterentwicklung des Mahayana angesehen. Mystik, Symbolik, Riten sowie geistige und körperliche Übungen dienen als Mittel auf dem Wege zur Erleuchtung.

Der **tibetische Buddhismus** umfasst in einer Art Synthese die wesentlichen Lehren aller buddhistischen Übungswege. Zu den Charakteristika des tibetischen Buddhismus gehört die direkte mündliche Unterweisung der Schülerin durch ihre Lehrerin („Lama“). Aus diesem Grund wird der tibetische Buddhismus auch als „Lamaismus“ bezeichnet. Höchste weltliche Autorität ist der Dalai Lama. Jeder Dalai Lama gilt als Wiedergeburt des vorangegangenen. Zurzeit ist Tenzin Gyatso (geb. 1935) der 14. Dalai Lama.

2.4.1 Die religiöse Lehre

Ausgangspunkt der buddhistischen Lehre ist der Grundsatz vom Leiden, der in den **Vier edlen Wahrheiten**, die Buddha in Benares verkündet hat, zusammengefasst ist:

1. Das Leben im Daseinskreislauf ist leidvoll.
2. Die Ursache des Leidens ist die Begierde nach persönlicher, selbstsüchtiger Lust.
3. Das Leiden wird aufhören, wenn diese Begierde überwunden ist.
4. Der Weg zum Aufheben des Leidens ist der „Edle achtfache Pfad“.

Zum **Edlen achtfachen Pfad** gehören

1. Rechte Ansicht (das Verständnis der Vier Edlen Wahrheiten und des Karma-Prinzips)
2. Rechte Gesinnung (Reinigung des Geistes von unheilsamen Gedanken und Taten, die einem selbst und anderen Unglück oder Leiden bescheren)
3. Rechtes Reden (Lüge, Verleumdung, Beleidigung und nutzloses Gerede vermeiden)
4. Rechtes Handeln (Vermeidung aller Handlungen, die gegen die Tugendregeln verstoßen)
5. Rechter Lebensunterhalt (Vermeidung eines Berufes, der anderen Lebewesen Schaden zufügt, wie z. B. Fleischhauerin, Jägerin, Fischerin oder Gefängniswärterin). Buddhistinnen sollen u. a. auch nicht mit Waffen, Lebewesen oder Rauschmitteln handeln)

6. Rechtes Streben (sich in heilsamen Gedanken zu üben und unheilsame Geistesinhalte abzuwehren)
7. Rechtes Überdenken (alle körperlichen Funktionen, alle Sinnesreize, Affekte und Denkinhalte ins Bewusstsein zu bringen und sie wahrzunehmen)
8. Rechtes Sich-Versenken (durch intensive geistige Konzentration, wobei das ganze Denken auf ein bestimmtes Objekt gerichtet und alles andere ausgeschaltet wird)

Nach der buddhistischen Lehre gelten alle Menschen als gleichwertig. Ein Gesichtspunkt dieser Gleichheit ist der **Zyklus der Wiedergeburt** (*samsara*), dem alle Geschöpfe unterworfen sind. Die Geschichte eines Individuums beginnt nicht mit der Geburt und sie endet nicht mit seinem Tode. Es gibt keinen Zufall, nichts Nebensächliches. Alles Geschehen ist vom Gesetz des **Karma**, dem Gesetz von Ursache und Wirkung bestimmt: Das Verhalten in diesem Leben stellt die Weichen für das nächste Leben. Karma bezieht sich auf jegliches Tun und Lassen sowie auf die nichtmateriellen Ebenen des Denkens und Fühlens. All das erzeugt entweder gutes oder schlechtes Karma oder kann, karmisch gesehen, neutral sein. Gutes oder schlechtes Karma erzeugt die Folge der Wiedergeburten. Ziel einer jeden Buddhistin ist die Befreiung aus der endlosen Folge der Wiederverkörperung, das Erreichen von **Nirvana** (das Verlöschen, Verwehen). Das Nirvana ist keinesfalls als physischer Ort zu betrachten, sondern als ein Zustand des Geistes. Es ist ein Zustand vollkommener Ruhe und absoluten Friedens, die Erfahrung der alles beendenden vollkommenen Leerheit, die absolute, unpersönliche, letzte Wirklichkeit, in welche die Erlösten eingehen.

Die heilige Schrift der Buddhistinnen ist der **Pali-Kanon**. Er ist die in der Sprache Pali verfasste, älteste zusammenhängende überlieferte Sammlung von Lehrreden des Buddha, die nach langer mündlicher Überlieferung im 1. Jh. vor Christus niedergeschrieben wurde. Der Pali-Kanon wird auch *Tripitaka* (Dreikorb) genannt. Er besteht aus drei Textsammlungen bzw. Körben (*Pitakas*): dem Korb der Lehrreden Buddhas (*Sutta-Pitaka*), dem Korb der Ordensregeln für die Mönche (*Vinaya-Pitaka*) und dem Korb der reinen Lehre (*Abhidhamma-Pitaka*).

2.4.2 Religiöse Pflichten und buddhistisches Leben

Die Grundlage der buddhistischen Glaubenspraxis bildet die Zuflucht zu den **Drei Juwelen** (sanskr.: *Triratna*). Sie sind Buddha (der Lehrer), Dharma (seine Lehre) und Sangha (die geistige Gemeinschaft). Buddhistin wird man nicht durch ein Taufritual, sondern durch das Aussprechen der dreifachen Zufluchtsformel: „Ich nehme meine Zuflucht zum Buddha. Ich nehme meine Zuflucht zum Dharma. Ich nehme meine Zuflucht zum Sangha". In vielen buddhistischen Traditionen ist die Zufluchtnahme durch eine formelle Zeremonie gekennzeichnet, die zusätzliche Elemente wie z. B. die Verleihung eines buddhistischen Namens umfassen kann. Zuflucht zu nehmen ist aber kein einmaliges Ereignis, sondern eine laufende religiöse Praxis. Für Buddhistinnen ist es üblich, täglich die Zufluchtnahme zu rezitieren, die mit dem Bestreben, nach den **Tugendregeln** (fünf Silas) zu leben, einhergehen soll. Diese sind: kein Lebewesen zu töten oder zu verletzen, sich nichts anzueignen, was nicht gegeben wird, keine unheilsamen sexuellen Beziehungen einzugehen, nicht die Unwahrheit zu sprechen und keine den Geist berauschenden Substanzen zu nehmen.

Die meisten Buddhistinnen, unabhängig von der Richtung, der sie angehören, beten morgens und abends vor dem Hausaltar zu Buddha. Auf den Hausaltären stehen meist eine Buddha-Statue, Räucherstäbchen, eine Wasserschale und Opfergaben wie Blumen, Früchte oder Reis.

Gebete im buddhistischen Sinne sind jedoch keine Anrufung einer höheren Macht, sondern ein Anrufen der innewohnenden Kräfte zur Selbstreinigung und Stärkung (vgl. Reichelt, 2015, S. 172). Um den Geist zu befreien, sprechen Buddhistinnen Mantras. Die stets wiederholten Worte sollen je nach Art des Mantras Hilfe, Befreiung oder Frieden bringen. Traditioneller Bestandteil des buddhistischen Alltags und bei Feierlichkeiten ist die **Puja** (sanskr. für Verehrung), bei der Buddha oder Bodhisattvas (sanskr. für Erleuchtungswesen) geehrt werden. Dieses Ritual kann sowohl im Tempel als auch vor dem Hausaltar stattfinden. Im Idealfall wird Puja täglich praktiziert.

Ein wichtiges Instrument zur Konzentration des Geistes zur Schärfung der Achtsamkeit ist für Buddhistinnen die **Meditation**. Viele Buddhistinnen beginnen und beenden den Tag mit Meditation, wobei die Meditationsübungen je nach Tradition unterschiedlich sein können.

Ein wöchentlicher Feiertag, der etwa dem christlichen Sonntag gleichkommt, ist **Uposatha**. Er wird am Vollmond- und Neumondtag begangen und ebenso an den beiden Halbmondtagen, die dazwischen liegen. Buddhistinnen nutzen diesen Tag zum Meditieren oder zum Besuch von buddhistischen Klöstern.

Unabhängig von den verschiedenen Traditionen gibt es im Buddhismus zwei große Feste: das **Vesakh-Fest** (Erinnerung an die Geburt, die Erleuchtung und den Tod Buddhas; Vollmond im Mai oder Juni) und das **Ullambana-Fest** (Ahnendankfest, Vollmond Ende August/Anfang September). Alle buddhistischen Feste und Feiertage folgen dem Mondkalender, daher variieren die Termine von Land zu Land und Monat zu Monat.

Im Gegensatz zu anderen Religionen gibt es im Buddhismus keine einheitlich festgeschriebenen **Speisegebote**. Viele Buddhistinnen ernähren sich wegen ihres Respekts vor allem Leben vegetarisch. Neben Fleisch werden mitunter auch Zwiebelgewächse abgelehnt, da sie als anregend gelten und ungewollte sexuelle Energie freisetzen können (vgl. Burger, 2019, S. 139). Vor allem für Buddhistinnen aus östlichen Ländern ist Reis das wichtigste Nahrungsmittel und Grundbestandteil jeder Mahlzeit. Alkohol ist nicht verboten, doch die meisten Buddhistinnen verzichten freiwillig und ganz bewusst auf dessen Konsum.

Im Buddhismus bilden Körper und Geist immer eine Einheit. Wenn man sich körperlich wäscht und reinigt, ist dies im Dharma auch gleichzeitig eine geistige und religiöse Handlung, sodass geistige Reinheit auch immer **körperliche Reinheit** bedeutet. Daher wird mindestens einmal am Tag der gesamte Körper gründlich gewaschen, wobei ein Duschbad bevorzugt wird. Die Reinigung nach dem Stuhlgang erfolgt meist mit der linken Hand, daher gilt diese als unrein. Ebenso gelten alle natürlichen Körperöffnungen sowie die Füße als unrein. Nicht selten wird auch die **Kleidung** jeden Tag zumindest einmal gereinigt.

Im Buddhismus ist der **Tod** nicht der endgültige Schluss der zeitlichen Existenz. Der Tod ist hier nur ein Teil des ständigen Werdens, ein Übergang von einem zum anderen Zustand der Endlichkeit. Für viele Buddhistinnen ist es wichtig, frühzeitig über den bevorstehenden Tod unterrichtet zu werden, um sich darauf vorbereiten zu können. Sie betrachten das Sterben als wichtigen Teil des Lebens, den sie positiv und mit möglichst klarem Bewusstsein erleben wollen.

Ein unvorbereiteter, plötzlicher oder gewaltsamer Tod gilt als unheilvoll. Buddhistinnen legen besonders in der Sterbephase großen Wert auf Ruhe; Hektik und Trauer sind zu vermeiden, Ruhe und Stille zur Besinnung und Meditation sind wichtig. Entsprechend der für sie zutreffenden buddhistischen Richtung wollen Sterbende z. B. auf die rechte Seite gedreht werden, da auch Buddha so gestorben ist; andere bevorzugen hingegen die Meditationsstellung, also eine Sitzstellung, bei welcher der Rücken gerade gehalten werden kann. Nach dem Eintritt des Todes soll der Leichnam eine Zeitlang (etwa 30 bis 60 Minuten) nicht berührt und in seiner Umgebung nicht laut gesprochen werden, da während dieser Zeit das Bewusstsein der Toten noch wach ist. Angehörige wollen meist einige Zeit mit der Verstorbenen alleine sein, um zur Ruhe zu kommen, zu meditieren oder einfache Riten abzuhalten. Es ist nicht üblich, dass die Hinterbliebenen ihren Abschiedsschmerz zeigen oder trauern, denn der Kummer erzeugt nur Leid und wirkt sich negativ auf die Wiedergeburt aus. Man versucht, durch Gedanken der Güte, Frieden und Harmonie oder Almosen für die Mönche die Wiedergeburt zu begünstigen. Der Zeitpunkt der Bestattung sowie die Bestattungsformen variieren von Tradition zu Tradition und von Land zu Land. Verbreitet ist die Ansicht, den Leichnam bis spätestens am siebten Tag nach dem Tod zu verbrennen oder zu bestatten. In Tibet findet sich neben der Verbrennung auch häufig die Luftbestattung, die Aussetzung des Leichnams zum Verzehr durch die Geier (vgl. Tworuschka & Tworuschka, 2008, S. 39).

2.5 Das Judentum

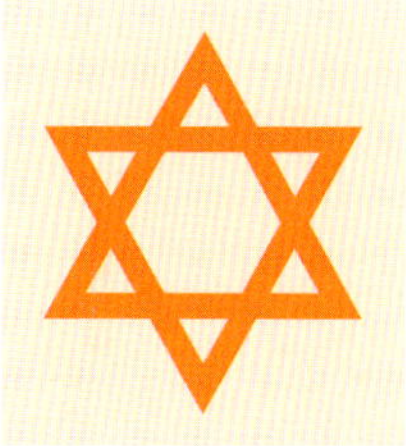

Abb. 10: **Der Davidstern**
Der Davidstern ist ein Hexagramm, das aus zwei ineinander verschränkten Dreiecken gebildet wird. Die miteinander verbunden Dreiecke symbolisieren die Verbundenheit der Jüdinnen mit ihrem Gott.

Das Judentum ist die älteste monotheistische Religion. Seine Wurzeln liegen in der Religionsgeschichte Israels, die bis ins 2. Jtd. v. Chr. zurückreicht. Nach der jüdisch-religiösen Geschichtsschreibung, wie sie in der Tora ihren Niederschlag gefunden hat, beginnt das Judentum mit den **Erzvätern** Abraham, Isaak und Jakob, die etwa zwischen 1900 und 1500 v. Chr. gelebt haben sollen. Abraham gilt als Begründer des Glaubens an den einzigen, wahren Gott. Abraham folgte Gottes Weisungen uneingeschränkt und war sogar bereit, seinen geliebten Sohn Isaak als Brandopfer darzubringen (1 Mo 22,1-19). Ihren besonderen Ausdruck fand die Beziehung zwischen Gott und Abraham vor allem in dem Bund, den Abraham mit Gott schloss (1 Mo 15,18), dessen äußeres Zeichen die Beschneidung war (1 Mo 17,10-14) und der später zwischen Gott und Mose am Berg Sinai (2 Mo 24,7-8) erneuert wurde. Jakob, Abrahams Enkel, kämpfte nach biblischer Überlieferung mit Gott, weshalb er von Gott den Namen Israel („Gottesstreiter“) erhielt (1 Mo 32,23-29). Jakob zeugte zwölf Söhne, die zu den Stammvätern der zwölf Stämme Israels wurden.

Eine der bedeutendsten Persönlichkeiten der jüdischen Religionsgeschichte ist der Prophet **Mose** (5 Mo 34,10-12). Der Überlieferung nach befreite er im Auftrag des Gottes Jahwe die Israeliten aus Ägypten (2 Mo 3,1-14) und führte sie zum Berg Sinai. Dort erhielt Mose von Gott die Steintafeln mit den Zehn Geboten und dem göttlichen Gesetz (*Tora*) (2 Mo 24,12). Zugleich erneuerte Mose den zwischen Gott und Abraham geschlossenen Bund.

Die **babylonische Gefangenschaft** (586–538 v. Chr.) gilt wohl als der wichtigste Einschnitt in der jüdischen Religionsgeschichte. Die nach Babylon verbannte judäische Oberschicht wohnte in geschlossenen Siedlungen, wurde nicht zur Aufgabe ihrer religiösen Bräuche gezwungen und unterlag keinen Sondergeset-

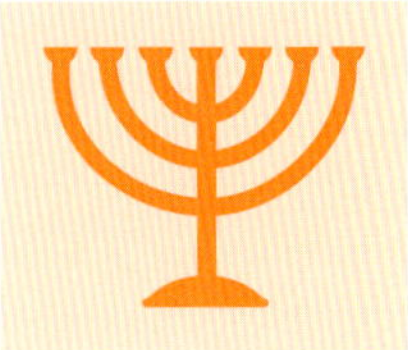

Abb. 11: **Die Menora**
Die Menora ist ein siebenarmiger Leuchter, den das Volk Israel bei seiner Wüstenwanderung unter Moses entsprechend den Anweisungen Gottes angefertigt haben soll (2 Mo 25,31-39).

zen. Um sich von den Babyloniern abzugrenzen und die eigene kulturelle und religiöse Identität zu erhalten, waren die Gesetze der Tora und der Monotheismus von grundlegender Bedeutung. In die Zeit des Exils bzw. danach fällt auch die Zusammenstellung wichtiger biblischer Bücher, wie etwa Texte der Tora.

Als eigentlicher Begründer des heutigen Judentums gilt **Esra**. Er lebte nach der Zeit des babylonischen Exils um 440 v. Chr. im Perserreich und war vom König als Staatssekretär für religiöse Angelegenheiten der zahlreichen im persischen Reich lebenden Jüdinnen eingesetzt worden. Dann erhielt Esra die Erlaubnis, nach Jerusalem zu ziehen, um dort die vom mosaischen Glauben abgewichene israelische Gemeinde wieder unter das Gesetz Gottes zu stellen. Esra ordnete den Tempeldienst und das Priestertum neu, führte das Amt des Hohepriesters ein und verlieh dem mosaischen Gesetz praktisch den Rang einer Verfassung. Mit Esra wurde das Judentum somit zur Gesetzesreligion.

Heute gibt es im Judentum unterschiedliche Richtungen und Strömungen. Sie unterscheiden sich nicht im Glauben, sondern ausschließlich in der Auslegung des jüdischen Religionsgesetzes, der *Halacha*, und in der Einstellung zu rituellen Geboten und religiösen Praktiken. Die drei Hauptströmungen sind:

- Das **orthodoxe Judentum** betrachtet die schriftliche und mündliche Lehre (*Tora*) sowie das daraus folgende Religionsgesetz (*Halacha*) als göttliche Offenbarungen, die in keiner Weise verändert werden dürfen. Die strikte Einhaltung der religiösen Pflichten und Gebote hat für orthodoxe Jüdinnen oberste Priorität. Sie vertreten sehr konservative jüdische Lebensformen, in deren Mittelpunkt das Studium von Tora und Talmud steht.
- Das **konservative Judentum** setzt sich für die Bewahrung der Traditionen ein, erachtet aber Veränderungen als notwendig, um die Lehren der Vergangenheit, die Bedürfnisse der Gegenwart und die der Zukunft in Einklang zu bringen. Die Halacha wird grundsätzlich als bindend erachtet; die Einhaltung wird allerdings den Gläubigen selbst überlassen und ist neu auszulegen, wenn sich die ethischen, sozialen und wirtschaftlichen Verhältnisse ändern.
- Das **liberale Judentum** betrachtet die Offenbarung als einen von Gott ausgehenden und durch Menschen vermittelten dynamischen und fortschreitenden Prozess. Gebote und Verbote werden nicht als Gottes wörtliches Gesetz verstanden, sondern als von Menschen in bestimmten historischen Situationen verfasst; sie können daher auch neu ausgelegt werden. Daraus leitet sich die Verpflichtung zur Bewahrung der jüdischen Tradition, aber auch zu ihrer Erneuerung ab. Dabei werden ethische Gesetze der Tora bejaht, rituelle Gesetze wie die Speise- und Sabbatgesetze hingegen als nicht verbindlich erachtet.

2.5.1 Die religiöse Lehre

Die unabdingbare Voraussetzung jüdischen Glaubens ist das Bekenntnis zu dem einen, allmächtigen Gott Jahwe. In der Heiligen Schrift der Jüdinnen ist der am häufigsten verwendete Name für Gott „JHWH". Gläubige Jüdinnen sehen „JHWH" als den exklusiven Namen für den einen Gott an, den sie allerdings nie aussprechen oder ausschreiben, da Gott damit auf einen menschlichen Begriff reduziert würde. Als Alternativen zu JHWH haben sich die Worte *Elohim* (mächtiger, erhabener Gott), *Adonai* (mein Herr) oder *HaSchem* (der Name) etabliert. Ähnlich verhält es sich mit dem Wort Gott, weshalb Jüdinnen im Deutschen häufig die Schreibweise „G'tt" verwenden.

Für Jüdinnen ist Gott der gerechte Richter, der die Handlungen der Menschen nach Verdienst und Schuld belohnt und bestraft. In der jüdischen Orthodoxie ist der Glaube an ein Leben nach dem Tod von großer Bedeutung: Es kann ein Weiterleben des Geistes, des Geistes in einem anderen Körper (*Ibbur*) oder eine andere Form sein. Wichtig hierbei ist, dass der Körper nach dem Tod auf jeden Fall unversehrt bleibt. Im Reformjudentum glaubt man dagegen ausschließlich an das Weiterleben der Seele. Weiters glauben Jüdinnen an das Kommen des Messias, ihres Königs, den die Propheten in der hebräischen Bibel angekündigt haben. Er wird am Ende der Weltzeit die Erlösung bringen, sein messianisches Reich errichten, und die Toten werden in die kommende Welt eingehen.

Die Heilige Schrift der Jüdinnen ist der **Tanach** (die hebräische Bibel). Er besteht aus drei Teilen: aus der *Tora* (die fünf Bücher Mose), den Büchern der Propheten (*Neviim*) und den erzählenden Schriften (*Ketuvim*). Der **Talmud**, eine umfangreiche Sammlung von religiösen Kommentaren und Lehrerkenntnissen, ist neben der Tora das wichtigste Buch der jüdischen Religion. Er erklärt die 613 Gebote und Verbote der Tora (*Mizwot*) und gibt Jüdinnen damit Antworten auf alle wichtigen Fragen des Lebens. Die **Halacha** ist der jüdische Gesetzeskodex. Sie umfasst die Gebote und Verbote zu Lebensinhalt und Lebensführung.

Im Judentum beruht der Glaube – ebenso wie nahezu alle Lebensbereiche – auf der Tora, insbesondere auf den **Mizwot**. Mit der Annahme der Tora und der Besiegelung des göttlichen Bundes am Sinai hat sich das jüdische Volk zur Einhaltung der Mizwot, der Lebensregeln, verpflichtet. Sie stiften Heil, geben Orientierung und ermöglichen ein Leben in Übereinstimmung mit dem Willen Gottes. Die Glaubenstreue bemisst sich daher an der Einhaltung der Mizwot.

Mizwot
(Pl. von hebr. *Mizwa* – dt.: Gebot, Vorschrift): Bezeichnung der in der Tora für alle Jüdinnen bindenden 613 Vorschriften; 248 davon sind Gebote und 356 sind Verbote.

Als zentrale Symbole des Judentums gelten die **Menora** und der **Davidstern**.

2.5.2 Religiöse Pflichten und jüdisches Leben

Im jüdischen Alltag gibt es drei feste **Gebetszeiten:** das Morgen- (*Schacharit*), das Nachmittags- (*Mincha*) sowie das Abendgebet (*Ma'ariv*). Am Sabbat oder an Festtagen kommt mit dem *Mussaf* (hebr. Zusatz) noch ein weiteres Gebet hinzu. Das Hauptgebet ist das *Schma Jisrael* (hebr.: Höre, Israel!, 5 Mo 6,4). Es ist zugleich das Glaubensbekenntnis und wird morgens und abends sowie in der Todesstunde gesprochen. Beim Gebet tragen die Männer die Kippa (Kopfbedeckung), den Tallit (Gebetsumhang) und die Tefillin (Gebetsriemen).

Religiöser Wochenfeiertag der Jüdinnen ist der **Sabbat** (Samstag). Er beginnt am Freitag kurz nach Sonnenuntergang und endet am Samstag bei Anbruch der Dunkelheit. Am Sabbat sind strikte Ruhebestimmungen einzuhalten. Der Talmud zählt 39 Arbeiten (*Melachot*) auf, die Jüdinnen während des Sabbats nicht verrichten dürfen. Zu ihnen zählen u. a. handwerkliche oder landwirtschaftliche Arbeiten, Kochen, Schreiben, das Tragen von Gegenständen über die Hausgrenze hinaus, das Gehen von großen Distanzen sowie das Feuermachen (Ŝabbath VII,2). Da auch Elektrizität im Sinne von Feuer definiert wird, bedeutet dies, dass z. B. jüdische Klientinnen nach den jüdischen Vorschriften kein elektrisches Licht einschalten oder auch die Notrufglocke nicht betätigen dürfen.

Im Judentum gibt es verschiedene **Feier-** bzw. **Gedenktage**, u. a. *Rosch ha-Schana* (Neujahrsfest), *Jom Kippur* (Versöhnungstag, wichtigster Feiertag), *Sukkot* (Laubhüttenfest), *Chanukka* (Tempelweihfest), *Purim* (Erinnerung an die Errettung der Juden in Persien), *Pessach* (Erinnerung an den Auszug der Israeliten aus Ägypten) oder *Schawuot* (Erinnerung an die Gesetzgebung am Berg Sinai).

Das Datum der Feiertage richtet sich nach dem jüdischen Kalender, einem Lunisolarkalender. Weil viele jüdische Feiertagsriten einen Bezug zur jeweiligen Jahreszeit haben, ist es wichtig, dass sie sich im jahreszeitlichen Verlauf nicht verschieben. Deswegen gibt es innerhalb von 19 Jahren sieben Schaltjahre mit je einem Zusatzmonat, wodurch die einzelnen Monate jedes Jahres in die gleiche Jahreszeit fallen.

Die Ernährung gläubiger Jüdinnen ist von zahlreichen Verboten und Vorschriften über rituelle Reinheit bestimmt, die als **Kaschrut-Vorschriften** bekannt sind. Was nach der *Kaschrut* gegessen werden darf, wird als „koscher" bezeichnet. Lebensmittel, die nicht koscher sind, heißen *treife*. Am bekanntesten ist wohl das Verbot, Schweinefleisch zu essen (3 Mo 11,7; 5 Mo 14,8). Darüber hinaus darf nur Fleisch von geschächteten Tieren verzehrt werden, ebenso sind nicht alle Fische als Speise erlaubt. So gelten zum Beispiel Fische ohne Schuppen ebenso wie Krustentiere als nicht koscher. Unter anderem ist auch der gleichzeitige Genuss von Fleisch- und Milchspeisen verboten (2 Mo 23,19; 5 Mo 14,21). Gute jüdische Haushalte verfügen daher über zwei Kühlschränke: einen für Milchprodukte und einen anderen für Fleischprodukte. Auch Geschirr und Besteck zur Verwendung für Milchspeisen und Fleischspeisen sind in Privathaushalten und Gastbetrieben voneinander getrennt und durch Markierung deutlich voneinander unterschieden, damit sie nicht verwechselt werden können. Denn dies würde zu ritueller Verunreinigung führen.

Im Judentum gibt es **Fasttage**, an denen 24 oder 25 Stunden lang nichts gegessen und nichts getrunken werden darf. Der strengste Fasttag im Judentum ist der Versöhnungstag *Jom Kippur*. An den sieben Tagen vor *Pessach* ist der Genuss von gesäuerten Speisen verboten; lediglich Mazzot (ungesäuertes Brot) und Produkte daraus dürfen gegessen werden.

Für Jüdinnen ist die regelmäßige **Körperpflege** eine wichtige Pflicht, da der Körper von Gott erschaffen wurde. Eines der wichtigsten Rituale im Zusammenhang mit der Körperpflege ist für viele Jüdinnen das Händewaschen. Die Reinheitsgesetze schreiben u. a. eine Händewaschung nach dem Aufstehen am Morgen, vor jedem Gebet, vor und nach der Mahlzeit sowie nach jedem Toilettengang vor. Von besonderer Bedeutung ist die **Mikwe**: Sie ist für Frauen vor der Hochzeit, nach der Geburt sowie allmonatlich nach der Menstruation vorgeschrieben (3 Mo 15,5; 4 Mo 19,19; 5 Mo 23,12). Auch Männer besuchen die Mikwe, nämlich dann, wenn sie sich spirituell auf einen besonderen Moment oder eine besondere Handlung vorbereiten möchten. Im Judentum sind **Körperausscheidungen** traditionell mit dem Konzept der Unreinheit belegt. So gilt etwa auch der Samenerguss als rituelle Verunreinigung (3 Mo 15,16-18).

Mikwe
(hebr.; dt.: Zusammenfluss, Ansammlung von Wasser): jüdisches Tauchbad, das der rituellen Reinigung dient.

Vor allem im orthodoxen Judentum besteht eine Vielzahl von **Bekleidungsvorschriften**. Für die Bekleidung gilt, dass nur „ungemischte" Stoffe verwendet werden: „Ein Kleid, das aus zweierlei Fäden gewebt ist, soll nicht auf deinen Leib kommen" (3 Mo 19,19). Frauen tragen keine Männerkleidung, daher tragen streng religiöse Jüdinnen auch keine Hosen. Verheiratete Frauen sollen ihre Haare immer bedeckt halten, sei es mit einer Perücke (jiddisch: *Scheitl*) oder einem Kopftuch (jiddisch: *Tichl*). Alle orthodoxen und die meisten konservativen Juden tragen ständig die Kippa.

Im Judentum gehört die **Geburt** eines Kindes zu den freudigen Stationen im Leben eines Menschen. Ein Kind, das von einer jüdischen Mutter geboren wurde, gilt nach dem jüdischen Recht als Jüdin bzw. als Jude. Ein Kind mit einem jüdischen Vater und einer nichtjüdischen Mutter gilt als nichtjüdisch, da der jüdische Status gemeinhin durch die mütterliche Abstammungslinie erworben wird. Nach der Geburt eines Knaben ist die Mutter sieben Tage lang rituell unrein, nach der Geburt einer Tochter vierzehn Tage (3 Mo 12,2-5). Knaben werden am achten Tag nach der Geburt beschnitten. Die **Beschneidung** (*Brit Mila*) ist das wichtigste Zeichen des Bundes zwischen Gott und Israel. Erst durch die Beschneidung wird ein männliches Kind wirklich zum Juden (1 Mo 17,10-14). Die Beschneidung wird für gewöhnlich von einem *Mohel* durchgeführt, einem dafür besonders ausgebildeten jüdischen Arzt oder Rabbiner. Für Mädchen gibt es im Judentum keine Beschneidung.

Eine im **Sterben** liegende Jüdin soll sich mit Gebeten auf den nahen Tod vorbereiten. Sie soll das Sündenbekenntnis (*Widduj*) und das *Schma Jisrael* sprechen. Falls sie dazu nicht mehr fähig ist, können dies die Angehörigen oder ein Rabbiner für sie tun. Generell sollte die Sterbende, wenn der Tod absehbar ist, nicht mehr berührt oder bewegt werden. Nach Eintritt des Todes erfolgt die rituelle Waschung (*Tahara*) der Verstorbenen, da Tote als unrein gelten (3 Mo 21,1). Die Waschung wird von gleichgeschlechtlichen Angehörigen und/oder den Mitgliedern der Chewra Kadischa durchgeführt. Anschließend wird der Leichnam in die traditionellen weißen Totenkleider (*Tachrichim*) gehüllt und in einen schlichten Sarg gelegt. Größten Wert legen gläubige Jüdinnen darauf, dass der Leichnam unversehrt bleibt. Denn nur dann, wenn auch nicht der kleinste Knochen ihrer Leiche verlorengeht, können die Gerechten beim Kommen des Messias körperlich auferstehen (Hes 37,4-10; Ps 34,21). Eine Obduktion der Leiche darf nur in Ausnahmefällen vorgenommen werden. Auch eine Feuerbestattung ist nach der *Halacha* streng untersagt. Als Bestattung kommt daher ausschließlich das Erdbegräbnis infrage (1 Mo 3,19). Der Verstorbene soll innerhalb von 24 Stunden, spätestens aber nach drei Tagen beerdigt werden.

Chewra Kadischa
(aram.; dt.: heilige Gemeinschaft, heilige Bruderschaft) – ein Verein oder eine Gemeinschaft in jüdischen Gemeinden, deren meist ehrenamtliche Mitglieder sich der Sterbebegleitung, der rituellen Versorgung und der Bestattung von Verstorbenen sowie der Betreuung der Hinterbliebenen annehmen.

Die religiöse Einstellung eines Menschen beeinflusst sein Denken, sein Handeln und den Sinn seines Lebens, was bei der Pflege der Klientinnen erkannt und so weit als möglich berücksichtigt werden muss.

Vertiefung des Lernstoffes

Zum Wiederholen

- Christentum
- Islam
- Hinduismus
- Buddhismus
- Judentum
- Glaubensgrundlagen
- Gebetsrituale
- Religiöse Feiertage
- Speisevorschriften
- Fastenregeln

- Körperpflege
- Bekleidungsvorschriften
- Geburt
- Beschneidung
- Sterberituale

Zum Üben

Frau Ruth ist 55 Jahre alt, gläubige Jüdin und wurde am frühen Freitagnachmittag wegen starker Vaginalblutung stationär aufgenommen.

Überlegen Sie, welche religiösen Bedürfnisse möglicherweise bei der Pflege zu berücksichtigen und welche pflegerischen, mitunter auch organisatorischen Maßnahmen dazu erforderlich sind.

Zum Nachlesen

Lauster, Jörg (2022): Das Christentum: Geschichte, Lebensformen, Kultur. München: C. H. Beck.
In diesem Buch werden anschaulich Geschichte und Lebensformen des Christentums, Glaubensüberzeugungen sowie ihre Ausdrucksweise in der religiösen Praxis beschrieben. Eine fundierte und anregende Einstiegs- oder Auffrischungslektüre.

Spuler-Stegemann, Ursula (^{5}2019): Die 101 wichtigsten Fragen – Islam. München: C. H. Beck.
Die „101 wichtigsten Fragen" umfassen ein weites Feld von historischen Aspekten, Glaubensgrundlagen, Glaubenspraxis, Alltagsleben, Scharia bis hin zu aktuellen Themen wie Gülen-Bewegung oder Islamischer Staat. Eine umfassende, gut lesbare Einführung in den Islam.

Michaels, Axel (2023): Der Hinduismus: Geschichte und Gegenwart. München: C. H. Beck.
Dieses Buch bietet eine ausgezeichnete Grundlage, um sich sachlich fundierte Einblicke in die Geschichte des Hinduismus, in indisch-hinduistisches Denken und Alltagsrituale zu verschaffen.

von Brück, Michael (2019): Die 101 wichtigsten Fragen – Buddhismus. München: C. H. Beck.
Brück erläutert anhand der 101 wichtigsten Fragen u. a. die Entstehung und Verbreitung des Buddhismus, theoretische Grundlagen, Meditationspraxis und Lebensalltag. Eine verständliche und kurzweilige Einführung in den Buddhismus.

Brämer, Andreas (2021): Die 101 wichtigsten Fragen – Judentum. München: C. H. Beck.
Geordnet nach Themen wie Glaube und Gott, Gesetz und Ethik, Gebet und Gottesdienst, Schabbat und Festkultur oder Lebenszyklus und Geschlecht bieten die Fragen und Antworten eine sehr gute Einführung in die jüdische Religion. Sowohl als Lektüre als auch Nachschlagwerk zu empfehlen.

3 Interkulturelle Kommunikation im Pflegealltag

In der Pflege nimmt die Kommunikation einen besonders hohen Stellenwert ein, denn jede pflegerische Handlung ist mit verbaler und nonverbaler Kommunikation verbunden. Nach Hausmann gibt es „keine Pflegehandlung, die nicht zugleich eine kommunikative Handlung wäre" (2009, S. 171). Pflegepersonen sind gefordert, die verbalen Äußerungen und nonverbalen Signale der Klientinnen richtig zu verstehen bzw. zu deuten, denn die übereinstimmende Kommunikation zwischen Klientinnen und Pflegepersonen beeinflusst wesentlich die Qualität der Pflege.

Kommunikation ist dann erfolgreich, wenn Senderin und Empfängerin über die gleiche bzw. ähnliche Codierung der zu übertragenden Nachricht verfügen, um die empfangenen Signale in eine verwertbare Information umwandeln zu können (vgl. Wingchen, 2014, S. 15 f.). Genau darin besteht in der interkulturellen Kommunikation die Gefahr von Missverständnissen. Da die Kultur alle Komponenten der Kommunikation beeinflusst, werden für die Entschlüsselung von Botschaften auch die unterschiedlichen Codes der jeweiligen Kultur verwendet. Dies gilt sowohl für die verbale als auch – und in noch viel stärkerem Maß – für die nonverbale Kommunikation.

Nach dem Studium dieses Kapitels sollten Sie …

- mögliche Ursachen für sprachliche Missverständnisse bei gemeinsamer Sprachkompetenz benennen können;
- Aspekte der paraverbalen Kommunikation aufzeigen können;
- nonverbale Ausdrucksformen kennen und ihre Wirkungen in der Kommunikation erkennen;
- über kultur- oder religiös bedingte Kommunikations- und Handlungstabus Bescheid wissen.

3.1 Unterschiede im Kommunikationsverhalten

Wie in der pflegerischen Praxis immer wieder zu beobachten ist, zählen kulturell bedingte Unterschiede im Kommunikationsverhalten zu den häufigsten Problemen in der transkulturellen Pflege. So kann es auch im Umgang mit Klientinnen aus anderen Kulturkreisen wegen Kommunikationsproblemen zu Fehlinterpretationen und Missverständnissen kommen. Denn durch die Sprache und über die nonverbale Kommunikation übermittelt der Mensch bestimmte Botschaften oder Hinweise von sozialer Bedeutung. Werden diese Botschaften nicht verstanden oder missverstanden, führt dies unweigerlich zu negativen Auswirkungen auf die Qualität der Pflege.

3.1.1 Zur verbalen Kommunikation

Die Sprache ist das wichtigste Kommunikationsmittel und aus dem Pflegealltag kaum wegzudenken. Sie ermöglicht dem Menschen, Gedanken und Gefühle auszudrücken, Empfindungen und Bedürfnisse mitzuteilen sowie auf die Bedürfnisse anderer einzugehen. Bei der transkulturellen Pflege fehlt den Klientinnen bzw. den Pflegepersonen oft die dafür erforderliche gemeinsame Sprachkompetenz. Im Regelfall verfügen zumeist die Pflegepersonen über eine muttersprachliche Deutschkompetenz, die Klientinnen nur über eine fremdsprachliche.

Die erfolgreichste Strategie zur Lösung von Sprachproblemen ist zweifellos das Heranziehen von professionellen Dolmetscherinnen mit fachlichen und kulturellen Kompetenzen. Weitere Möglichkeiten, um Sprachbarrieren zu durchbrechen, sind u. a. die Kommunikation mittels Bildern (Piktogramme) oder einer Sprach- oder Übersetzungsapp.

- **Unterschiedliche Begriffssysteme**

  Bei der interkulturellen Kommunikation liegt die Problematik des Verstehens sowohl im Nichtverstehen als auch im Missverstehen. Der Unterschied liegt darin, dass beim Nichtverstehen beide Gesprächspartnerinnen über keine gemeinsame Sprachkompetenz verfügen, wogegen beim Missverstehen beide Gesprächspartnerinnen dieselbe Sprache sprechen, es aber aufgrund unterschiedlicher Begriffssysteme zu Missverständnissen kommen kann, da Begriffe außer ihrer **denotativ**-lexikalischen Bedeutung auch ein **konnotatives** Umfeld haben. So bedeuten etwa in islamisch geprägten Ländern die Worte „Familie“ oder „Bruder“ etwas anderes als in unserem kulturellen Sprachraum. Mit Familie ist immer die Großfamilie gemeint, mit Bruder können auch Cousins, entfernte Verwandte oder gute Freunde bezeichnet werden.

  Die denotative Bedeutung eines Wortes allein sagt noch nichts über seine konnotative Bedeutung aus. Diese erschließt sich erst durch die sinntragende Beziehung zu anderen Wörtern. Die konnotative Bedeutung, die stark kulturbedingt und meistens latent und unsichtbar in den Wörtern eingebettet ist, ist fremdsprachlichen Klientinnen oft fremd. Diesbezüglich kann es vor allem bei lexikalischen Übersetzungen zu Missverständnissen kommen. Beispiele dafür, dass ein und dasselbe Wort je nach Kontext eine unterschiedliche Bedeutung hat, sind u. a. die Wörter „überlegen“ („nachdenken“ oder „stärker, besser sein“), „Gericht“ („Speise“ oder „Ort für Rechtsprechung“) oder „Bank“ („Sitzgelegenheit“ oder „Geldinstitut“). Der Sinn dieser Begriffe ändert sich entsprechend dem Zusammenhang, in dem sie verwendet werden.

denotativ

(von lat. *denotare* – dt.: bezeichnen) meint die wortwörtliche, von jeglicher Bewertung oder Assoziation freie Bedeutung eines Wortes.

konnotativ

(von lat. *con* und *notatio* – dt.: mit Anmerkung) bezeichnet alle mit einem Wort verbundenen assoziativen Nebendeutungen. Sie können positiv oder negativ besetzt sowie kulturellen oder subjektiven Ursprungs sein.

- **Missverständnisse durch „falsche Freunde“**

  Ein weiterer Aspekt, der zu Missverständnissen führen kann, ist die Verwendung von sogenannten „falschen Freunden“. Das sind Wörter, die in den jeweiligen Muttersprachen zweier Interaktionspartnerinnen zwar phonetisch ähnlich klingen, aber unterschiedliche Bedeutung haben. Wenn etwa eine griechische Klientin eine „Servieta“ möchte, meint sie damit nicht etwa eine Serviette, sondern eine Damenbinde; verlangt ein türkischer Klient „Tabak“, will er keinesfalls eine Zigarette, sondern einen Teller; und wenn ein polnischer Klient ein „Sekret“ hat, handelt es sich dabei schlichtweg um ein Geheimnis.

- **Unterschiedliche Kommunikationsstile**

  Für die verbale Kommunikation ist es hilfreich, mit den wesentlichen Kommunikationsstilen vertraut zu sein. Dabei unterscheidet Hall zwischen Low-context-Kulturen und High-context-Kulturen (vgl. Hall & Hall, 1990, S. 6). Low-context-Kulturen stehen für direkte Kommunikation und High-context-Kulturen für indirekte Kommunikation. Als **direkte Kommunikation** wird das Senden und Empfangen klarer und eindeutiger Signale verstanden. Zwei Kommunikationspartnerinnen vermitteln in Form von gesprochenen oder ge-

direkte vs. indirekte Kommunikation

umfasst die Summe an Information, die übertragen werden muss, damit sie die Kommunikationspartnerin versteht.

schriebenen Worten genau, was sie denken und bezwecken. Ziel ist es, ohne Umschweife effiziente und klare Informationen zu geben und zu empfangen. Im Gegensatz dazu wird bei der **indirekten Kommunikation** der Kontext des Gesprächs als wesentlicher Bestandteil der Kommunikation wahrgenommen. Der Anteil an Informationen, die in einem Satz codiert enthalten sind, ist größer als das, was sprachlich direkt ausgesagt wird. Es ist weniger üblich, die Dinge beim Namen zu nennen, die Aussage ist voll von vieldeutigen, bildhaften Vergleichen, deren Bedeutung sich nur unter der Berücksichtigung des gesamten Gesprächskontextes erschließen lässt.

Kommunikationsprobleme entstehen dann, wenn eine Low-context-Kommunikationspartnerin zu viele Informationen voraussetzt, sodass sich die High-context-Kommunikationspartnerin unvollständig informiert fühlt. Mitunter empfinden Kommunikationspartnerinnen aus Low-context-Kulturen den indirekten Kommunikationsstil auch als „um den heißen Brei herumreden" oder als unprofessionell. Kommunikationspartnerinnen aus High-context-Kulturen erscheint wiederum ein direkter Kommunikationsstil oftmals als unhöflich oder provokant, was schnell Reaktanz hervorrufen kann.

3.1.2 Zur paraverbalen Kommunikation

Paraverbale Botschaften bestehen zwar nicht aus Worten, werden aber dennoch sprechend ausgedrückt. Als Teil der Sprache ist die paraverbale Kommunikation ebenfalls kulturgebunden und variiert zwischen den Kulturen. Ein Beispiel für kulturbedingte Unterschiede in der paraverbalen Kommunikation zeigt die **Intonation**. In südeuropäischen und südamerikanischen Kulturen drückt das Heben und Senken der Stimme im Sprachfluss aus, dass die Sprecherin stark involviert ist. In arabischen Kulturen signalisiert eine monotone Stimmlage Selbstbeherrschung und Respekt vor dem Gegenüber. Darüber hinaus variiert die Intonation je nach Kultur auch bei Satzteilen unterschiedlich. In Europa wird eine fallende Intonation bei Aussagesätzen verwendet, während dies in südasiatischen Kulturen auf eine Frage hinweist. Kulturbedingte Intonationsunterschiede können daher nicht selten zu erheblichen Irritationen führen.

Intonation
(von lat. *intonare* – dt.: anstimmen, ertönen lassen) bezeichnet den Verlauf bzw. Wechsel der Tonhöhe innerhalb eines Wortes, Satzes oder Sprechaktes.

Auch kulturelle Unterschiede in der **Lautstärke** können zu Missinterpretationen führen. So sprechen Menschen aus dem arabischen Kulturkreis mit erhöhter Lautstärke, was für sie ein Zeichen von besonderem Interesse am Gesprächsthema oder emotionales Engagement bedeutet. Dieses in der arabischen Kultur durchaus gesellschaftlich anerkannte Verhalten kann bei Menschen aus dem europäischen Kulturkreis mitunter als unhöflich empfunden werden. Während Menschen aus arabischen oder afrikanischen Kulturkreisen Europäerinnen als vergleichsweise leise bezeichnen, empfinden Asiatinnen vor allem Südeuropäerinnen als laut. Denn in Asien ist es üblich, wichtige Themen mit leiser Stimme zu artikulieren. Allgemein gilt leise zu sprechen im asiatischen Raum als Zeichen für gute Erziehung, Bildung und Selbstkontrolle (vgl. Schugk, 2014, S. 124 f.).

Ebenso wird das **Sprechtempo** je nach Ausmaß der Pausensetzung in den jeweiligen Kulturen unterschiedlich wahrgenommen. Während in den Kulturen des Vorderen Orients die verbale Kommunikation durch das Fehlen von Pausen charakterisiert ist, sind in Europa Redepausen innerhalb eines Gespräches durchaus üblich. Dies wird nicht als Kommunikationsschwäche interpretiert, sondern bedeutet u. a., dass über Ausgesprochenes nachgedacht wird und stellt damit ein Zeichen des Interesses an den Ausführungen der Gesprächspartnerin dar.

Ein besonderer Fall der Pausensetzung ist das Schweigen. Im europäischen Bereich wird Schweigen mitunter als Unsicherheit oder Verlegenheit angesehen und in manchen Regionen auch als unhöflich betrachtet. In asiatischen Kulturen kann eine unverhoffte Pausensetzung bedeuten, keinen Standpunkt äußern zu wollen bzw. keine Entscheidung treffen zu müssen, aber auch, dass ein problematisches Thema angeschnitten wurde.

3.1.3 Zur nonverbalen Kommunikation

Da bei sprachlichem Unverständnis häufig auf nonverbale Ausdrucksformen zurückgegriffen wird, kommt in der transkulturellen Pflege neben der Sprache auch den Erscheinungsformen der nonverbalen Kommunikation eine besondere Bedeutung zu. Und gerade diese sind in hohem Maße kulturell geformt: Nonverbale Ausdrucksweisen wie Gestik, Mimik, Blickkontakt, Berührungsverhalten und Körperhaltungen haben in unterschiedlichen Kulturen oft nicht nur eine andere, sondern teilweise sogar eine gegensätzliche Bedeutung.

- **Gestik**
  Kulturelle Unterschiede bei Gesten sind ein wichtiger Aspekt der nonverbalen Kommunikation, da sie zu Missverständnissen und Fehlinterpretationen zwischen Menschen aus unterschiedlichen Kulturen führen können. Ein Beispiel dafür ist das in unserer Kultur übliche bejahende Kopfnicken und das verneinende Kopfschütteln. In Bulgarien, in Griechenland, in asiatischen Ländern sowie im Nahen Osten gilt hingegen das Kopfschütteln als Zustimmung und das Kopfnicken als Verneinung. In Griechenland und im Nahen Ostens wird das verneinende Kopfnicken oftmals noch durch ein Schnalzen mit der Zunge verstärkt. In Japan hingegen verneint man nicht durch Kopfbewegungen, sondern indem man mit der Hand vor dem Gesicht fächert.

  Während es in unserer Kultur üblich geworden ist, mit dem nach oben ausgestreckten Daumen eine starke Zustimmung oder „alles in Ordnung“ auszudrücken, gilt diese Geste in der arabischen Welt sowie in Teilen Afrikas als vulgär und obszöne Beleidigung.

  Ebenfalls ist es kulturabhängig, wie intensiv Gesten eingesetzt werden. Während ausgeprägtes Gestikulieren, um den Worten Nachdruck zu verleihen, in lateinamerikanischen und romanischen Ländern üblich ist, wird in Ostasien heftiges Gestikulieren als unhöflich und rüpelhaft empfunden.

- **Mimik**
  Die Mimik ist eine der wichtigsten Arten nonverbaler Signale, da sie eine sehr starke und differenzierte Ausdruckskraft besitzt. Sie zeigt den Gefühlszustand der Interagierenden, ihre Reaktion auf empfangene Botschaften sowie ihre Einstellung gegenüber der anderen an. Dass der Mensch Gefühle durch die Mimik ausdrückt, ist universell; doch wie und wann er dies tut, ist kulturspezifisch und daher nicht universell verständlich. Vor allem in Südostasien ist das Lächeln ein obligatorischer Ausdruck des sozialen Lebens, ein Gesetz der Etikette. Wenn etwa Personen aus diesem Kulturraum die Information über den Tod eines nahen Angehörigen oder eine erschütternde Nachricht mit einem Lächeln erwidern, mag uns dieses Lächeln als paradox erscheinen. Für Menschen aus diesen Kulturen bedeutet es allerdings, die eigene Mimik zu beherrschen, sich emotionale Regungen wie z. B. Schmerz nicht anmerken zu lassen: Man ist bemüht, das Gesicht zu wahren.

In asiatischen, orientalischen oder afrikanischen Kulturen kann Lachen oder Lächeln auch ein Ausdruck von Unsicherheit oder Unbehagen sein. „Das Leben meistert man lächelnd oder gar nicht", lautet ein chinesisches Sprichwort. Chinesinnen lächeln also auch in schwierigen Situationen, um auf diese Weise Unbehagen oder Stress zu kompensieren. Auch in unserer Kultur kann es vorkommen, dass Menschen aus Verlegenheit oder Unsicherheit lächeln oder lachen, allerdings entspricht dies nicht der Norm.

- **Blickkontakt**
Auch der Blickkontakt mit der Gesprächspartnerin hat in verschiedenen Kulturen unterschiedliche Bedeutungen. In den westlichen Kulturen gehört der direkte Blickkontakt mit der Kommunikationspartnerin zum guten Ton: „Schau mich an, wenn ich mit dir rede", lautet bei uns eine Verhaltensregel. Bei anderen Völkern allerdings verstößt man mit der Befolgung dieser Regel mitunter gegen die guten Sitten. In asiatischen, orientalischen oder afrikanischen Kulturen verbietet es oft der Respekt, mit der Gesprächspartnerin Blickkontakt zu haben – vor allem, wenn es sich um eine Autoritätsperson handelt. Es gilt in diesen Kulturen mitunter als höflich, beim Zuhören die Augen niederzuschlagen, seitlich an der Gesprächspartnerin vorbeizuschauen oder im Raum umherzublicken. In orientalischen Kulturen ist vor allem auch der direkte Blickkontakt zwischen Frauen und Männern verpönt.

- **Berührungsverhalten**
Ebenso gelten für das Berührungsverhalten kulturspezifische oder religiös bedingte Regeln. Körperliche Berührungen sind stets mit einem Eindringen in den intimen Bereich des Menschen verbunden. Die individuellen Grenzen sind dabei von Kultur zu Kultur höchst unterschiedlich. So findet etwa in islamischen Kulturen in der Öffentlichkeit kein Körperkontakt zwischen den Geschlechtern statt, während der gleichgeschlechtliche Berührungskontakt üblich ist. So gehört etwa das Händehalten unter Männern zu einer guten Gesprächsatmosphäre. Insgesamt ist in asiatischen Kulturen bei körperlichen Berührungen in der Öffentlichkeit Zurückhaltung geboten. Der in unserer Gesellschaft als höflich geltende Händedruck zur Begrüßung kann in diesen Kulturen bereits als Verletzung der Distanz und als Eindringen in die Privatsphäre aufgefasst werden. So sind in hinduistisch geprägten Gesellschaften kräftiges Händeschütteln, Schulterklopfen oder Umarmungen absolut unangemessen. Auch in buddhistisch geprägten Gesellschaften sind Berührungen bei der Begrüßung zu vermeiden. Statt Händeschütteln oder Umarmungen sind je nach Region und unter Beachtung von Rangstellungen lediglich verschiedene Hand- und Blickzeichen üblich. Ferner vermeidet man auch in Japan, einander bei der Begrüßung zu berühren, und verneigt sich stattdessen in einiger Entfernung zueinander.

- **Körperhaltungen**
Obwohl viele Bewegungen der Menschen universell sind, wie z.B. gehen, stehen oder sitzen, bestehen kulturelle Unterschiede, wie man sich bevorzugt bewegt sowie in den gesellschaftlichen Regeln dazu. So ist es in arabischen Ländern nicht üblich, sich im Gehen zu unterhalten. Es ist ein Gebot der Höflichkeit, während eines Gespräches stehen zu bleiben und einander anzusehen. Frauen und Mädchen sollten sich in der Öffentlichkeit generell nicht schnell bewegen bzw. laufen, weil dabei die Brüste wippen und dies die Phantasie der Männer anregen könnte (vgl. Kleindienst-Cachay, 1998, S. 120). Auch die Sitzhaltung ist kulturell geprägt. Nicht nur in unserer Kultur werden bereits Kinder

angewiesen, gerade zu sitzen. Gerade zu sitzen gilt auch im arabischen Raum als Zeichen eines ehrenwerten Charakters. Man sitzt in aufrechter Haltung mit nebeneinanderstehenden Beinen. Auch das Sitzen am Boden ist in arabischen Kulturen üblich. Dabei werden keinesfalls die Beine ausgestreckt bzw. gespreizt. Männer sitzen im „Schneidersitz" mit unterschlagenen Beinen und versteckten Fußsohlen; Frauen sitzen auf den Knien oder mit abgewinkelten Beinen nach einer Seite und verdecken dabei ihre Fußsohlen unter einem weiten Rock. Der Gesprächspartnerin die Fußsohlen entgegenzuhalten, gilt im Islam und in vielen südostasiatischen Ländern als tiefgehende Beleidigung (vgl. dazu Kap. 3.2.2).

Sich mit den Händen in den Taschen mit jemandem zu unterhalten, gilt in nahezu allen Kulturen als unhöflich und respektlos. In afrikanischen oder südostasiatischen Kulturen verbindet man damit eine grobe postkolonialistische Respektlosigkeit sowie ein massives Desinteresse am anderen. Während man in Afrika das Verschränken der Arme vor der Brust häufig als Missachtung des Gegenübers deutet, kann es in Südostasien wiederum als respektlos empfunden werden, die Hände während eines Gespräches hinter dem Körper zu verstecken.

3.2 Tabus in interkulturellen Kontaktsituationen

Bei einem Tabu handelt es sich um ein ungeschriebenes Gesetz, das durch traditionelle und kulturell geprägte Verhaltensnormen verbietet, etwas zu sagen oder zu tun. Da Tabus in der eigenen Gesellschaft als selbstverständlich gelten, werden sie kaum thematisiert und sind deswegen meist unbewusst: Es ist ganz selbstverständlich, dass man über bestimmte Themen nicht spricht bzw. bestimmte Dinge nicht tut – jeder weiß, was tabu ist. Werden Tabus in interkulturellen Kommunikationssituationen gebrochen, ist dies meistens mit schwerwiegenderen Folgen als in der eigenen Kultur verbunden, wenngleich sich die Tabubrechende der Bedeutung ihres Handelns nicht bewusst ist. In interkulturellen Begegnungen können Tabubrüche nicht nur zu peinlichen Situationen führen, sondern auch die gängigen Konventionen oder die Gefühle der Kommunikationspartnerin verletzten, was mitunter als Angriff auf die Identität empfunden wird.

3.2.1 Kommunikationstabu: „Darüber spricht man nicht"

Vor allem im Zusammenhang mit religiös bedingten Reinheitsgeboten gibt es Begriffe, die unter ein Tabu fallen und daher häufig nicht ausgesprochen werden. So gelten etwa **Körperausscheidungen** wie Urin, Stuhl und Erbrochenes im Islam, im Hinduismus und im Judentum als unrein. Ebenso gelten Frauen während der Menstruation als unrein. Da diese Begriffe möglicherweise im pflegerischen Gespräch nicht ausgesprochen bzw. nicht deutlich benannt werden, kann es schwierig sein, damit im Zusammenhang stehende Symptome oder Bedürfnisse eindeutig zu erfassen.

Während in westlichen Kulturen ein offener Umgang mit **Sexualität** besteht und die Präsenz von Sexualität in der Öffentlichkeit Akzeptanz findet, ist Sexualität in anderen Kulturen, wie etwa in der islamischen, hinduistischen oder jüdischen, ein Thema, über das man nicht spricht. Keinesfalls aber sollten diese Kulturen fälschlicherweise als sexualfeindlich bezeichnet werden. Die strikte Sexualmoral dieser Kulturen bezieht sich vor allem auf Sexualität außerhalb der Ehe, auf Reinheitsgebote und Ehrverletzungen. Ein ähnliches Tabuthema ist in den islamischen Ländern die **Homosexualität**. In vielen Staaten wie z. B. Afghanistan, Pakistan, Saudi-Arabien, Vereinigte Arabische Emirate, Iran, Irak, Nigeria, Somalia oder Sudan ist Homosexualität strafbar.

Auch ist es in islamischen Kulturen unstatthaft, mit Außenstehenden über **familiäre Probleme** zu sprechen. Eine unverheiratete Muslima etwa zu fragen, ob sie ein Kind hat, gilt als taktlos, da im Islam außerehelicher Geschlechtsverkehr verboten ist.

Vorsicht ist auch beim Thema **Religion** geboten. Verständnislose Kommentare über den Islam, seinen Propheten Mohammed und den Koran sind tabu. Muslimas als „Mohammedanerinnen" zu bezeichnen, ist unpassend und widerspricht dem Geist des Islam. Ebenso sollten **politische Reizthemen**, wie etwa die Kurden- oder Armenier-Problematik in der Türkei oder der Umgang mit Menschenrechten in China, vermieden werden.

In asiatischen und arabischen Kulturen ist es verpönt, **Kritik** direkt und vor allem in Gegenwart von Dritten zu äußern. Dabei geht es vor allem darum, sein eigenes Gesicht oder das des Gegenübers zu wahren. Die sachliche Begründung einer Kritik spielt dabei keine Rolle, da dieses Verhalten als feindseliger Akt und mangelnde soziale Kontrolle wahrgenommen und gewertet wird.

3.2.2 Handlungstabu: „Das tut man nicht"

Das wichtigste die transkulturelle Pflege betreffende Tabu ist zweifellos das **Berührungstabu**. Sowohl im Islam als auch im Hinduismus ist die Geschlechtertrennung von großer Bedeutung. Männer und Frauen, die nicht miteinander verheiratet oder eng verwandt sind, dürfen nicht unmittelbar nebeneinandersitzen, einander nicht berühren, zur Begrüßung auch nicht die Hand reichen und sich nicht ohne Beisein Dritter allein in einem Raum aufhalten. Für Menschen aus diesen Kulturkreisen ist es daher mitunter nicht nur beschämend, von Pflegepersonen des anderen Geschlechts berührt, sondern etwa auch zu einer Untersuchung begleitet zu werden.

In asiatischen Kulturen ist es absolut unüblich, **den Kopf eines anderen Menschen** zu **berühren** und Kindern über den Kopf zu streichen. Ebenso ist es unangemessen, etwas über den Kopf eines Menschen hinweg zu reichen oder über den Kopf hinweg nach etwas zu greifen – etwa über den Kopf einer liegenden Klientin.

Ein bedeutendes gesellschaftliches Tabu ist vor allem im islamischen Kulturkreis das **Enthüllungstabu**, also die öffentliche Darstellung intimer Körperregionen. Gemäß Sure 24,31 soll sich eine Muslima vor fremden Männern nicht enthüllen. Manche Muslimas lehnen daher Untersuchungen durch einen männlichen Arzt ab. Deshalb sollte beachtet werden, dass Untersuchungen oder Pflegehandlungen, wenn möglich, von einer gleichgeschlechtlichen Person vorgenommen werden.

Ein weiteres Tabu betrifft **Darreichungen** jeglicher Art **mit der linken Hand**. Da im Islam, im Hinduismus und Buddhismus die linke Hand als unrein gilt, sollen vor allem Lebensmittel, aber auch Medikamente nur mit der rechten Hand gereicht werden.

Sowohl im islamischen als teilweise auch im asiatischen Kulturraum gelten die **Füße** als der niederste Teil des Körpers und somit **als unrein**. Daher kommt es einer Beleidigung gleich, wenn man im Sitzen die Beine überkreuzt und dem Gegenüber dabei die Fußsohle bzw. die Schuhsohle zuwendet. Ebenso unhöflich ist es, jemanden mit den Füßen zu berühren.

Auch ist es in vielen asiatischen Ländern tabu, sich **in der Öffentlichkeit die Nase zu putzen**. Es ist üblich, das Nasensekret einfach hochzuziehen. Das Putzen der Nase mit einem Taschentuch gilt als unhygienisch.

Vertiefung des Lernstoffes

Zum Wiederholen

- Denotative und konnotative Bedeutung von Begriffen
- Unterschiedliche Wortbedeutungen
- Direkte und indirekte Kommunikation
- Paraverbale Botschaften
- Nonverbale Ausdrucksweisen
- Kommunikationstabus
- Handlungstabus

Zum Üben

- Überlegen Sie, welche Wörter Sie in Gesprächen häufig verwenden, die in unterschiedlichen Sprachen eine völlig andere Bedeutung haben oder nur in Ihrer eigenen Sprache einen Sinn ergeben.
- Reflektieren Sie Ihren eigenen Kommunikationsstil: Sprechen Sie Themen und Konflikte direkt oder indirekt an? Sind Ihre Aussagen eindeutig oder mehrdeutig?
- Welche Empfindungen und Reaktionen ruft es bei Ihnen hervor, wenn Ihre Gesprächspartnerin einen anderen Kommunikationsstil verwendet als Sie?
- Welche Reaktionen und Gefühle löst es bei Ihnen aus, wenn die Gesprächspartnerin ohne Blickkontakt, ungewohnte Mimik und Gestik oder ohne für Sie üblichen Körperabstand mit Ihnen kommuniziert?
- Überlegen Sie, welche Tabus es in Ihrer eigenen und in fremden Kulturen gibt, wo Ähnlichkeiten bestehen und wie Sie mit Tabus in interkulturellen Pflegesituationen umgehen.
- Pflege arbeitet ständig an den Grenzen der Tabuverletzung: Wie sorgen Sie dafür, dass diese Grenzen nicht überschritten werden?

Zum Nachlesen

Erll, Astrid & Gymnich, Marion ([6]2013): Interkulturelle Kompetenzen. Erfolgreich kommunizieren zwischen den Kulturen. Stuttgart: Klett Lerntraining.
Das Buch vermittelt fundiertes Wissen über Kultur und Interkulturalität sowie über Unterschiede zwischen einzelnen Kulturen und zeigt anhand von anwendungsbezogenen Ratschlägen und Beispielen Strategien zur Bewältigung unterschiedlicher interkultureller Situationen auf.

Fuchs, Anna (2022): Transkulturelle Herausforderungen meistern: Missverständnisse klären und Kompetenzen stärken. Hamburg: Rowohlt.
Anhand von wissenschaftlichen Theorien und Kommunikationsmodellen sowie praktischen Beispielen beschreibt die Psychologin, wie Kommunikation sich weltweit unterscheidet und wie die Kultur sie beeinflusst. Zugleich zeigt sie Wege auf, wie transkulturelle Herausforderungen gemeistert werden können und Kommunikation gelingen kann.

4 Familienorientierung im soziokulturellen Kontext

Im Rahmen der transkulturellen Pflege begegnen wir Klientinnen mit unterschiedlichen kulturellen Hintergründen und folglich auch mit verschiedenen Familienkonzepten. Wie wichtig die Familie für die Einzelne ist, wer zur Familie gehört und was von den einzelnen Familienmitgliedern erwartet wird, variiert von Kultur zu Kultur. Die kulturellen Unterschiede werden umso deutlicher, je mehr sich die Familienstrukturen, das Rollenverständnis innerhalb der Familie, die Selbstdefinition oder die Beziehungsstrukturen von unserer Mentalität und unserem kulturellen Muster unterscheiden.

Für Pflegepersonen ist es daher maßgeblich, diese unterschiedlichen kulturellen Familienkonzepte zu verstehen und in den Pflegealltag einzubinden. Denn je stärker eine Person in das Beziehungsgefüge der Familie eingebunden ist, desto mehr hängt auch der Erfolg der Pflege von diesem Beziehungsgefüge ab.

Nach dem Studium dieses Kapitels sollten Sie ...

- Unterschiede zwischen individualistischen und kollektivistischen Familienstrukturen benennen können;
- über geschlechtsspezifische Rollenerwartungen und -zuschreibungen Bescheid wissen;
- die Bedeutung und Verflechtung von Scham und Ehre in kollektiv geprägten Gesellschaften erklären können;
- soziale und religiöse Motive für den Besuch von Kranken erläutern können.

4.1 Individualismus und Kollektivismus in der Familie

Im Vergleich zu den meisten Menschen in den westlichen, individualistisch orientierten Gesellschaften hat die Familie bei vielen Klientinnen aus arabischen, asiatischen und afrikanischen Ländern sowohl in emotionaler als auch in normierender Hinsicht eine wesentlich größere kollektivistische Bedeutung.

In individualistischen Gesellschaften existiert heute zwar eine Vielzahl verschiedener Familienformen, wie etwa die Kernfamilie, die Ein-Eltern-Familie, die Patchwork-Familie oder die Regenbogenfamilie. Zur am weitesten verbreiteten zählt aber nach wie vor die **Kernfamilie**: Sie besteht aus Vater, Mutter sowie einem oder mehreren Kindern, wobei es irrelevant ist, ob die Eltern verheiratet sind. Im Gegensatz dazu ist in kollektivistischen Gesellschaften das dominierende Familienmodell die **Großfamilie**. Sie besteht aus einer Reihe von Personen, die vielfach alle in einem Haus oder auf einem Grundstück miteinander wohnen. Zur Familie gehören neben den Eltern, den Geschwistern, Großeltern, Onkeln, Tanten und Cousinen mitunter auch nicht blutsverwandte Personen wie etwa Freundinnen oder Nachbarinnen bis hin zu „Schwestern“ und „Brüdern“ aus der gemeinsamen ethnischen oder religiösen Gemeinde.

Eine kollektivistisch geprägte Familie ist u. a. durch eine starke Einbindung des Individuums in die weit gefasste Familie gekennzeichnet, wobei die Interessen und Bedürfnisse des Individuums denen der Familie untergeordnet werden.

Deswegen betrachten Klientinnen aus kollektivistisch geprägten Familien ihre persönlichen Bedürfnisse und Interessen oftmals als sekundär oder kennen sie gar nicht, weil sie diese nie auf jene Art und Weise entwickelt haben, wie es für uns heute zunehmend üblich geworden ist. Sozialer Schutz und emotionale Geborgenheit sind für sie zumeist wichtiger als individuelle Autonomie. Daher haben auch familiäre Entscheidungen Vorrang vor der Entscheidung der Einzelnen. Der einzelne Mensch sieht sich als Teil einer Solidargemeinschaft, aus der sich entsprechende Aufgaben und Pflichten ergeben. Dazu zählt auch die Versorgungspflicht für die Elterngeneration. Anders als in individualistischen Kulturen, wo die Pflege im Alter verstärkt durch entsprechende Institutionen vorgenommen wird, wird in kollektivistischen Kulturen von den Nachkommen erwartet, dass sie die älteren Familienmitglieder sowohl in sozialer als auch in finanzieller Hinsicht versorgen.

Tab. 1: **Individualismus versus Kollektivismus** (vgl. Hofstede & Hofstede, 2009, S. 102)

Individualismus	**Kollektivismus**
beschreibt Gesellschaften, in denen das Individuum im Vordergrund steht. ▸ Der Mensch wächst heran, um ausschließlich für sich selbst und seine direkte (Kern-)Familie zu sorgen. ▸ Die Identität ist im Individuum begründet. ▸ Unabhängigkeit ist wichtig. Selbstverwirklichung steht im Vordergrund. ▸ Jede hat das Recht auf eine Privatsphäre. ▸ Individuelle Interessen dominieren vor kollektiven. ▸ Übertretungen führen zu Schuldgefühl und Verlust der Selbstachtung.	beschreibt Gesellschaften, in denen die soziale Gruppe im Vordergrund steht. ▸ Die Menschen werden in Großfamilien hineingeboren, die sie schützen und im Gegenzug Loyalität erwarten. ▸ Die Identität ist im sozialen Netzwerk begründet, dem man angehört. ▸ Gegenseitige Abhängigkeit bietet sozialen Schutz und emotionale Geborgenheit. ▸ Das Privatleben wird von der Familie (Gruppe) beherrscht. ▸ Kollektive Interessen dominieren vor individuellen. ▸ Übertretungen von Regeln und Normen führen zu Beschämung und Gesichtsverlust bei sich selbst und der Gruppe.

konsensorientiert
(von lat. *consentire* – dt.: übereinstimmen): übereinstimmender Meinung sein, Zustimmung geben.

In einer Situation des ständigen intensiven sozialen Kontaktes ist es notwendig, die Harmonie zu wahren, daher ist in kollektivistischen Gesellschaften die Kommunikation **konsensorientiert**. Direkte Konfrontationen und schonungslose Ehrlichkeit gelten als unhöflich und werden möglichst vermieden. Ein „Nein" wird bereits als Konfrontation betrachtet und deshalb selten ausgesprochen, während ein „Ja" nicht unbedingt Zustimmung bedeutet. Vielmehr dient es oft der harmonischen Ablehnung oder der Aufrechterhaltung der Kommunikation. Da Angehörige aus kollektivistischen Gesellschaften eine eindeutige und direkte Ausdrucksweise als unangenehm empfinden, tendieren sie zur High-context-Kommunikation (vgl. dazu Kap. 3.1.1). Der in individualistischen Gesellschaften übliche Low-context-Kommunikationsstil würde die Harmonie in der Familie bzw. in der Gruppe erheblich stören.

Mitunter werden in kollektivistischen Gesellschaften auch Verhaltensweisen, die prinzipiell als moralisch verwerflich gelten, unter bestimmten Voraussetzungen akzeptiert. So gelten Lügen in manchen kollektivistischen Kulturen als eine gesellschaftlich akzeptierte Verhaltensweise, sofern dadurch das eigene Ansehen bzw. das Ansehen der Familie gewahrt werden kann.

Auch hinsichtlich der Partnerwahl gibt es Unterschiede zwischen individualistischen und kollektivistischen Familien. So müssen Angehörige von individualistischen Gesellschaften nur selbst an der zukünftigen Partnerin Gefallen finden, da die Ehe für sie eine Verbindung zwischen zwei Personen darstellt. In kollektivistischen Familien hingegen ist man der Auffassung, dass es sich bei der Eheschließung viel mehr um einen Vertrag zwischen zwei Familien als zwischen zwei Personen handelt. Bei der Eheschließung bevorzugen die Eltern Partnerinnen, die ihnen persönlich bekannt sind, um deren Fleiß, Wohlstand und Keuschheit kontrollieren zu können. Auch arrangierte Ehen werden in kollektivistischen Kulturkreisen durchaus praktiziert. Der Sinn dahinter sind wirtschaftliche, religiöse oder soziale Gründe. Von einer arrangierten Ehe kann allerdings nur dann gesprochen werden, wenn die Heirat mit dem Einverständnis der Eheleute erfolgt. Nach James sind in der Realität „die Grenzen zur Zwangsheirat jedoch fließend. Denn meist bedeutet die Nichteinwilligung in eine Heirat seitens der Frau automatisch einen Gesichtsverlust gegenüber der eigenen Familie und der gesamten Gemeinschaft" (2015, S. 124).

4.2 Die Rolle von Mann und Frau innerhalb der Familie

Während in individualistischen Gesellschaften weibliche und männliche Familienmitglieder in der Regel den gleichen sozialen Status haben, sind in kollektivistischen Gesellschaften die Rollen der Geschlechter klar voneinander abgegrenzt. Die Gleichberechtigung von Mann und Frau ist von sekundärer Bedeutung. Die strikte Rollenverteilung beruht vor allem auf einer hierarchisch-patriarchalischen Familienstruktur. In der Familienhierarchie folgen dem Vater als Familienoberhaupt seine Söhne, dann seine Frau, seine Töchter und am Ende seine Schwiegertöchter. Unabhängig von dieser Familienhierarchie besitzt die Ehefrau als Mutter in einem „heimlichen **Matriarchat**" eine wichtige Rolle und verfügt über eine verdeckte Macht, besonders bei innerfamiliären Angelegenheiten. Da im Rahmen der Familienhierarchie dem Vorrang des Geschlechts mehr Bedeutung zukommt als dem Vorrang des Alters, nehmen alle Männer in der Familie eine höhere Position ein als die Frauen. Im Kreise der männlichen Familienmitglieder genießen wiederum die Älteren eine höhere Autorität und Vorrangstellung gegenüber den Jüngeren. Die jüngeren Familienmitglieder sind daher verpflichtet, den jeweils älteren entsprechenden Respekt entgegenzubringen. Genauso sind Frauen verpflichtet, sich dem Willen der Männer innerhalb der Familie unterzuordnen.

Matriarchat
(von lat. *mater* – dt.: Mutter, und altgriech. *árcheïn* – dt.: der Erste sein, herrschen): Gesellschaftsordnung, bei der die Frau eine bevorzugte Stellung in Familie und Staat innehat. Das männliche Pendant dazu wird als Patriarchat (von altgriech. *patēr* – dt.: Vater) bezeichnet.

Ein Mann erlangt seinen Status in Familie und Gesellschaft über die Rolle des Vaters, eine Frau über die Rolle der Mutter. Der familiäre Status einer Frau steigt vor allem durch die Geburt von Söhnen. So gilt es u. a. in arabischen Gesellschaften als respektvoll und freundlich, einen Mann oder eine Frau beim Namen des erstgeborenen Sohnes (inzwischen auch der erstgeborenen Tochter) als „Vater von" bzw. als „Mutter von" ebendiesem Kind anzusprechen. Die Anrede lautet dann etwa Abu Omar (Vater von Omar) oder Umm Omar (Mutter von Omar).

Als Familienoberhaupt ist der Mann zur finanziellen Versorgung der Familie verpflichtet. Er ist der Beschützer seiner Familie und verantwortlich für ihren guten Ruf. In der Familie ist er zuständig für Fakten sowie für technische und handwerkliche Angelegenheiten. Weiters ist er die zuständige Autorität für Entscheidungen außerhalb des Hauses und somit auch der Ansprechpartner bei der Erledigung von Formalitäten.

Die Frau ist demnach für die Hausarbeit und die Kindererziehung zuständig. Sie muss generell den Zusammenhalt der Familie gewährleisten und sich in der Außenwelt „anständig" verhalten. Um diese Geschlechterrolle und Identität einer anständigen Frau zu erfüllen, muss sie „ehrbar" sein im Sinne der Jungfräulichkeit vor der Ehe. Deshalb sollen junge Mädchen keine vorehelichen Kontakte knüpfen und die Ehre der Familie dadurch schädigen. Eine voreheliche sexuelle Beziehung wird der gesamten Familie vorgeworfen, vor allem den Männern, weil sie das Fehlverhalten erkennen und stoppen hätten müssen.

4.3 Scham und Ehre

Die Scham selbst ist zwar ein universell menschliches Gefühl, Intensität und Ausprägung sind jedoch individuell unterschiedlich. Alle Menschen empfinden Scham mehr oder weniger stark ausgeprägt. In welchem Kontext sie diese empfinden, ist aber von Kultur zu Kultur unterschiedlich. Dies zeigt bereits der Blick auf das Thema Körperbedeckung. Die Bandbreite reicht dabei von der Ganzkörperverschleierung bis hin zur Freikörperkultur. Kultur definiert hier aber nicht nur, welche Körperteile mit Scham besetzt sind und dem Auge der anderen nicht zugänglich sein sollen, sondern auch, inwieweit Scham mit der Bewahrung von Ehre zu tun hat. Da in kollektivistischen Gesellschaften Schamgefühl und Ehre eine besondere Bedeutung haben, werden sie auch als Schamkulturen bezeichnet, individualistische Gesellschaften dagegen als Schuldkulturen. Wenn in Schuldkulturen Menschen gegen die Regeln der Gesellschaft verstoßen, haben sie häufig Schuldgefühle und werden vom individuellen Gewissen geplagt. In Schamkulturen hingegen kommt nicht dem individuellen Gewissen die höchste Autorität zu, sondern dem guten Ruf in der Gesellschaft durch die Bewahrung der Ehre (vgl. Wohlfart, Özbeck & Heinz, 2005, S. 159).

So ist in Schamkulturen die Beziehung der Geschlechter durch vielfältige Situationen gekennzeichnet, die zu einer Gefährdung der Ehre führen können. Die Ehre von Frauen und Männern ist dabei aufeinander bezogen und voneinander abhängig. Weibliche Ehre wird über Keuschheit und Treue definiert, männliche Ehre über die Macht und Stärke, die Schamhaftigkeit und körperliche Unversehrtheit der Frau zu schützen. Darauf begründet sich auch die gesellschaftliche Konvention, dass sich Frauen bis zur Ehe ihre Jungfräulichkeit bewahren und ab dem Zeitpunkt ihrer Geschlechtsreife die physischen Merkmale ihres Geschlechts, also Körper und Haare, vor Männern bedecken sollen. In islamisch geprägten Schamkulturen gelten laut dem Koran vor- und außerehelicher Geschlechtsverkehr sowie Handlungen, welche die eigenen Reize fremden Blicken preisgeben, nicht nur als Unzucht (*zina*), sondern auch als Sünde (Suren 17,32; 24,31).

In Schamkulturen wird Ehre vor allem durch das Verhalten der Frauen definiert. Frauen gelten als Trägerinnen, Männer als Bewahrer der Familienehre. Verstoßen Frauen durch unstatthaftes Verhalten gegen die Regeln des Ehrenkodex', verletzen sie nicht nur die Ehre des Mannes, sondern bringen auch Schande über die gesamte Familie, was umgekehrt bedeutet, dass der Mann nicht fähig war, die Frau zu kontrollieren. Ist anderen bekannt, dass eine Frau die Familienehre verletzt hat – nur öffentlich gewordenes Fehlverhalten ist die Voraussetzung für Ehrverlust –, sind die Männer dieser Familie aufgerufen, diese zu verteidigen oder wiederherzustellen, um sich nicht der Verachtung der Gesellschaft auszusetzen.

Tab. 2: **Schuld- versus Schamkultur** (vgl. Schirrmacher, 2005, S. 16 f.)

Schuldkultur	Schamkultur
Ausgangspunkt der Prägung	
Kleine Anzahl von prägenden Personen: Eltern (Kernfamilie)	Große Anzahl von prägenden Personen: Großfamilie, Freundinnen, Mitglieder aus der gemeinsamen ethnischen oder religiösen Gemeinde
Normüberwachung	
Das eigene Gewissen	Andere Personen, die Gesellschaft
Reaktion bei Normverletzung	
Störung des inneren Gleichgewichtes von innen heraus; es wird sofort ein Schuldgefühl erlebt („Was habe ich getan?") ▼ Entlastungsmechanismus wird aktiviert (Schuldgeständnisse, Entschuldigung, Wiedergutmachung etc.)	Störung des inneren Gleichgewichtes von außen, aber nur wenn die Tat anderen als nicht normativ richtig bewusst wird. Nach dem externen Bewusstwerden wird sofort ein Schamgefühl erlebt („Wie stehe ich vor den anderen da?") ▼ Abwehrmechanismus wird aktiviert (Verdrängung, Rechtfertigung, Ausreden, Lügen etc.) ▼ Entlastungsmechanismus wird aktiviert (Wiedergutmachung, ohne das Geschehen klar zu benennen, um das Gesicht nicht zu verlieren; die Wiederherstellung einer Beziehung nach dem Prinzip von „Geben und Nehmen", die Wiederherstellung der Ehre etc.)

4.4 Der Krankenbesuch als Pflicht

Die Gründe, warum Klientinnen aus kollektivistischen Kulturen im Krankheitsfall ständig viele Besuche erhalten, können sowohl sozial als auch religiös motiviert sein. Die sozialen Besuchsmotive lassen sich vor allem durch die Pflicht zur Versorgungsleistung begründen. Es gehört zu den Aufgaben der Angehörigen, sicherzustellen, dass die Klientin auch im Krankheitsfall ausreichend versorgt und betreut wird. Für Klientinnen aus diesen Gesellschaften ist es daher kulturelle Norm, auch im Krankheitsfall ständig Familienangehörige um sich zu haben.

Für Muslimas ist der Krankenbesuch nicht nur eine familiäre, sondern auch eine religiöse Pflicht. Die Besuche beschränken sich dabei nicht nur auf Familienmitglieder. Eine Muslima besucht auch ihr nicht bekannte Muslimas, denn Kranke zu besuchen ist ein zentrales, durch das persönliche Vorbild des Propheten geheiligtes Gebot. Der Kranken wiederum vermitteln diese Besuche Geborgenheit, Sicherheit und Zugehörigkeit zur Gemeinschaft.

Ebenso zählt im Judentum der Krankenbesuch zur religiösen Pflicht. Widmet sich eine Jüdin einer Kranken, erfüllt sie gleich mehrere Tora-Gebote. Der Krankenbesuch (*Bikur Cholim*) ist vom Gebot der Nächstenliebe nicht zu trennen und für alle Jüdinnen heilige Pflicht (*Mizwa*). Aber auch im Christentum zählt der Krankenbesuch zu den sieben Werken leiblicher Barmherzigkeit.

Nicht zuletzt ist es auch für Klientinnen aus dem asiatischen Raum nahezu selbstverständlich, dass sich Angehörige rund um die Uhr bei der Klientin im Krankenhaus aufhalten. Der Grund dafür liegt aber nicht nur in der sozialen Fürsorgepflicht, sondern auch in einem anderen Verständnis von Pflege. Denn vieles, was wir mit Pflege verbinden, wird in diesen Ländern von den Angehörigen besorgt. So ist es in asiatischen oder arabischen Ländern durchaus üblich, dass die Angehörigen für die Verköstigung und die Durchführung der Körperpflege ihres im Krankenhaus befindlichen Familienmitgliedes zuständig sind.

Wie schon erwähnt, empfinden Klientinnen aus diesen Kulturen die Anwesenheit mehrerer Besucherinnen als normal und nicht als störend. Dass die zahlreichen Besuche andere Klientinnen oder den Pflegeablauf stören könnten, ist ihnen nicht bewusst. In vielen Fällen lassen sich solche Probleme lösen, indem man den Klientinnen mitteilt, dass man die Wichtigkeit der Besuche versteht, den störenden Faktor allerdings benennt und um Verständnis für die Bedürfnisse von Mitklientinnen bzw. für den Pflegeablauf ersucht. Eine weitere Möglichkeit besteht darin, mit den Klientinnen zu vereinbaren, dass z. B. nicht mehr als zwei Personen gleichzeitig anwesend sein sollen. Muslimas kann man bei allzu großem Besucherandrang auch freundlich an die islamische Etikette erinnern, die vorschreibt, dass Krankenbesuche nicht lange ausgedehnt werden sollen.

Vertiefung des Lernstoffes

Zum Wiederholen

- Individualismus versus Kollektivismus
- Familienstrukturen
- Geschlechterrollen
- Scham- versus Schuldkultur
- Ehre
- Krankenbesuch

Zum Üben

Das nachfolgende Beispiel zeigt auf, wie wichtig es ist, die geschlechtsspezifische Rollenzuschreibung verschiedener Kulturen zu kennen. Überlegen Sie, was in diesem Fall nicht beachtet wurde und daher in der Folge zu einer mangelnden Therapietreue geführt hat.

Fallbeispiel Murat

Murat ist 9 Jahre alt, Muslim und in Beyyurdu (Südostanatolien) geboren. Seit 2016 lebt er gemeinsam mit seinen Eltern in Österreich. Wegen heftiger Übelkeit, starkem Schwitzen und Zittern am ganzen Körper wurde er eines Nachts von seinem Vater in die Notfallambulanz gebracht. Murat wurde stationär aufgenommen und ein Diabetes Typ 1 festgestellt. Am Morgen darauf wurde die Mutter als Begleitperson aufgenommen. Der Vater kam immer am Abend zu Besuch. Noch während des stationären Aufenthaltes erhielt die Mutter eine Diabetes-Basisschulung. Bei der Entlassung von Murat wurde mit der Mutter ein Kontrolltermin vereinbart. Nicht nur, dass der vereinbarte Kontrolltermin nicht wahrgenommen wurde – Murat kam auch mit den gleichen Symptomen alsbald wieder in die Notfallambulanz. Da die besprochenen Therapiemaßnahmen vermutlich nicht eingehalten wurden, war eine neuerliche stationäre Aufnahme von Murat und seiner Mutter notwendig. In der Annahme, dass die Mutter mit den Behandlungsmaßnahmen überfordert war, wurde dem Vater bei einem seiner abendlichen Besuche vom behandelnden Arzt die dringende Notwendigkeit der Therapie sowie die Wahrnehmung der Kontrolltermine erklärt. Zugleich wurde dem Vater als Unterstützung für eine zuverlässige Durchführung der Therapie die Organisation eines ambulanten Pflegedienstes angeboten. Dieses Angebot lehnte der Vater ab. Dennoch waren seit dem Gespräch mit dem Vater keine weiteren stationären Aufhalte von Murat mehr notwendig. Die vereinbarten Kontrolltermine wurden zuverlässig wahrgenommen und die Behandlungsmaßnahmen gewissenhaft durchgeführt.

Zum Nachlesen

Saric, Emina (2021): Ehre, Scham und Schande. Warum wird Frauen Gewalt angetan? Wien: Passagen.

Saric beschreibt eindrücklich, wie in „Ehrkulturen" der Ruf des Mannes und der ganzen Familie vom Verhalten der Frau abhängt und welchen Druck dies sowohl auf Mütter, Frauen und Mädchen als auch auf Väter und Ehemänner erzeugt. Zugleich werden aber auch Wege aufgezeigt, aus dem „ehrkulturellen" Milieu wieder herauszukommen.

Hofstede, Geert & Hofstede, Gert Jan & Minkov, Michael ([6]2017): Lokales Denken, globales Handeln. Interkulturelle Zusammenarbeit und globales Management. München: dtv.

Basierend auf Forschungsarbeiten zeigen die Autoren Kulturdimensionen auf, die in verschiedenen Kulturen unterschiedlich stark ausgeprägt sein können, sodass sich zum einen Gemeinsamkeiten, zum anderen Unterschiede zwischen einzelnen Kulturen erkennen lassen. Eine verständliche Sprache und viele anschauliche Beispiele zeichnen dieses Buch aus.

5 Kulturspezifische Sichtweisen von Gesundheit und Krankheit

Die Vorstellung von Gesundheit und Krankheit und die damit zusammenhängenden Erklärungs- und Bewältigungsstrategien weisen erhebliche kulturelle Unterschiede auf, die vor allem in der Konfrontation mit Schmerz und Krankheit, aber auch im Zusammenhang mit Sterben und Tod an Bedeutung gewinnen. Da die von Klientinnen mit Migrationshintergrund mitgebrachten Sichtweisen den Pflegepersonen oft nicht bekannt sind, kann dies den Pflegeprozess entscheidend erschweren. Klientinnen sind möglicherweise mit der Pflege unzufrieden, wenn diese nicht ihren Vorstellungen entspricht. Für Pflegepersonen ist es mitunter eine besondere Herausforderung, die Sichtweisen der Klientinnen mit ihrem professionellen Pflegeverständnis in Einklang zu bringen.

Nach dem Studium dieses Kapitels sollten Sie ...

- über kulturbedingte unterschiedliche Auffassungen von Gesundheit und den daraus resultierenden Handlungsbedarf Bescheid wissen;
- kulturelle, religiöse und ethnische Unterschiede im Krankheitsverständnis und die damit verbundenen Ursachen, Symptome und Behandlungsmethoden benennen können;
- kulturell bedingte Annahmen über die Ursache von psychischen Problemen beschreiben können;
- kulturspezifische, ethnische und religiöse Einflussfaktoren auf das Schmerzerleben kennen, reflektieren und wertneutral beurteilen können.

5.1 Gesundheits- und Krankheitskonzepte

Wie eingangs erwähnt, haben Gesundheit und Krankheit nicht in allen Kulturen die gleiche Bedeutung. Auch wenn es in vielen Fällen Übereinstimmungen gibt, so etwa die Ansicht, dass schwere Leiden unerwünscht sind und bekämpft werden müssen, existieren im Einzelnen jedoch beträchtliche Unterschiede: etwa über das Vorbeugen von Krankheiten, über Ursachen und Entstehung von Krankheiten und über die Wirksamkeit von Behandlungsmethoden.

5.1.1 Gesundheitskonzepte

Das Gesundheitsverständnis ist sozial und kulturell geprägt. So kann in einer Kultur etwa vorgegeben sein, welche Bedeutung der Gesundheit beigemessen wird und wie damit umgegangen werden soll. Kulturell geprägte Gewohnheiten und Lebensstile wie z. B. Ernährung, Hygiene, Gesundheits- und Risikoverhalten beeinflussen das Gesundheitsverhalten.

Nach Anzenberger, Bodenwinkler & Breyer ist das Gesundheitsverhalten von Migrantinnen weniger präventiv orientiert als das der einheimischen Bevölkerung (vgl. 2015, S. 52). Ursachen dafür sind u. a. Sprachbarrieren, die Unkenntnis über Gesundheitsvorsorge und Präventivmedizin, fehlendes Wissen über den eigenen Körper und seine Funktionen sowie ein geringeres Risikobewusstsein.

Darüber hinaus haben Migrantinnen ein eher external-**fatalistisches** Gesundheitsverständnis, d. h. sie glauben, dass Gesundheit nicht durch eigenes Verhalten beeinflusst werden kann, sondern von äußeren Einflüssen wie biologischen Anlagen, dem Schicksal oder von Gott bestimmt ist. Daraus resultieren ein eingeschränkter persönlicher Handlungsbedarf in gesundheitlichen Angelegenheiten sowie ein Sich-Verlassen auf die Kompetenz von Ärztinnen und Gesundheitssystemen.

Nicht zuletzt neigen Migrantinnen dazu, zu spät zur Ärztin zu gehen oder Kontrolluntersuchungen ausfallen zu lassen, falls sie sich zum vereinbarten Zeitpunkt wieder beschwerdefrei fühlen.

fatalistisch
(von lat. *fātālis* – dt.: verhängnisvoll, vom lat. Subst. *fātum* – dt.: Götterspruch, Schicksal): sich in sein Schicksal fügend, ohne eigene Einflussmöglichkeiten wahrzunehmen.

5.1.2 Religiöse Krankheitskonzepte

Hier spielen der Glaube an die göttliche Vorhersehung und das absolute Gottvertrauen eine wesentliche Rolle. Krankheit kann als eine Strafe für religiöses Fehlverhalten oder als eine von Gott auferlegte Prüfung angesehen werden.

So wird etwa im *Christentum* Krankheit als ein von Gott gesandtes Mittel angesehen, um den Menschen auf sein wahres Ziel aufmerksam zu machen: Krankheit ist eine Möglichkeit, zu wachsen und zu erkennen, was im Leben wirklich wichtig ist, bis hin zur Begegnung mit Gott. Im *Islam* ist Krankheit mitunter ein Zustand, der den Glauben auf die Probe stellt, und eine Chance zur Sündenvergebung. Krankheit wird aber auch als Strafe Allahs für religiöse Verfehlungen oder Tabuüberschreitungen verstanden.

Im *Judentum* wiederum werden etliche Krankheiten mit ritueller Unreinheit gleichgesetzt (3 Mo 15,1-33). Gewisse Krankheiten sind vermeidbar, wenn die Gebote Gottes eingehalten werden (2 Mo 15,26).

Im *Hinduismus* wird Krankheit als Karma angesehen, oft als Folge von unwürdigen Taten im gegenwärtigen oder vorangegangenen Leben.

Buddhistinnen sehen mitunter die Ursachen von Erkrankungen in der menschlichen Begierde nach weltlichen Genüssen, im Egoismus und im Stolz.

Auch in *afrikanischen Ethnien* wird die Ursache von Krankheiten häufig als Strafe Gottes für religiöse oder sittliche Verfehlungen angesehen.

Religiöse Krankheitsvorstellungen bergen auch die Gefahr, dass Klientinnen aufgrund ihres Glaubens therapeutische Maßnahmen ablehnen. Sie führen bei den Klientinnen mitunter auch zu Fatalismus und Passivität sowie zum Mangel an Eigeninitiative, den Krankheitsverlauf positiv zu beeinflussen.

5.1.3 Magisch-mystische Krankheitskonzepte

Der böse Blick gilt vor allem im Orient und in Nordafrika als Ursache für Krankheiten, Behinderung und Unglück. Der böse Blick wird in erster Linie mit Neid und Missgunst assoziiert und häufig mit der Augenfarbe blau verbunden. Der böse Blick ruft vor allem Kopfschmerzen, Schwindel oder Unruhezustände hervor, aber auch schwere Krankheiten und sogar der Tod können auf ihn zurückgeführt werden. Besonders gefährdet vom bösen Blick sind vor allem schwangere Frauen, Wöchnerinnen und Neugeborene: denn ein neidvoller Blick kann einer Wöchnerin und/oder ihrem Neugeborenen den Tod bringen. So ist im gesamten Orient, aber auch in Nordafrika das in unterschiedlichen Ausführungen, meist aus farbigem Glas hergestellte blaue Auge (*nazar*) ein weit verbreitetes Schutzamulett gegen den bösen Blick.

Ebenso können Krankheiten auf **Schadenszauber** zurückgeführt werden. Dabei handelt es sich um magische Zeremonien, durch die Gegenstände angeblich mit negativen Kräften aufgeladen werden, die bei der Zielperson Schaden bewirken sollen. Dazu sind Dinge erforderlich, die mit der zu Schädigenden in Berührung gestanden sind oder sogar von ihr stammen wie etwa Blut, Haare, Fingernägel oder gebrauchte Taschentücher. Vor allem psychische Krankheiten, Epilepsie oder Unfruchtbarkeit werden auf Schadenszauber zurückgeführt.

Dschinn
sind nach dem islamischen Glauben übersinnliche Wesen, die aus dem Feuer erschaffen sind, über einen eigenen Willen verfügen und neben den Menschen die Welt bevölkern.

Im islamischen Volksglauben werden mitunter böse Dschinn für Krankheiten des Menschen verantwortlich gemacht. Die Dschinn werden als durchdringende Wesen betrachtet, denen es daher nicht schwer fällt, in den menschlichen Körper einzugehen. Sie sind in der Lage, physische und psychische Krankheiten hervorzurufen. Dschinn werden oftmals als die Verursacher von Fieber, Infertilität, Nervenstörungen, Lähmungen und Halluzinationen angesehen.

5.1.4 Mechanisch-somatische Krankheitskonzepte

In allen Kulturen stehen bestimmte Organe im Mittelpunkt des Krankseins, die auf eine Verbindung zwischen Körper und Seele hinweisen. Klagt z. B. eine österreichische Klientin der Pflegeperson gegenüber, dass ihr „das Herz gebrochen“ oder „die Galle übergegangen“ sei, wissen beide um den Sinn der Aussage. Dies ist bei der Pflege von Klientinnen aus anderen Kulturen meist nicht der Fall. So steckt hinter der mechanisch-somatischen Krankheitsvorstellung die Vermutung, dass Beschwerden deshalb auftreten, weil ein Organ nicht mehr am richtigen Ort und somit das Gleichgewicht im Körper gestört ist. Bei dieser Sichtweise bezeichnet z. B. das „Fallen der Leber“ emotionale Befindlichkeiten wie Antriebslosigkeit, Niedergeschlagenheit und Traurigkeit, das „Verrutschen der Zunge in den Hals“ verursacht Stimmverlust und Stottern.

Diese Erklärungen werden vor allem bei psychosozialen Belastungen herangezogen. „Es ist nicht die Psyche, die als krank wahrgenommen wird, vielmehr ist es das Organ/der Körper“ (Hax-Schoppenhorst & Jünger, 2010, S. 46).

5.1.5 Volksmedizinische Krankheitskonzepte

Ein im islamischen Kulturkreis häufig angewendetes traditionelles Heilverfahren ist das **blutige Schröpfen** (arab.: *Hijama*, tr.: *Hacamat*). Es gilt zudem als vom Propheten Mohammed überliefert. Bei dieser Form des Schröpfens wird die Haut oberflächlich angeritzt. Anschließend wird das Schröpfglas auf die betroffene Stelle gesetzt, Unterdruck erzeugt und somit das „schmutzige Blut“ abgesaugt. Die Schröpfpunkte können je nach Bedarf bzw. Leiden der Klientin angepasst werden. Die wichtigsten Punkte befinden sich jedoch auf dem Kopf, in der Nähe der Schulterblätter und am Halswirbel. Das blutige Schröpfen wird u. a. zur Heilung von Migräne, Kopfschmerzen, Gelenkschmerzen, Rheuma, Asthma, Durchblutungsstörungen, Bluthochdruck oder Menstruationsbeschwerden angewendet.

Blutiges Schröpfen ist auch ein Heilverfahren in der Traditionellen Chinesischen Medizin (TCM) und gehört in China zur Standardtherapie. Darüber hinaus gewinnt auch in unserem Kulturkreis die Schröpftherapie als alternative Heilmethode wieder zunehmend an Bedeutung.

In Ost- und Südostasien ist vor allem das **Coin Rubbing** eine sehr bekannte und gebräuchliche traditionelle Heilmethode. Dabei wird mit einer Münze oder einem ähnlichen Objekt am Rücken entlang der Wirbelsäule oder im Nacken auf der eingecremten oder geölten Haut der Erkrankten kräftig gerubbelt. Mit dieser Methode behandelt man in allen Altersgruppen z. B. Fieber, Schüttelfrost und Kopfschmerzen.

Eine weitere, ebenfalls im ost- und südostasiatischen Raum verbreitete Heilmethode ist die **Moxibustion**. Bei dieser Behandlung werden kleine Kügelchen aus getrocknetem und zerriebenem Beifuß zusammen mit Weihrauch angezündet und direkt auf die Haut gelegt, wo sie dann langsam bis zum Schmerzpunkt abbrennen. Die dabei entstehenden Brandblasen sind beabsichtigt und Teil der Therapie. Mit Moxibustion werden u. a. Rheuma, Arthritis, Verspannungen, Kopfschmerzen, Menstruationsprobleme, Warzen und Pilzinfektionen behandelt.

Im islamischen Kulturkreis werden neben Ärztinnen auch häufig **traditionelle Heiler** in Anspruch genommen. Sie werden vor allem dann herangezogen, wenn es sich um schulmedizinisch unklare Krankheitsbilder handelt, die Therapie erfolglos ist oder wenn es nach einer abgeschlossenen Behandlung zu einem Rückfall kommt. Zu ihnen zählen u. a.

- **Hodschas**, deren Heilungspraktiken magische Akte sind. Dabei kann es sich um die Realisierung von bestimmten Wünschen handeln oder um das Vertreiben von negativen Kräften wie z. B. einem Dschinn, dem bösen Blick oder schwarzer Magie, die zu Krankheit und Unheil führen.
- **Sufis** streben durch Meditation und Askese nach dem Ideal des vollkommenen Menschen. Auf diesem Wege entwickelt der Sufi spirituelle Kräfte, die er zur Heilung auf Kranke übertragen kann.
- **Sheikhs** heilen in der Regel durch magisch-religiöse Praktiken und stützten sich auf den Amulett-Glauben.
- Knochenheiler gelten als Spezialisten bei Verspannungen, Verrenkungen, vermeintlichen oder tatsächlichen Knochenbrüchen. Zu ihren Heilmethoden zählen Massagen, Kräuterapplikationen oder Bandagierungen.

Traditionelle Heiler und Ärzte werden oftmals überlappend konsultiert, was keinesfalls als Widerspruch angesehen werden sollte, sondern als Möglichkeit, welche Klientinnen in Anspruch nehmen, um wieder gesund zu werden.

Hodscha
bedeutet im Islam so viel wie Vorbild, Lehrer oder Führer. Er gilt als geistiger Nachfolger des Propheten Mohammed. Der Hodscha leitet den Gottesdienst in der Moschee. Hodscha ist die türkische Bezeichnung dafür, Imam die arabische.

Sufis
sind praktizierende Anhänger des Sufismus, einer asketisch-mystischen Strömung innerhalb des Islam, die sich mit der Gottesliebe auseinandersetzt. Sichtbare Gebetsrituale wie das Beten und Fasten werden mit mystischen Elementen wie Meditation und Tanz kombiniert.

Sheikh
ist ein arabischer Ehrentitel, mit dem sowohl das Oberhaupt einer Großfamilie oder eines Stammes als auch eine ehrwürdige Person mit weltlicher oder geistlicher Autorität bezeichnet wird.

> Krankheitskonzepte beeinflussen die Erwartungen an die Pflegeperson, die Vorstellung der Klientin über Pflege sowie ihre Bereitschaft zur aktiven Mitwirkung an Pflegemaßnahmen.

5.2 Kulturelle Aspekte von Schmerz

In der transkulturellen Pflege ist die Beachtung der kulturellen Dimension des Schmerzes von besonderer Bedeutung, weil das subjektive Schmerzempfinden stark von der kulturellen Zugehörigkeit der Klientin geprägt ist. Nach derzeitigen wissenschaftlichen Erkenntnissen ist zwar die Schmerzempfindungsschwelle bei allen Menschen und in allen Kulturen gleich (vgl. Kohnen, 2007, S. 323), die Art, wie Schmerzen geäußert, beschrieben und bewältigt werden, ist allerdings in hohem Maße von soziokulturellen Faktoren beeinflusst. Diese Faktoren bestimmen nicht nur das individuelle Schmerzverhalten, sondern darüber hinaus auch die Erwartungen an die Schmerzdiagnostik, an die Art der Schmerztherapie, an das Verhalten der Pflegepersonen und somit auch das Verhältnis zwischen Klientinnen und Pflegepersonen.

5.2.1 Kulturspezifische Schmerzäußerung

Ob und in welcher Form die Einzelne Schmerzen zum Ausdruck bringt, ist von Kultur zu Kultur unterschiedlich. Die Intensität der Schmerzäußerung ist dabei von den kulturellen Werten und Normen, von der Erziehung, vom erlernten Verhalten sowie von individuell erlebten Schmerzerfahrungen abhängig.

So ist es in osteuropäischen Ländern angebracht, den Schmerz nicht expressiv zum Ausdruck zu bringen. Schmerzen mit stoischer Haltung zu ertragen, wird vor allem von Männern erwartet. Auch in China und Japan ist das Schmerzverhalten wesentlich vom Stoizismus geprägt. Schmerz ohne Jammern, Wehklagen oder Schreien zu ertragen, wird als positive Eigenschaft betrachtet, das Zeigen und Zugeben von Schmerz hingegen als Schwäche. Desgleichen zeigen auch westafrikanische Völker eine stoische Haltung gegenüber Schmerzen. Um sich ihre Ehre zu bewahren, sollen sowohl Frauen als auch Männer nicht über Schmerzen klagen. Ebenso ist es u. a. in Mitteleuropa üblich, Schmerz in der Öffentlichkeit nicht expressiv zum Ausdruck zu bringen. Sätze wie „Harte Männer weinen nicht" oder „Ein Indianer kennt keinen Schmerz" prägen dieses Verhalten. Im Gegensatz dazu ist es in Südeuropa, im Nahen und Mittleren Osten, aber auch in Lateinamerika sozial akzeptiert, Schmerzen stärker zu präsentieren, als wir es tun.

Wenn etwa Klientinnen aus Südeuropa oder aus dem Nahen Osten ihre Schmerzäußerungen expressiv zum Ausdruck bringen, führt dies bei den Pflegepersonen nicht selten zur Verunsicherung bis hin zu einem Gefühl von Hilflosigkeit. Im Pflegealltag wird diese Art der Schmerzäußerung mitunter als Übertreibung abgetan, manchmal besteht sogar die Tendenz, solche Klientinnen für Simulantinnen zu halten. Dies geschieht u. a. meist dann, wenn die Klientin trotz einer angemessen ausreichenden Gabe von Schmerzmedikamenten keine Anzeichen von Linderung erkennen lässt. Leichthin verwendete spöttische Begriffe wie „Mama-mia-Syndrom", „Morbus Bosporus" oder „Morbus Balkan" bringen dabei das Unverständnis der Pflegepersonen gegenüber der fremdartigen Verhaltensweise deutlich zum Ausdruck.

Auch wenn die Schmerzäußerungen der Klientin objektiv nicht immer der inneren Wirklichkeit bzw. den organischen Befunden des Schmerzleidens angemessen zu sein scheinen, müssen diese Äußerungen ernst genommen werden, da Schmerz auch symbolisch gedeutet wird. Mitunter hat die Schmerzpräsentation eine größere Bedeutung als die Schmerzempfindung.

Kontrollüberzeugung
ist die persönliche Wahrnehmung darüber, ob ein Mensch Ereignisse als Ergebnis seiner eigenen Handlungen, seines eigenen Verhaltens erlebt (internale) oder äußeren Kriterien, z. B. Schicksal, Zufall, Gott oder einer anderen Person zuschreibt (externale).

So wird in vielen südeuropäischen und vorderasiatischen Ländern der Schmerz als Zeichen einer Erkrankung erwartet: Es wird nur diejenige als krank betrachtet, die auch expressiv Schmerzen äußert. Wer Schmerzen rational beschreibt, wird als Kranke nicht ernst genommen. Auch haben Klientinnen aus diesen Kulturen eine hohe externale **Kontrollüberzeugung**, d. h. sie sind davon überzeugt, den Schmerz nur mit Hilfe der Familie bewältigen zu können. Um die familiäre Unterstützung und Zuwendung zu aktivieren, ist es notwendig, die Hilfsbedürftigkeit laut und deutlich zu äußern. Bei diesen Klientinnen kann der Besuch von Verwandten oder Freundinnen subjektiv durchaus schmerzverstärkend wirken. Aber auch Sprachbarrieren können die Ursache von heftigen Schmerzäußerungen sein. Menschen, die sich mangels ausreichender Sprachkenntnisse oder bildungsbezogener Barrieren nicht sicher sind, ob ihre Bedürfnisse auch verstanden wurden, neigen dazu, ihr Anliegen mit großer Lautstärke und durch überzogene Schilderungen zu verdeutlichen.

5.2.2 Kulturabhängige Schmerzbeschreibung

Ebenso stark beeinflusst von der kulturellen Zugehörigkeit ist die Art und Weise, wie Schmerzen geschildert werden. Nicht allein die Worte, mit denen der Schmerz an sich beschrieben wird, sondern auch die Beschreibung seiner Lokalisierung sind unterschiedlich.

So drücken etwa Klientinnen aus südosteuropäischen und vorderasiatischen Ländern Schmerzen sehr leibnah und ganzheitlich aus. Die Vorstellung, dass nur ein Organ oder nur ein Teil des Körpers erkrankt sein kann, ohne dabei die gesamte leiblich-seelische und soziale Befindlichkeit zu beeinträchtigen, ist für diese Menschen nicht vorstellbar. Klientinnen aus solchen Kulturen werden daher den Schmerz weder auf eine schmerzhafte Stelle noch auf eine bestimmte Körperregion eingrenzen, sondern in Form von Ganzkörperschmerzen beschreiben. Aus dieser ganzheitlichen Sichtweise heraus ist es verständlich, dass diese Klientinnen einerseits Beschreibungen wie „alles ist krank“ oder „überall Schmerz“ verwenden, andererseits aber auch seelische Schmerzen leibnah erleben. Nicht selten werden psychische Konflikte als somatischer Ganzkörperschmerz ausgedrückt. Da in arabischen, asiatischen und westafrikanischen Ländern, aber auch in der Türkei die Stigmatisierung psychisch kranker Menschen noch weit verbreitet ist, neigen Klientinnen aus diesen Ländern dazu, ihre psychischen Probleme in physiologischen Symptomen auszudrücken, um das Stigma, welches psychisch Kranken anhaftet, zu umgehen. Psychische Symptome werden im Gegensatz zu somatischen Beschwerden als sozial nachteilig bewertet und sind oft in hohem Maße schambesetzt. Eine psychische Krankheit wird nicht als medizinisches Problem angesehen, sondern als etwas Abnormales, etwas Verrücktes. Wenn bekannt wird, dass jemand wegen einer psychischen Erkrankung in Behandlung ist, kann dies für die Betroffene das gesellschaftliche Aus bedeuten.

Kulturell bedingt ist es u. a. auch, seelische Schmerzen mit Bezug auf verschiedene Organe oder Körperteile zu veranschaulichen. So werden beispielsweise auch in unserem Kulturkreis seelische Zustände in **Organmetaphern** wie „Mir zerreißt es das Herz“ oder „Mir ist eine Laus über die Leber gelaufen“ ausgedrückt. Diese Formulierungen stellen in unserem Kulturkreis übliche Ausdrucksweisen dar, die im gleichen kulturellen Kontext auch so verstanden werden, wie sie gemeint sind.

Organmetaphern
(Metapher von altgriech. *metaphorá* = Übertragung) formulieren die Übertragung von psychischen Zuständen auf Körperorgane bzw. -teile.

Auch türkischstämmige Klientinnen neigen dazu, seelische Schmerzen in Organmetaphern auszudrücken. So ist die Äußerung „Meine Leber brennt“ ein Ausdruck von Trauer, Sorge und depressiver Stimmung, was etwa der in unserem Kulturkreis verwendeten Organmetapher „Mir zerreißt es das Herz“ gleichbedeutend ist. Die Organmetapher „Ich habe meinen Kopf erkältet“ bedeutet wiederum, dass die Klientin Angst hat, „verrückt geworden zu sein“, und nicht, dass sie an Kopfschmerzen oder an einer Erkältung leidet.

Klientinnen aus dem westafrikanischen Kulturkreis beschreiben wiederum Angstzustände oder Depressionen mit Formulierungen wie „Hitzegefühl im Kopf“ oder „Ich spüre Würmer über meinen Körper kriechen“.

Werden Organmetaphern von Pflegepersonen aus einem anderen kulturellen Kontext nicht in dem von der Klientin gemeinten Sinn verstanden und zugeordnet, kann dies zu Fehleinschätzungen und Problemen bei der Schmerzbehandlung führen. Daher ist es im Hinblick auf unpräzise Schmerzdeutungen wichtig, Symptombeschreibungen von Klientinnen aus anderen Kulturen sorgfältig zu betrachten und ernst zu nehmen.

5.2.3 Kulturrelevante Formen der Schmerzbewältigung

Schmerz wird nicht nur in verschiedenen Lebenssituationen, sondern auch entsprechend der religiösen oder kulturellen Wertvorstellungen unterschiedlich erduldet. Nach Kohnen werden dabei folgende Bewältigungsstrategien beobachtet (vgl. 2007, S. 325 f.):

- **Fatalistische Schmerzbewältigung**
  Diese Form der Schmerzbewältigung ist mit einer hohen fatalistisch-externalen Kontrollüberzeugung verbunden und vor allem bei traditionell lebenden Filipinos üblich. Auch wenn sie ihren Schmerz beklagen, erdulden sie ihn ergeben. Ihrer Ansicht nach entsprechen Schmerzen dem Willen Gottes und Gott gibt ihnen daher auch die Kraft, die Schmerzen zu ertragen.
- **Religiöse Schmerzbewältigung**
  Dabei sieht die Klientin den Schmerz als Zeichen Gottes an. Der wahrgenommene Schmerz kann als Chance für spirituelles Wachstum, als Teil eines göttlichen Planes, aber auch als göttliche Zurechtweisung verstanden werden. Man verhält sich dem Schmerz gegenüber so, dass er ertragen und erduldet werden muss, damit das Zeichen und die damit verbundene Botschaft Gottes erkannt werden. So nehmen z. B. fromme **jüdische Klientinnen** Schmerzen hin und lehnen schmerzlindernde Medikamente ab, weil sie im Schmerz eine Prüfung Gottes sehen. Ein Grund für die Ablehnung von Schmerzmedikamenten kann aber auch sein, dass diese nicht den Kaschrut-Vorschriften entsprechen. Fallweise verzichten auch **christliche Klientinnen** im Hinblick auf das Leiden Christi am Kreuz auf eine Schmerzlinderung, da freiwillig ertragener Schmerz als ein Weg der Nachfolge Christi empfunden wird. Auch **muslimische Klientinnen** deuten Schmerz oft als Prüfung ihres Gottes. Sie kann mit Geduld und Ausdauer bestanden werden, wenn die Schmerzen im Vertrauen auf die göttliche Gnade als vorbestimmtes Schicksal ertragen werden. Mitunter lehnen Muslimas auch Schmerzmittel ab, die in Gelatinekapseln gehüllt sind oder Alkoholbestandteile enthalten. **Buddhistische Klientinnen** wiederum glauben, dass Schmerzen in diesem Leben ihr Karma verbessern können. Sie betrachten den Schmerz als eine Folge ihrer schlechten Taten in der Vergangenheit oder in einem früheren Leben, der deshalb in diesem Leben geduldig akzeptiert werden muss. Denn derjenige, der jetzt auf Erden viel Leid erduldet, erwirbt sich Vorteile für das folgende Leben. Ebenso gehört bei **hinduistischen Klientinnen** das Leiden zum Leben und muss ertragen werden. Schmerzen werden als karmischer Ausgleich angesehen und schmerzlindernde Medikamente daher gegebenenfalls abgelehnt.
- **Willentliche Schmerzbewältigung**
  Die generelle Leitüberzeugung dieser Bewältigungsstrategie ist: Ich versuche den Schmerz nicht zuzulassen, und wenn er dennoch auftritt, werde ich ihn unterdrücken. Diese Art der Schmerzbewältigung zeugt von einer starken

Selbstbeherrschung und Selbstkontrolle. Auch sind diese Klientinnen davon überzeugt, dass Schmerz zu äußern nicht angemessen sei, und ziehen sich daher in die Einsamkeit zurück, um den Schmerz still zu ertragen. Die Kontrollüberzeugung lautet: Ich allein werde mit meinem Willen den Schmerz bewältigen.

- **Familiäre Schmerzbewältigung**
  Diese Schmerzbewältigungsstrategie ist vor allem in kollektivistischen bzw. familienorientierten Gesellschaften weit verbreitet. Die Klientinnen haben eine hohe sozial-externale Kontrollüberzeugung und sind daher auch überzeugt, den Schmerz nur durch die soziale und emotionale Unterstützung des familiären Umfeldes bewältigen zu können. Bei dieser Bewältigungsstrategie wird Schmerz kollektiv verarbeitet: Die Klientin erhält die uneingeschränkte Aufmerksamkeit und Unterstützung der Familie. Damit die familiäre Unterstützung aktiviert wird, muss die Klientin aber ihr Leid laut und deutlich vortragen, denn es kann nur derjenigen geholfen werden, die ihre Hilfsbedürftigkeit auch (deutlich) äußert. Bei diesen Klientinnen kann daher der Schmerzausdruck weit stärker und emotionaler ausfallen, als es in unserer Kultur üblich ist.
- **Rationale Schmerzbewältigung**
  Diese in Nordamerika sowie in Mittel- und Nordeuropa verbreitete Bewältigungsstrategie ist mit einer hohen internalen Kontrollüberzeugung verbunden. Der Schmerz wird als etwas wissenschaftlich Kontrollierbares betrachtet. Die Klientin schildert den Schmerz möglichst objektiv und setzt voraus, dass er eine körperliche Ursache hat und eine Ärztin diese Ursache durch die genaue Beschreibung feststellen und zielgerichtet behandeln kann.

Im Hinblick auf die asiatische Kultur ist im Zusammenhang mit der Schmerzbewältigung noch ein weiteres Sozialverhalten zu beachten: Es gilt vor allem in China als unhöflich, etwas anzunehmen, was einem zum ersten Mal angeboten wird. Falls diese Klientinnen das erste Angebot eines Schmerzmittels ablehnen, ist es daher angebracht, das Angebot noch einmal zu wiederholen. Andererseits haben Medikamente für Klientinnen aus südosteuropäischen, afrikanischen oder arabischsprachigen Ländern häufig auch einen besonderen Statuswert, da sie in der Medikamentenverabreichung eine medizinische Anerkennung ihrer Beschwerden sehen. Diese Klientengruppe verlangt nicht nur rasch nach Schmerzmitteln, sondern vertritt auch die Ansicht, dass eine Therapie umso wirksamer ist, je schmerzhafter sie ist – etwa entsprechend der Meinung, je bitterer ein Medikament schmeckt, desto besser muss seine Wirkung sein. Aus dieser Denkweise heraus wird auch Injektionen meist eine bessere Wirksamkeit zugeschrieben als oral eingenommenen Arzneimitteln.

Die Vielfalt unterschiedlicher kultureller, ethnischer und religiöser Faktoren, die den Umgang mit Schmerz beeinflussen, erfordern eine kulturkompetente, individuell-differenzierende Betrachtungsweise des Schmerzerlebens, um Fehleinschätzungen aufgrund der eigenen kulturellen Prägung zu vermeiden.

Vertiefung des Lernstoffes

Zum Wiederholen

- Gesundheitsverhalten von Migrantinnen
- Kulturell geprägte Krankheitskonzepte
- Volkstümliche Heilmethoden
- Traditionelle Heiler
- Schmerzpräsentation
- Schmerzbeschreibung
- Organmetaphern
- Schmerzbewältigungsstrategien

Zum Üben

Das nachstehende Fallbeispiel enthält mehrere kulturell-religiöse Komponenten, die als Grund für die Ablehnung eines schmerzlindernden Medikamentes gelten könnten. Reflektieren Sie, welche Komponenten dies sein könnten.

Fallbeispiel Frau A.

Frau A. ist 34 Jahre alt, Muslima und stammt aus Burkina Faso. Vor einer drohenden Zwangsverheiratung mit einem wesentlich älteren Mann ist sie 2006 nach Österreich geflohen. Frau A. hat aufgrund einer akuten Pankreatitis möglicherweise starke abdominelle Schmerzen. Der Pflegeperson fällt die Anspannung im Gesicht von Frau A. auf sowie dass sie mit angezogenen Beinen und den Händen auf ihrem Bauch im Bett liegt. Als die Pflegeperson Frau A. nach Schmerzen befragt und ihr schmerzlindernde Tropfen anbietet, reagiert sie mit einer schüttelnden Kopfbewegung und einem lächelnden Gesichtsausdruck.

Zum Nachlesen

Kohnen, Norbert (2003): Von der Schmerzlichkeit des Schmerzerlebens. Wie fremde Kulturen Schmerzen wahrnehmen, erleben und bewältigen. Ratingen: ppv.
Das Buch gibt einen guten Überblick über das Schmerzerleben von Klientinnen aus verschiedenen Kulturen sowie Fallbeispiele traditioneller Schmerzbehandlung.

Bornemann-Cimenti, Helmar & Lang-Illievich Kordula (Hg.) (2019): Schmerz. Ein facettenreiches Phänomen. Wien: Facultas/Maudrich.
Wissenschaftlerinnen und Expertinnen aus unterschiedlichsten Fachbereichen beschreiben auf einfache Weise u. a. kulturelle, religiöse, philosophische, psychologische sowie medizinische Facetten von Schmerz.

6 Grundvoraussetzungen der transkulturellen Pflege

Pflegepersonen sind durch die zunehmende Globalisierung in ihrer täglichen Arbeit immer häufiger mit Klientinnen aus fremden Kulturen konfrontiert. Um die damit verbundenen Herausforderungen bewältigen zu können, ist es erforderlich, transkulturelle Aspekte zu hinterfragen und Zugänge zur transkulturellen Pflege zu finden. Die bedeutendste Voraussetzung dafür ist der Erwerb von transkultureller Kompetenz. Darüber hinaus muss eine Pflegeperson, um transkulturell handeln zu können, auch Wissen über die unterschiedlichen kulturell spezifischen Bedürfnisse, Probleme und Ressourcen der pflegebedürftigen Klientinnen haben. Zur Erhebung dieser Themenfelder bedarf es eines transkulturellen Pflegeassessments. Transkulturelle Pflegemodelle helfen dabei, nicht nur den Bewertungsprozess umfassend und systematisch zu gestalten, sondern auch, Pflegeinterventionen kulturell ausgerichtet anzuwenden und somit die Pflegepraxis effizienter und effektiver zu gestalten.

Nach dem Studium dieses Kapitels sollten Sie ...

- den Begriff transkulturelle Kompetenz zusammenfassend beschreiben können;
- die Schlüsselqualifikationen der transkulturellen Kompetenz benennen können;
- den Prozess der kulturellen Kompetenz nach Campinha-Bacote erklären können;
- die Modelle von Giger & Davidhizar und Purnell wiedergeben und anwenden können;
- Möglichkeiten und Grenzen in der transkulturellen Pflegepraxis erkennen und diese mit den Erwartungshaltungen der Klientinnen abklären können.

6.1 Transkulturelle Kompetenz

Wie bereits erwähnt, ist die Entwicklung von transkultureller Kompetenz eine Grundvoraussetzung der transkulturellen Pflege. Unter transkultureller Kompetenz verstehe ich die Fähigkeit, kulturelle Einflussfaktoren im Wahrnehmen, Empfinden, Denken, Entscheiden und Handeln bei sich selbst und bei anderen zu erkennen und zu respektieren sowie in interkulturellen Situationen effektiv und angemessen zu interagieren.

Nach Uzarewicz (vgl. 2003, S. 32 f.) ist transkulturelle Kompetenz eine erweiterte Form der sozialen Kompetenz und setzt auf interaktives Verhalten. Sie umfasst die Reflexion der eigenen Sinn- und Wissensordnungen, das Erschließen der subjektiven Sinn- und Wissensordnungen der Klientinnen sowie die Verknüpfung von individuellen Verhaltensweisen und kollektiven Sinn- und Wissensordnungen, um daraus gemeinsame Handlungsstrategien zu entwickeln.

Domenig (2007, S. 174) versteht unter transkultureller Kompetenz „die Fähigkeit, individuelle Lebenswelten in der besonderen Situation und in unterschiedlichen Kontexten zu erfassen, zu verstehen und entsprechende, angepasste Handlungsweisen daraus abzuleiten. Transkulturell kompetente Fachpersonen reflektieren eigene lebensweltliche Prägungen und Vorurteile, haben die Fähigkeit, die Perspektive anderer zu erfassen [...] und vermeiden Stereotypisierungen und Stigmatisierungen [...]“.

Ausgangspunkt für die Entwicklung von transkultureller Kompetenz ist eine grundsätzlich positive Haltung und Einstellung gegenüber interkulturellen Situationen sowie Offenheit für kulturelle Vielfalt und ein unvoreingenommener Umgang mit Menschen aus fremden Kulturen.

Transkulturelle Kompetenz verlangt vor allem ein interaktives Verhalten, das die andere als individuelle Partnerin respektiert, und erfordert u. a. folgende Schlüsselqualifikationen:

- Bereitschaft zur **Selbstreflexion**: Dies bedeutet zum einen, die eigene kulturelle, religiöse oder ethnozentrische Weltsicht nicht als absolut zu setzen, sondern zu relativieren. Zum anderen bedeutet es, sich der kulturspezifischen Weltsicht der Klientinnen bewusst zu werden und diese wertneutral zu akzeptieren. Die Selbstreflexion kann zu einer affektiven Neubewertung der fremden Denk- und Verhaltensweisen führen. Das Neue kann emotional angenommen, die Ablehnung bzw. Angst vor dem Fremden kann reduziert, Vorurteile können verhindert werden. Nicht zuletzt führt die Selbstreflexion auch zur Veränderung eigener kultureller Muster.
- Bereitschaft, sich **Wissen** über die eigene und über fremde Kulturen und Religionen anzueignen. Da kulturelles Wissen potenziell unendlich ist, geht es dabei vor allem um ein allgemeines Wissen über das Herkunftsland der Klientinnen sowie um kulturtheoretisches Wissen über Religionen als wesentlichen Bestandteil von Kulturen, um Wissen über Wertesysteme, soziale Beziehungen und Rollenbilder, Verhaltensmuster und Kommunikationsregeln sowie über Gesundheits- und Krankheitskonzepte. Mit diesem Wissen wird jede weitere interkulturelle Begegnung ein höheres Maß an Selbstreflexivität aufweisen: die Pflegeperson weiß, weshalb sich eine Klientin so verhält, so denkt oder so fühlt.
- **Empathie:** Darunter verstehe ich die Fähigkeit, die Gefühle, die Befindlichkeiten und Denkweisen der fremdkulturellen Klientin zu respektieren, um so ihr daraus resultierendes Handeln zu verstehen, auch wenn man es nicht notwendigerweise teilt. Dabei ist es unverzichtbar, sich dem Anderen und Fremden aufgeschlossen und interessiert zuzuwenden, auf Befremdliches nicht mit Zurückweisung oder vorschnellen Korrekturversuchen zu reagieren, sondern auch das Anderssein zu akzeptieren und zuzulassen. Wesentlich ist auch, die Gedanken und Gefühle der anderen so weit wie möglich zu erkennen und zu verstehen und aus deren Sichtweise und Perspektive heraus zu interpretieren. Dazu gehört aber auch die Einsicht, dass wir nicht alles verstehen können und dass andere anders sind. Empathie und Verstehen sind somit elementare Voraussetzungen für transkulturelle Kompetenz.
- **Ambiguitätstoleranz:** Dies bedeutet die Fähigkeit, ungewohnte Bedürfnisse zu respektieren, Widersprüchlichkeiten zu ertragen und nicht zuletzt in angespannten Situationen die Übersicht zu behalten und professionell zu agieren.

Ambiguitätstoleranz
(von lat. *ambiguitas* – dt.: Zweideutigkeit, Doppelsinn, Mehrdeutigkeit): auch Unsicherheitstoleranz genannt; die Fähigkeit, mit Ambiguitäten umzugehen.

> Transkulturelle Kompetenz soll Pflegepersonen befähigen, die individuelle Lebenswelt von Klientinnen vor deren kulturspezifischem Hintergrund vorurteilsfrei zu erfassen, zu verstehen und angemessen darauf zu reagieren.

In der interkulturellen Pflegesituation beinhaltet transkulturelle Kompetenz vor allem die Fähigkeit, kulturelle Überschneidungssituationen so zu gestalten, dass sich Klientinnen und Pflegepersonen, unabhängig von ihrem kulturellen Kontext, offen austauschen können und beide versuchen, die Betrachtungsweise der jeweils anderen zu verstehen. Anders ist nicht besser, anders ist nicht schlechter, anders ist erst einmal nur anders!

6.2 Der Prozess der kulturellen Kompetenz nach Campinha-Bacote

Josepha Campinha-Bacote entwickelte m Jahre 1991 in den USA das „kulturelle Kompetenz-Modell der Pflege“, welches sie im Laufe der Jahre mehrmals überarbeitete, um den prozesshaften Charakter des Erwerbs von kultureller Kompetenz zu betonen. Im Jahre 1998 änderte sie den Namen des Modells in „Der Prozess der kulturellen Kompetenz bei der Erbringung von Gesundheitsdienstleistungen“. Seit 2002 stellt Campinha-Bacote ihr Modell bildlich als Vulkan dar, um zu symbolisieren, dass der Prozess der kulturellen Kompetenz durch den brennenden Wunsch nach kultureller Erkenntnis ausgelöst werden soll.

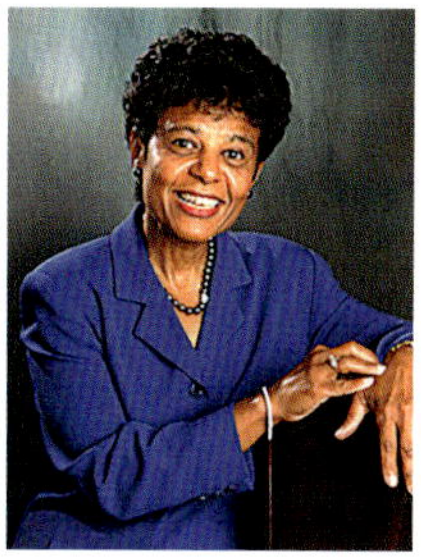

Abb. 12: **Dr. Josepha Campinha-Bacote** (geb. 1951), Präsidentin und Gründerin von Transcultural CARE Associates (Cincinnati, Ohio). Ihre Forschungsgebiete umfassen die transkulturelle Gesundheitsversorgung sowie die transkulturelle Psychiatrie.

Dieses Modell betrachtet kulturelle Kompetenz als fortlaufenden Prozess, in dem die Pflegeperson kontinuierlich bestrebt ist, die Fähigkeit zu erlangen, sich dem kulturellen Kontext der Klientinnen anzunähern. Dieser Prozess umfasst fünf Komponenten, die in dynamischer Wechselbeziehung zueinander stehen (vgl. Campinha-Bacote, 2007, S. 15):

- **Kulturelles Bewusstsein** definiert den Prozess der Selbstprüfung der eigenen Vorurteile gegenüber anderen Kulturen und der eingehenden Erforschung des eigenen kulturellen und beruflichen Hintergrunds. Dazu gehört auch, sich der belegten Existenz von Rassismus in der Pflege bewusst zu sein (vgl. a. a. O., S. 21 f.).
- **Kulturelles Wissen** beinhaltet die Suche nach fundierten Informationen über die Weltanschauung unterschiedlicher kultureller und ethnischer Gruppen. Die Kenntnis der Weltanschauung bildet die Voraussetzung dafür, die verschiedenen Wertvorstellungen und Glaubenspraktiken, Denk- und Handlungsmuster, Vorstellungen von Gesundheit, Krankheit und deren Verhütung, Krankheitsursachen, Behandlungsmethoden und Bewältigungsreaktionen verstehen zu können (vgl. a. a. O., S. 29 f.).
- **Kulturelle Fertigkeit** ist die Fähigkeit, kulturell relevante Daten zum vorliegenden Problem der Klientin zu sammeln und kulturell bedingte physische, spirituelle, psychologische und medikamentöse Beurteilungen auf kultursensible Weise gewissenhaft durchzuführen (vgl. a. a. O., S. 35).
- **Kulturelle Begegnungen** bezeichnen jenen Prozess, der die Pflegepersonen dazu ermutigt, sich unmittelbar an kulturellen Interaktionen mit Klientinnen aus unterschiedlichen Kulturen zu beteiligen, um bestehende Überzeugungen über eine kulturelle Gruppe zu modifizieren und möglichen Stereotypen vorzubeugen. Kulturelle Begegnungen sind das zentrale Element kultureller Kompetenz, das die Energiequelle und Grundlage für den Weg zur kulturellen Kompetenz darstellt (vgl. a. a. O., S. 71).
- Dem **Wunsch nach kultureller Erkenntnis** liegt die Motivation einer Pflegeperson zugrunde, sich an dem Prozess der Erlangung von kulturellem Bewusstsein, kulturellem Wissen und kultureller Kompetenz sowie der Suche nach kulturellen Begegnungen beteiligen zu *wollen* und nicht zu *müssen*. Dieser Wunsch sollte aufrichtig und authentisch sein, aus Bildungsdrang und nicht aus Verzweiflung entstehen (vgl. a. a. O., S. 21 f.).

Das Modell von Campinha-Bacote beginnt und endet mit dem Suchen und Erleben vieler kultureller Begegnungen. Aus dieser Perspektive kann kulturelle Kompetenz als andauernder offener Lernprozess verstanden werden, in dem sich die Pflegeperson als kulturell kompetent werdend betrachtet und nicht als bereits kulturell kompetent.

Kulturelle Kompetenz ist kein statischer Zustand, sondern ein lebenslanger, die Persönlichkeit bereichernder Prozess und findet daher auch keinen endgültigen Abschluss.

6.3 Kulturspezifische Bedürfnisse in die Pflege integrieren

Um eine effektive und effiziente kulturkongruente Pflege gewährleisten zu können, ist es notwendig, die unterschiedlichen kulturellen Bedürfnisse und Traditionen der Klientin in die Pflegeplanung einzubinden und das Pflegeangebot von vornherein transkulturell auszurichten. Klientinnen, die aus fremden Kulturen kommen, sind in derselben professionellen Art und Weise zu pflegen wie Klientinnen, die aus der eigenen vertrauten Kultur stammen. Gemeinsam mit der Klientin werden ihre Bedürfnisse, Probleme und Ressourcen in der Pflegeanamnese erhoben und auf Basis dieser Datensammlung wird eine individuelle Pflegeplanung erstellt. Dazu bedarf es eines transkulturellen Pflegeassessments. Transkulturelle Pflegemodelle bieten Rahmenkonzepte dafür, die normativen kulturellen Gegebenheiten von Klientinnen zu erkennen, zu verstehen und in die Pflege zu integrieren. Im Folgenden werden die Modelle von Giger & Davidhizar und Purnell vorgestellt, da die Struktur beider Modelle die Analyse kultureller Daten vereinfacht und es den Pflegepersonen ermöglicht, mithilfe verschiedener Kommunikationsstrategien auf die jeweilige kulturelle Einzigartigkeit der Klientinnen einzugehen.

6.3.1 Das transkulturelle Assessment-Modell von Giger und Davidhizar

Das transkulturelle Assessment-Modell wurde von den amerikanischen Pflegewissenschaftlerinnen Joyce Newman Giger und Ruth Elaine Davidhizar im Jahre 1988 mit dem Ziel entwickelt, ein Instrument zu schaffen, das Pflegepersonen unterstützt, die kulturell unterschiedlichen Bedürfnisse ihrer Klientinnen und deren Auswirkungen auf Gesundheit und Krankheit zu erfassen, um diese spezifischen Erkenntnisse in die Pflegeplanung integrieren zu können.

Das Modell (Abb. 13) wird in Form von drei konzentrischen Kreisen dargestellt, wobei der innere Kreis den **Menschen als einzigartiges, kulturelles Wesen** repräsentiert. Der mittlere Kreis beinhaltet die drei **individuellen Merkmale eines Menschen**, nämlich Kultur, Religion und Ethnizität. Im äußersten Kreis werden die sechs **kulturellen Phänomene der menschlichen Vielfalt** dargestellt, die in allen Kulturen vorhanden sind, deren Erscheinungsformen aber zwischen den Kulturen unterschiedlich wahrgenommen werden. Nach Giger und Davidhizar handelt es sich dabei um Kommunikation, Raum, soziale Organisation, Zeit, Umweltkontrolle und biologische Unterschiede.

Ethnizität
(von altgriech. *éthnos* – dt.: Volk): die individuell empfundene Zugehörigkeit zu einer Volksgruppe, die bestimmte gemeinsame Merkmale (z. B. Sprache, Religion, Geschichte) bzw. gemeinsame Traditionen aufweist.

Das Phänomen **Kommunikation** umfasst das gesamte menschliche Verhalten. Der Mensch erlernt im Rahmen seiner Kultur sowohl die verbale als auch die nonverbale Kommunikation. Nach Giger und Davidhizar ist gerade die Kommunikation jener Bereich, in dem es bei interkulturellen Begegnungen häufig zu Missverständnissen bis hin zu Konflikten kommt. Daher sollen Pflegepersonen bei der Pflege von Klientinnen aus anderen Kulturen vor allem die erlernte verbale und nonverbale Kommunikation, wie u. a. die verwendete Sprache, den Tonfall, die Lautstärke, die Sprechgeschwindigkeit, aber auch Gestik, Mimik und Blickkontakt berücksichtigen (vgl. Giger & Davidhizar 2008, S. 24–34).

Nach Giger und Davidhizar ist die Wahrnehmung von **Raum** ein fester Bestandteil unseres sensorischen Systems, nämlich des Sehens, des Hörens, des Riechens und des Tastens. So kann sich z. B. jemand durch Berührungen während eines Gespräches oder durch einen Geruch in seiner Privatsphäre belästigt fühlen. Ob ein Mensch sich während einer Interaktion wohl bzw. unwohl fühlt, hängt vom Empfinden seiner eigenen Distanzzone ab, die kulturell bestimmt ist. Daher sollten bei der Planung der Pflege die individuellen Grenzen der Privatsphäre, der körperliche Abstand sowie das Berührungsverhalten zwischen Interaktionspartnerinnen, die Wahrnehmung von Gegenständen und die Orientierung im Raum berücksichtigt werden (vgl. a. a. O., S. 54–63).

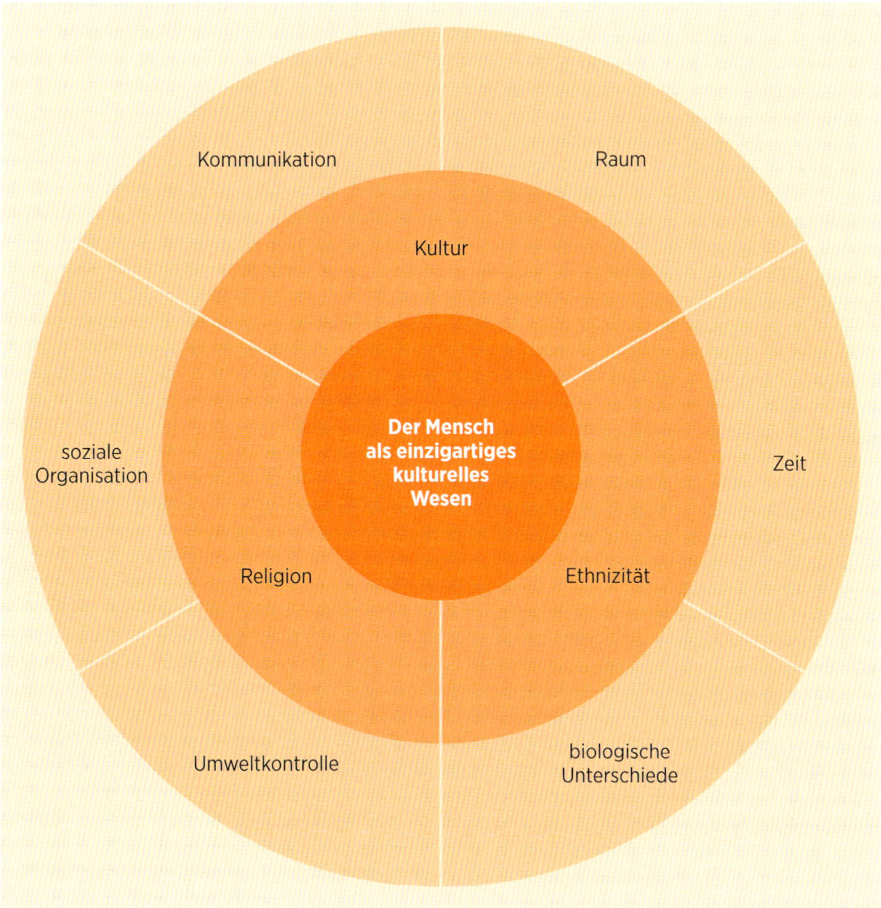

Abb. 13: **Das transkulturelle Assessment-Modell nach Giger und Davidhizar** (nach Giger & Davidhizar, 2008, S. 12; Übersetzung d. Verf.)

Das Phänomen **soziale Organisation** beinhaltet, wie soziale Beziehungen innerhalb kultureller, religiöser oder ethnischer Gruppen strukturiert sind. Die soziale Organisation regelt, welche Freiheiten die Gruppen sich und anderen zusprechen, welche Autoritätsmuster sie herausbilden und inwieweit sie als Gruppe oder als Einzelne entscheiden. Um eine den Bedürfnissen der Klientin angemessene Pflege bieten zu können, ist es erforderlich, dass die Pflegeperson Verständnis für die soziale Organisation und deren Auswirkung auf das Leben der Menschen zeigt und die Vorstellungen und Anliegen, welche die Klientin mit ihren Familienmitgliedern oder den Mitgliedern ihrer kulturellen bzw. religiösen Gruppe teilt, in der Pflegeplanung berücksichtigt (vgl. a. a. O., S. 98 f.).

Dieses Phänomen **Zeit** weist darauf hin, dass auch die Wahrnehmung von Zeit kulturell bedingt ist. So ist es für die Planung der Pflege nicht unbedeutend, ob Menschen ihr Leben nach der objektiven Zeit (Uhrzeit, Kalender) oder nach der Erlebniszeit (soziale Zeit) gestalten. Ebenso unterscheiden sich Kulturen hinsichtlich ihrer Zeitorientierung: diese kann zukunftsorientiert, gegenwartsorientiert oder vergangenheitsorientiert sein. Giger und Davidhizar haben festgestellt, dass die Zeitorientierung vor allem die Gesundheitsvorsorge beeinflusst sowie die Motivation, den Gesundheitszustand zu erhalten bzw. zu verbessern (vgl. a. a. O., S. 119 ff.). So tendieren zukunftsorientierte Menschen eher zu einer gesunden Lebensführung und sind bereit, durch Präventivmaßnahmen Krankheit in der Zukunft zu verhüten. Gegenwartsorientierte Menschen neigen dazu, zu spät zum Arzt zu gehen oder Kontrolluntersuchungen ausfallen zu lassen, falls sie sich zum vereinbarten Zeitpunkt wieder beschwerdefrei fühlen.

Das Phänomen **Umweltkontrolle** bezieht sich auf die Fähigkeit des Menschen, die Natur zu kontrollieren sowie Aktivitäten zu planen und zu steuern, welche die Natur beeinflussen. Die Naturorientierung spielt eine wichtige Rolle dabei, wie Klientinnen Gesundheit und Krankheit definieren und welche Heilverfahren sie anwenden. Ebenso tragen religiöse Überzeugungen mit dazu bei, wie Menschen die natürliche Umwelt wahrnehmen, welche Nahrungsmittel sie bevorzugen, welche Kleidung sie für angemessen halten und ob im Krankheitsfall die heilende Kraft einer höheren Macht zugeschrieben wird. Die jeweilige Kontrollüberzeugung eines Menschen bestimmt auch seine Auffassung darüber, ob Gesundheit bzw. Krankheit durch eigenes Verhalten beeinflusst werden kann oder maßgeblich von äußeren Faktoren bestimmt ist (vgl. a. a. O., S. 133 ff.).

Das Phänomen **biologische Unterschiede** betrifft die bio-kulturellen Wechselwirkungen im Hinblick auf Körperstruktur, Körpergewicht, Hautfarbe, genetische und enzymatische Prädisposition für bestimmte Krankheiten, **Metabolismus** von Arzneimitteln, elektrokardiographische Merkmale, Ernährungspräferenzen und Ernährungsmängel sowie psychologische Merkmale.

Metabolismus
(von altgriech. *metabolismós* – dt.: Stoffwechsel): Aufnahme, Transport und chemische Umwandlung von Stoffen in einem Organismus sowie die Abgabe von Stoffwechselendprodukten an die Umgebung.

So können z. B. Anfälligkeiten für verschiedene Krankheiten und Reaktionen auf bestimmte Medikamente in unterschiedlichen kulturellen Gruppen variieren. Um eine kulturkompetente und sichere Pflege bereitstellen zu können, muss nach Giger und Davidhizar (vgl. S. 145 f.) die Pflegeperson biologische Unterschiede erkennen.

6.3.2 Das Purnell-Modell für kulturelle Kompetenz

Das Purnell-Modell für kulturelle Kompetenz wurde vom Pflegewissenschaftler Larry D. Purnell und der Pflegewissenschaftlerin Betty J. Paulanka im Jahre 1991 in den Vereinigten Staaten von Amerika als Leitfaden zur Klassifizierung und

Anordnung von Elementen, die sich auf die Kultur eines Menschen auswirken, entwickelt. Das Ziel dabei war, Pflegepersonen für kulturelle Unterschiede zu sensibilisieren, um die individuellen Bedürfnisse der Klientinnen kulturkompetent in die Pflege integrieren zu können.

Das Modell (Abb. 14) wird anhand von vier Kreisen unterschiedlicher Größe dargestellt, welche repräsentativ für die Metaparadigmen sind, die auf die Pflege angewendet werden, sowie von einem zwölfteiligen inneren Kreis, der die in Beziehung zueinander stehenden kulturellen Bereiche (12 Domänen) veranschaulicht. Die Kreisfläche in der Mitte des Diagramms symbolisiert unbekannte Phänomene, Praktiken und Merkmale der Einzelnen oder einer Gruppe. Diese Kreisfläche kann sich – entsprechend dem kulturellen Bewusstsein und dem kulturellen Wissen, das die Pflegeperson für die Arbeit mit einer Klientin aus einer anderen Kultur besitzt – ausdehnen oder zusammenziehen.

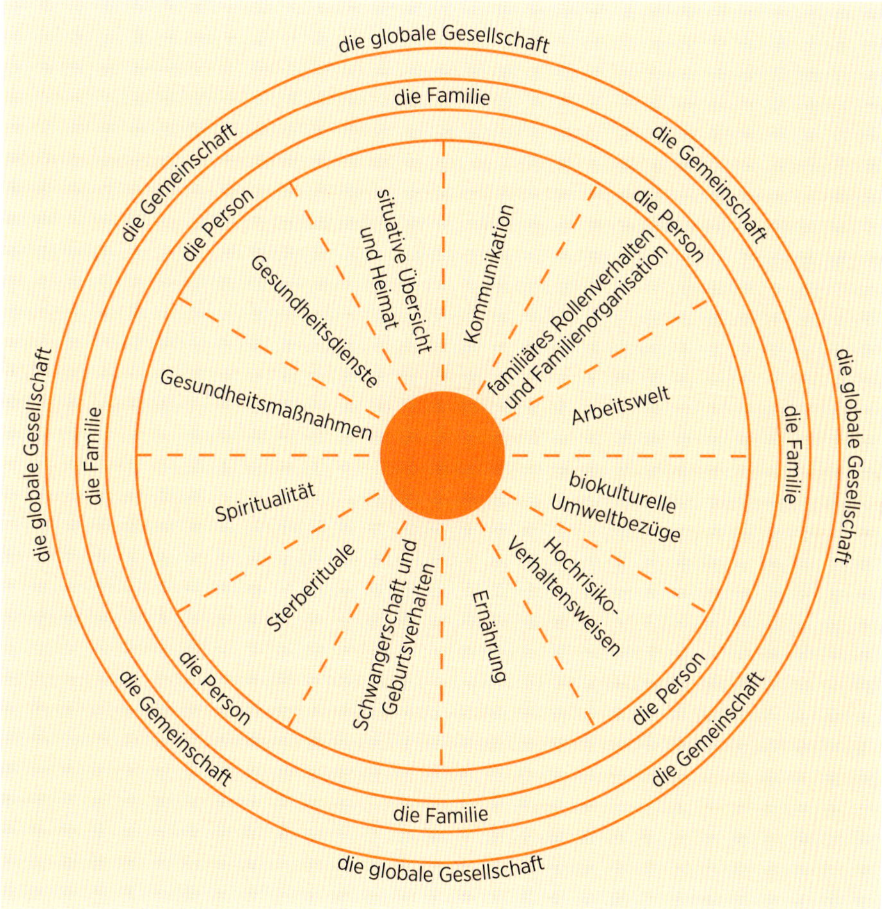

Abb. 14: **Das Purnell-Modell für kulturelle Kompetenz** (nach Purnell & Paulanka, 1998, S. 8, Übersetzung d. Verf.)

Die **globale Gesellschaft** – der äußerste (erste) Kreis – beschreibt die weltweite Verflechtung von sozialen, ökonomischen und politischen Gegebenheiten. Da Einflusskräfte auf die globale Gesellschaft nicht nur die Zivilisation, sondern auch die Weltanschauung einer Person beeinflussen können, ist es wichtig, den Platz einer Person innerhalb dieser Gesellschaft zu berücksichtigen (vgl. Purnell & Paulanka, 1998, S. 9).

Der zweite Kreisring stellt die **Gemeinschaft** dar und wird als Gruppe von Menschen definiert, die durch körperliche, soziale und symbolische Merkmale sowie durch das Leben an einem bestimmten Ort miteinander verbunden sind (vgl. a.a.O., S. 9).

Der dritte Kreisring steht für die Beziehung einer Person zu ihrer **Familie**. Diese besteht aus zwei oder mehreren Personen, die emotional miteinander verbunden sind. Dabei kann es sich um nahe oder ferne Verwandte handeln, wobei keineswegs eine Blutsverwandtschaft bestehen muss (vgl. a.a.O., S. 9).

Der vierte Kreisring repräsentiert die **Person** als ein bio-psycho-soziokulturelles Wesen, das sich ständig an seine Umwelt anpasst. Diese Betrachtungsweise des Menschen zeigt, dass zwischen den biologischen und psychischen Eigenschaften von Menschen und ihrem soziokulturellen Umfeld konkrete Zusammenhänge bestehen (vgl. a.a.O., S. 9).

Die im inneren Kreis dargestellten **zwölf Domänen** beziehen sich auf Bereiche, die allen Kulturen, Subkulturen und ethnischen Gruppen gemeinsam sind und Auswirkungen auf die Gesundheit haben. Sie stehen nicht für sich allein, sondern jede einzelne Domäne steht in Beziehung zu allen anderen Bereichen und wirkt sich auf sie aus. Zu den zwölf Domänen gehören (vgl. a.a.O., S. 10–47):

- **Situative Übersicht und Heimat:** beinhaltet u.a. Konzepte über das Herkunftsland, den geografischen Einfluss der ursprünglichen und gegenwärtigen Heimat, politische Angelegenheiten, Wirtschaft, Bildungsstatus und Beruf;
- **Kommunikation:** umfasst die Primärsprache, Dialekte, Ausdrucksfähigkeit, sprachcharakteristische Besonderheiten, das nonverbale Kommunikationsverhalten, Begrüßungsformeln, Zeitauffassung, den Gebrauch von Namen etc.;
- **Familiäres Rollenverhalten und Familienorganisation:** bezieht sich u.a. auf familiäre Strukturen und Hierarchien, Geschlechterrollen, sexuelle Orientierung, Erziehungsaufgaben, sozialen Status und Lebensstile;
- **Arbeitswelt:** betrifft bestimme Aspekte am Arbeitsplatz wie z.B. Autonomie, Akkulturation, Assimilation oder das Vorhandensein von Sprachbarrieren;
- **Biokulturelle Unterschiede**: umfassen beobachtbare Unterschiede in Bezug auf ethnische und rassische Herkunft, wie z.B. Hautfarbe oder physische Unterschiede der Körperstruktur, aber auch genetische, vererbte und endemische Erkrankungen oder den Metabolismus von Drogen;
- **Hochrisiko-Verhaltensweisen**: schließen den Konsum von Tabak, Alkohol und stimulierenden Drogen mit ein, darüber hinaus den Mangel an körperlicher Aktivität sowie die Nichtanwendung von Sicherheitsvorkehrungen;
- **Ernährung:** beinhaltet die zur Befriedigung des Hungers angemessene und ausreichende Ernährung, des Weiteren die dem Essen beigemessene Bedeutung, die bevorzugte Nahrung, Speiserituale und Speisegebote sowie Nahrungsunverträglichkeiten;
- **Schwangerschaft und Geburtsverhalten**: umfassen Fruchtbarkeitspraktiken, die Einstellung zur Schwangerschaft, erlaubte bzw. verbotene Methoden der Empfängnisverhütung, des Schwangerschaftsabbruchs sowie Konzepte zum Geburtsvorgang und Wochenbett;
- **Sterberituale:** beinhalten die Art und Weise, wie der Tod akzeptiert wird, Rituale und Verhaltensweisen zur Vorbereitung auf den Tod, Begräbnisbräuche sowie die Verhaltensweisen der Hinterbliebenen;

Akkulturation
(von lat. ad und *cultura* – dt.: „Hinzuführung zu einer Kultur"): meint allgemein den Anpassungsprozess von Personen mit Migrationshintergrund an eine neue Kultur bzw. an die Mehrheitskultur ohne die Aufgabe der eigenen kulturellen Identität.

Assimilation
(von lat. *assimilātiō* – dt.: Ähnlichmachung, Verschmelzung): liegt dann vor, wenn Migrantinnen ihre eigene kulturelle Identität aufgeben und die Sprache, die soziokulturellen Werte, die Orientierungs- und Verhaltensmuster sowie die prinzipiellen Lebensinteressen des Aufnahmelandes vollständig annehmen.

endemisch
(von altgriech. *endémos* – dt.: einheimisch): so werden z.B. Krankheiten bezeichnet, die in einer bestimmten Population oder begrenzten Region fortwährend gehäuft auftreten.

- **Spiritualität:** umfasst religiöse Praktiken, die Gewohnheit zu beten, Verhaltensweisen, welche dem Leben Sinn geben, und individuelle Kraftquellen;
- **Gesundheitsmaßnahmen:** dazu gehören Maßnahmen zur Gesundheitsvorsorge, traditionelle, magisch-religiöse und volksmedizinische Konzepte, die Einstellung zu geistigen Erkrankungen, zu chronischer Krankheit, zu Organspende und Transplantation sowie der Umgang mit Schmerz;
- **Gesundheitsdienste:** beinhaltet die Ansicht der Fachkräfte im Gesundheitswesen über traditionelle, magisch-religiöse und schulmedizinische Gesundheits- und Krankheitskonzepte sowie die Bedeutung des Geschlechts der pflegerischen, ärztlichen und therapeutischen Fachkräfte und deren Status.

6.4 Die Abklärung der Möglichkeiten und Grenzen von transkultureller Pflege

Nachdem die Pflegeperson gemeinsam mit der Klientin ihre pflegerelevanten Bedürfnisse, Probleme und Ressourcen erhoben hat, ist es wichtig, ihre Erwartungen an die Pflege und Betreuung abzuklären. Da auch die Erwartungshaltungen an die Pflege kulturspezifisch sind, bewegen sich pflegerelevante Entscheidungen und Maßnahmen bei Klientinnen aus fremden Kulturen oft im Spannungsfeld zwischen den Lebenswelten der Klientinnen und der Pflegeperson. Stehen die Erwartungshaltungen der Klientinnen im Widerspruch zum professionellen Verständnis von Pflege oder sind sie mit den institutionellen Regeln und Vorschriften nicht zu vereinbaren, ist es für die Pflegepersonen oft schwierig, ihnen gerecht zu werden.

Daher ist es im Rahmen der transkulturellen Pflege unbedingt erforderlich, bereits im Vorfeld die Möglichkeiten und Grenzen bei der Berücksichtigung von individuellen, kulturellen und religiösen Bedürfnissen aufzuzeigen und mit der Klientin klare Vereinbarungen darüber zu treffen. Wesentlich dafür ist die beiderseitige Toleranz und Kompromissbereitschaft. Dies bedeutet für die Klientin und ihre Angehörigen eine Anpassung ihrer maximalen Idealanforderungen und deren Realisierbarkeit an den Pflegealltag, und für die Pflegepersonen bedeutet es, dass sie die Wünsche und Bedürfnisse der Klientin akzeptieren und respektieren. Auch soll die andere, fremde Kultur der Klientin die Pflegepersonen nicht irritieren und erschrecken, sondern vielmehr als Herausforderung und Bereicherung angesehen werden.

Können aus fachspezifischen, pflegeethischen oder organisatorischen Gründen nicht alle soziokulturellen oder religiösen Bedürfnisse der Klientin erfüllt werden, ist es wichtig, der Klientin transparent zu machen, welche Bedürfnisse erfüllt werden können und wo Grenzen bestehen.

Wird der Klientin bereits zu Beginn des Pflegeverhältnisses verständlich dargelegt, welche Wünsche und Bedürfnisse erfüllt werden können und wo Grenzen bestehen, lassen sich auch Konflikte und Missverständnisse häufig bereits im Vorhinein vermeiden.

Die Aufgabe der Pflegeperson besteht nun darin, der Klientin für individuelle, kulturelle und religiöse Bedürfnisse, die im Rahmen des Pflegeverhältnisses nicht zur Gänze berücksichtigt werden können, Alternativen anzubieten. Hier sollte sie, sofern dies für die Klientin keine Gefährdung bedeutet, in erster Linie die von der Klientin kulturell gewünschten Inhalte in die Pflege einbeziehen.

Kulturspezifische Bedürfnisse können dabei auf unterschiedliche Art und Weise erfüllt werden:

- Bedürfnisse, die vollständig berücksichtigt werden können, wie z. B. religiös bedingte Speisevorschriften sowie Reinheitsgebote, welche die Körperpflege betreffen;
- Bedürfnisse, die nur teilweise berücksichtigt werden können, wie z. B. die Verköstigung durch Angehörige oder die Anwendung von volkstümlichen oder magischen Heilmethoden;
- kulturelle Bedürfnisse, die nicht berücksichtigt werden können, weil sie u. a. die Genesung der Klientin verhindern bzw. ihr weiteren Schaden zufügen oder weil es aus organisatorischen bzw. institutionellen Gründen nicht möglich ist, wie z. B. eine gleichgeschlechtliche Pflege rund um die Uhr oder die ständige Anwesenheit zahlreicher Besucherinnen. In diesen Fällen sollte jedoch gemeinsam mit der Klientin eine kulturell akzeptable Lösung gefunden werden.

Die transkulturelle Pflege beansprucht keinesfalls, sämtliche pflegerelevanten kulturellen bzw. religiösen Bedürfnisse von Klientinnen aus anderen Kulturkreisen erfüllen zu können. Sie soll vielmehr Klientinnen mit unterschiedlichen kulturellen und religiösen Hintergründen bestmöglich in das bestehende Pflegesystem integrieren und dabei ihre Bedürfnisse angemessen berücksichtigen. Manchmal wird das Ergebnis ein Kompromiss sein – eine Pflegesituation, in der sowohl die Klientin als auch die Pflegeperson Abstriche machen müssen.

Vertiefung des Lernstoffes

Zum Wiederholen

- Transkulturelle Kompetenz
- Der Prozess der kulturellen Kompetenz nach Campinha-Bacote
- Das transkulturelle Assessment-Modell von Giger und Davidhizar
- Das Purnell-Modell für kulturelle Kompetenz
- Möglichkeiten und Grenzen von transkultureller Pflege

Zum Üben

- Überlegen Sie, welche persönlichen, fachlichen, sozialen und strategischen Kompetenzen für die Entwicklung von transkultureller Kompetenz unverzichtbar sind.
- Reflektieren Sie Ihren persönlichen Lebensweg mit seinen kulturellen Wurzeln, kulturellen Prägungen und kulturellen Zugehörigkeiten. Welche Werte, Normen und Traditionen entsprechen Ihrem kulturellen Kontext? Mit welchen sichtbaren Zeichen drücken Sie ihre persönliche Kultur aus?
- Welche Merkmale der Heterogenität habe ich bei Klientinnen vorrangig im Blick (z. B. ethnische Herkunft, Nationalität, soziale Herkunft, Sprache, körperliche und kognitive Fähigkeiten, Religion, Weltanschauung, Status)? Welches der Merkmale

ist problematisch (z. B. wegen einer möglichen oder tatsächlichen Benachteiligung bzw. Stereotypisierung)?

- Überlegen Sie, in welchen Pflegesituationen Sie an kulturelle Grenzen stoßen können und wie Sie solche Situationen bewältigen.

Zum Nachlesen

Sagar, Priscilla Limbo (2012): Transcultural Nursing Theory and Models. Application in Nursing Education, Practice and Administration. New York: Springer.
In diesem umfassenden englischsprachigen Werk werden die Theorie von Leininger, die Modelle von Campinha-Bacote, von Giger & Davidhizar, von Purnell & Paulanka und von Spector sowie das transkulturelle Pflegeassessment nach Andrews und Boyle nicht nur ausführlich dargestellt, sondern auch deren Anwendung in der Praxis anhand von Fallstudien und Pflegeplänen gut verständlich erklärt.

Andrews, Margaret, Boyle, Joyceen S. & Collins, John (2019): Transcultural Concepts in Nursing Care. Philadelphia et.al.: Wolters Kluwer.
Dieses englischsprachige Buch vermittelt ein fundiertes Wissen über geschichtliche und theoretische Grundlagen der transkulturellen Pflege, bietet einen praxisorientierten Ansatz für die Bereitstellung von transkultureller Pflege von der Geburt bis ins hohe Alter und beschreibt transkulturelle Konzepte zur Gesundheitsförderung in unterschiedlichen Lebensbereichen. Weiters werden transkulturelle Herausforderungen in Bezug auf Ernährung, Schmerz, Religion und Ethik analysiert. Darüber hinaus enthält das Buch Leitfäden für das transkulturelle Pflegeassessment bei Kindern und Erwachsenen sowie Flüchtlingen.

Literaturverzeichnis

Al-Buhari (2010): Die Sammlung der Hadithe. Herausgegeben und übersetzt von Dieter Ferchl. Stuttgart: Reclam.

Anzenberger, Judith/Bodenwinkler, Andrea/Breyer, Elisabeth (2015): Migration und Gesundheit. Literaturbericht zur Situation in Österreich. Im Auftrag der Arbeiterkammer Wien und des Bundesministeriums für Gesundheit. Wien: Gesundheit Österreich GmbH.

Asad, Muhammad (Übers.) (2009): Die Botschaft des Koran. Düsseldorf: Patmos.

Bolten, Jürgen (2014): Interkulturelle Kompetenz. Erfurt: Landeszentrale für politische Bildung Thüringen.

Der Neue Brockhaus ([5]1975): Lexikon und Wörterbuch in fünf Bänden und einem Atlas. Wiesbaden: F. A. Brockhaus.

Burger, Kathrin (2019): Foodamentalismus. Wie Essen Religion wurde. München: riva.

Campinha-Bacote, Josepha (2002): Cultural Competence in Psychiatric Nursing: Have You „ASKED" the Right Questions? Journal of the American Psychiatric Nurses Association 8/6, S. 183–187.

Cicero, Marcus Tullius: Tusculanae disputationes. Gespräche in Tusculum, lat. u. dt., hg. v. Gigon, Olof. München et al.: Heimeran, 1970.

Domenig, Dagmar (2007): Das Konzept der transkulturellen Kompetenz. In: Domenig, Dagmar (Hg.): Transkulturelle Kompetenz. Lehrbuch für Pflege-, Gesundheits- und Sozialberufe. Bern: Huber, S. 165–204.

Freiberger, Oliver/Kleine, Christoph ([2]2015): Buddhismus: Handbuch und kritische Einführung. Göttingen: Vandenhoeck & Ruprecht.

Fuchs, Max (2008): Kultur Macht Sinn. Einführung in die Kulturtheorie. Wiesbaden: VS Verlag für Sozialwissenschaften.

Giger, Joyce Newman/Davidhizar, Ruth Elaine (2008): Transcultural Nursing. Assessment and Intervention. St. Louis, MO: Mosby Elsevier.

Goldschmidt, Lazarus (Übers.) (1996): Der babylonische Talmud. Band 1–12. Frankfurt/Main: Jüdischer Verlag bei Suhrkamp.

Hall, Edward T./Hall, Mildred R. (1990): Understanding Cultural Differences: Germans, French and Americans. Yarmouth: Intercultural Press.

Hamp, Vinzenz/Stenzel, Meinrad/Kurzinger, Josef (Hg. u. Übers.) (1985): Die Bibel. Die Heilige Schrift des Alten und Neuen Testamentes. Köln: Neumann & Göbel.

Hausmann, Clemens ([2]2009): Psychologie und Kommunikation für Pflegeberufe: Ein Handbuch für Ausbildung und Praxis. Wien: Facultas.

Hax-Schoppenhorst, Thomas/Jünger, Stefan (2010): Seelische Gesundheit von Menschen mit Migrationshintergrund: Wegweiser für Pflegende. Stuttgart: Kohlhammer.

Hetzel, Andreas (2001): Zwischen Poiesis und Praxis: Elemente einer kritischen Theorie der Kultur. Würzburg: Königshausen & Neumann.

Heinichen, Friedrich Adolph (1881): Lateinisch-deutsches Schulwörterbuch. Leipzig: Teubner.

Hofstede, Geert/Hofstede, Gert Jan (42009): Lokales Denken, globales Handeln. Interkulturelle Zusammenarbeit und globales Management. München: dtv.

International Organization for Migration (2018): World Migration Report 2018. Geneva: International Organization for Migration (IOM).

James, Sabatina (2015): Scharia in Deutschland. Wenn die Gesetze des Islam das Recht brechen. München: Droemer Knaur.

Jewish Publication Society (Hg.) (2007): The JPS Tanakh: The Holy Scriptures: The Jewish Bible. Philadelphia: Jewish Publication Society.

Kleindienst-Cachay, Christa (1998): Sportengagement muslimischer Mädchen und Frauen in der Bundesrepublik Deutschland – Forschungsdesiderate und erste Ergebnisse eines Projektes. In: Klein, Marie Luise/Kothy, Jürgen (Hg.): Ethnisch-kulturelle Konflikte im Sport. Hamburg: Czwalina, S. 113–126.

Kohnen, Norbert (2007): Schmerzliche und nichtschmerzliche Patienten. Transkulturelle Aspekte des Schmerzerlebens. Trauma und Berufskrankheit. Körperintegrität und Schmerzwahrnehmung, Sonderheft 3/2007, S. 323–328.

Lee, Everett S. (1972): Eine Theorie der Wanderung. In: Szell, György (Hg.): Regionale Mobilität. Elf Aufsätze. München: Nymphenburger Verlagsbuchhandlung, S. 115–129.

Leininger, Madeleine M. (1998): Kulturelle Dimensionen menschlicher Pflege. Freiburg/Breisgau: Lambertus.

Mayer, Reinhold (Hg.) (1963): Der Babylonische Talmud. München: Goldmann.

Purnell, Larry D./Paulanka, Betty J. (1998): Transcultural health care: A culturally competent approach. Philadelphia: F. A. Davis.

Reichelt, Harald (2015): Religion und Heilung: Buddhismus – Christentum. Hamburg: disserta.

Schirrmacher, Thomas (2005): Scham- oder Schuldgefühl? Die christliche Botschaft angesichts von schuld- und schamorientierten Gewissen und Kulturen. Bonn: Verlag für Kultur und Wissenschaft.

Schugk, Michael (22014): Interkulturelle Kommunikation in der Wirtschaft: Grundlagen und Interkulturelle Kompetenz für Marketing und Vertrieb. München: Franz Vahlen.

Schwikart, Georg (2005): Sexualität in den Religionen. Kevelaer: Topos plus.

Spallek, Jacob/Razum, Oliver (2007): Gesundheit von Migranten: Defizite im Bereich Prävention. Medizinische Klinik 102/6. München: Urban & Vogel, S. 451–456.

Spuler-Stegemann, Ursula (42017): Islam. Die 101 wichtigsten Fragen. München: C. H.Beck.

Statistik Austria (Hg.) (2022): Statistisches Jahrbuch. Migration & Integration: Zahlen, Daten, Indikatoren 2022, Wien.

Syed, Renate (2009): Nahrungstheorien und Speisegebote im Hinduismus. In: Koscher & Co. Über Essen und Religion. Herausgegeben von Friedlander, Michal/Kugelmann, Cilly im Auftrag des Jüdisches Museums Berlin: Nicolai, S. 248–267.

Treibel, Annette (1999): Migration in modernen Gesellschaften. Soziale Folgen von Einwanderung, Gastarbeit und Flucht. Weinheim/München: Juventa.

Tworuschka Monika/Tworuschka Udo (2008): Die Welt der Religionen – Buddhismus. Gütersloh: Gütersloher Verlagshaus.

Uzarewicz, Charlotte/Piechotta, Gudrun (Hg.) (1997): Transkulturelle Pflege. Sonderband 10 zu „Curare", Zeitschrift für Ethnomedizin.

Uzarewicz, Charlotte (2003): Überlegungen zur Entwicklung transkultureller Kompetenz in der Altenpflege. In: Friebe, Jens/Zalucki, Michaela (Hg.): Interkulturelle Bildung in der Pflege. Bielefeld: Bertelsmann, S. 29–46.

Wingchen, Jürgen ([3]2014): Kommunikation und Gesprächsführung für Pflegeberufe. Ein Lehr- und Arbeitsbuch. Grundlagen & Umsetzung. Modelle & Strategien. Für Lehre & Praxis. Hannover: Schlütersche.

Wohlfart, Ernestine/Özbek, Tülay/Heinz, Andreas (2005): Von kultureller Antizipation zu transkulturellem Verstehen. In: Assion, Hans-Jörg (Hg): Migration und seelische Gesundheit, Heidelberg: Springer, S. 157–166.

Abbildungsverzeichnis

Tabellenverzeichnis

Register